Thomas Heim

Das Rückenbuch

Aktiv gegen Schmerzen

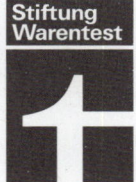

Inhaltsverzeichnis

54
Interview – die Spitzensportlerin Yasimin Kwadwo spricht über ihre Rückenschmerzen.

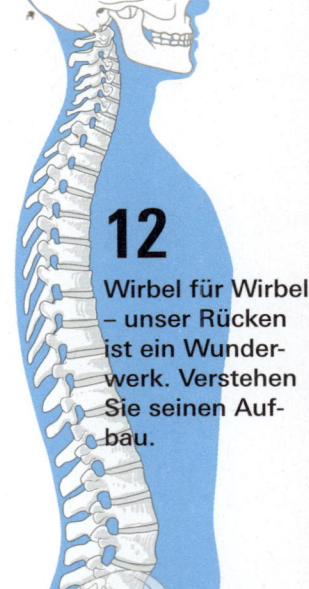

12
Wirbel für Wirbel – unser Rücken ist ein Wunder-werk. Verstehen Sie seinen Auf-bau.

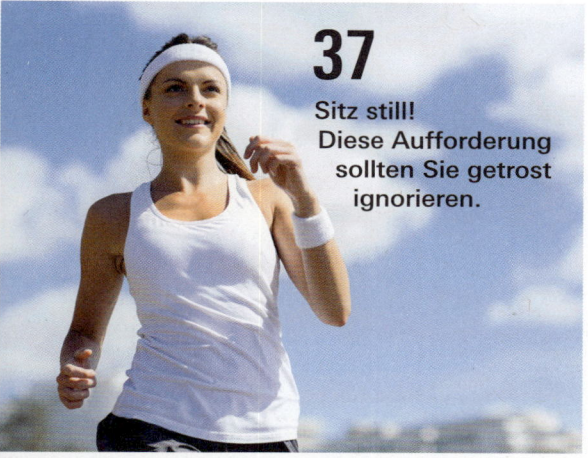

37

Sitz still!
Diese Aufforderung
sollten Sie getrost
ignorieren.

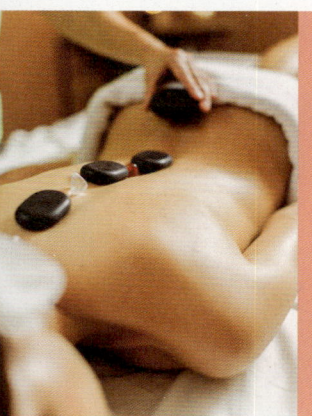

118

Massagen, Bäder
oder Akupunktur
– zur passiven
Unterstützung
der Therapie gibt
es eine große
Auswahl.

72

Um den Rücken
zu entlasten, ist
eine körperliche
und seelische
„Druckverminde-
rung" nötig.

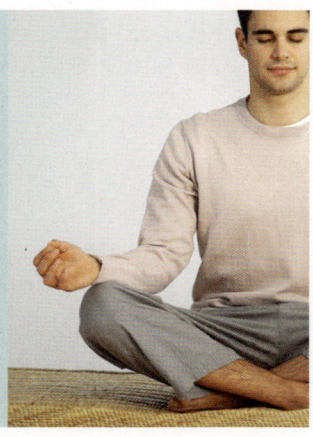

Was wollen Sie wissen?

Sie haben Rückenschmerzen und wollen sich nun über die verschiedenen Behandlungsmöglichkeiten informieren? Vielleicht brennen Ihnen jetzt schon ganz konkrete Fragen auf den Nägeln.

> **Der Schmerz ist kaum auszuhalten. Ist in meinem Rücken etwas ernsthaft beschädigt?**

Das befürchten nicht nur Sie, sondern fast alle Ihrer Leidensgenossen. Bei praktisch allen ist diese Angst jedoch unbegründet. Vielleicht beruhigt es Sie, zu wissen, dass bei mehr als 95 von 100 Rückenschmerzpatienten funktionelle, unspezifische Rückenschmerzen (siehe „Funktioneller ...", S. 23) vorliegen. Diese Art von Rückenschmerzen kann man, wenn sie erstmals auftreten, mit einem grippalen Infekt vergleichen: Sie sind unangenehm, aber harmlos und gehen nach wenigen Tagen bis Wochen völlig oder weitgehend vorüber. Wenn Sie unter funktionellen Rückenschmerzen leiden, dann können Sie vom ersten Tag an selbst aktiv dazu beitragen, dass diese nicht „verschleppt" werden. Anders als bei der heftigen Erkältung ist dann nicht Bettruhe angezeigt: Wer trotz Rückenschmerzen in aller Seelenruhe seinen gewohnten Aktivitäten nachgeht und körperlich aktiv bleibt (siehe „Bewegung ...", S. 37), vermeidet damit in den meisten Fällen, dass die Schmerzen länger anhalten als ein paar Wochen.

Ich hatte einen heftigen Hexenschuss. Heißt das, ich habe einen schlimmen Bandscheibenvorfall?

Nein, in den allermeisten Fällen ist auch ein Hexenschuss (siehe „Hexenschuss", S. 24) nur eine ganz besonders unangenehme Variante funktioneller Rückenschmerzen (s. o.). Bandscheibenvorfälle findet man übrigens – wenn man denn sucht – auch bei manchen Menschen, die keinerlei Rückenbeschwerden haben.

Je älter jemand ist, desto höher die Wahrscheinlichkeit, dass er an den Bandscheiben Abnutzungserscheinungen aufweist. Behandeln muss man einen Bandscheibenvorfall nur dann, wenn er Nerven in Bedrängnis bringt. Und selbst dann gibt es meistens noch wirksame Alternativen zur Operation.

Muss ich jetzt auf jeden Fall in die „Röhre" (Magnetresonanztomografie, Kernspintomografie)?

Entscheidend ist, ob Sie echte Nervenschmerzen (siehe „Nerven ...", S. 19) haben – was nur selten der Grund für Rückenschmerzen ist. Das könnte der Arzt bereits aufgrund Ihrer Schilderung der Vorkommnisse und des Schmerzes und einer eingehenden körperlichen Untersuchung feststellen. Nur dann ist eine weitergehende Diagnostik, etwa mittels Magnetresonanztomografie (MRT), notwendig. Selbst wenn man dabei einen Bandscheibenvorfall feststellen würde, müsste man zunächst klären, ob dieser überhaupt die Ursache Ihrer Beschwerden ist. MRT-Untersuchungen sind mit hohen Kosten verbunden, das Liegen in der engen Röhre ist nicht jedermanns Sache und Hightech-Diagnostik bringt viele unklare Befunde mit sich, die mit den Schmerzen nichts zu tun haben, den Betroffenen unnötig ängstigen und mit denen oft auch fragwürdige Behandlungen bis hin zu unnötigen Operationen gerechtfertigt werden. Welche Untersuchungen wirklich nötig und welche überflüssig sind, lesen Sie auf S. 27.

Gegen meine Schmerzen hilft nur einrenken. Warum kommt der Schmerz immer wieder?

Das, was Sie als einrenken bezeichnen, ist eine Mobilisation des Rückens im Rahmen der manuellen Therapie (siehe „Manuelle Therapie", S. 119). Bei der manuellen Therapie geht es darum, in dem komplexen Gefüge Ihres Rückens wieder ein neues Gleichgewicht zu schaffen und damit Schmerzen, die in einer einseitigen Verspannung der Muskulatur an einem bestimmten Wirbelsäulenabschnitt bedingt sind, aufzulösen: Es ist eine spezielle Art der Massage, lockert und macht etwas beweglicher. Das beseitigt aber nur kurzfristig die Symptome, ebenso wie andere passive Behandlungen wie Medikamente (siehe „Medikamente", S. 140) oder physikalische Anwendungen. Eine nachhaltige Besserung erreichen Sie nur, wenn Sie herausfinden, wie Sie Ihren Schmerz aktiv beeinflussen können, durch lockere Bewegung, Entspannung und Stressreduktion. Nicht selten äußern sich in Rückenschmerzen auch seelische Spannungen.

Der Arzt hat mir für die nächsten Tage ein Schmerzmittel verordnet. Sollte er mich nicht besser krankschreiben?

Nein, die besten Chancen, dass sich neu aufgetretene Rückenschmerzen bald bessern, haben diejenigen, die ohne Verzug weiter ihren gewohnten Aktivitäten nachgehen. Wer einem Menschen mit funktionellen Rückenschmerzen (siehe S. 23) Arbeit abnimmt, tut ihm also einen Bärendienst. Sollten die Schmerzen und die Bewegungseinschränkungen sehr ausgeprägt sein, können die kurzfristige Einnahme eines Schmerzmittels oder auch andere passive Behandlungsmaßnahmen wie z. B. physikalische oder manuelle Verfahren sinnvoll sein.

Muss ich auf kurz oder lang operiert werden?

Wenn Sie zu den 95 von 100 Rückenschmerzpatienten zählen, die funktionelle Rückenschmerzen haben, dann wäre eine Operation nicht nur nutzlos, sondern auch mit dem Risiko behaftet, dass Ihre Schmerzen länger anhalten oder schlimmer werden als ohne OP. Nur wenn nachweislich Nerven in Bedrängnis geraten, können Operationen erwogen werden, und selbst dann gibt es oft noch nichtoperative Behandlungsalternativen. Wenn Ihnen Ihr Arzt eine Operation empfiehlt, dann raten wir Ihnen, nach der Begründung zu fragen und im Zweifelsfall eine Zweitmeinung einzuholen (siehe „Operationen", S. 171).

Kann ich vermeiden, dass die Schmerzen zurückkommen?

Eine Garantie dafür gibt es nicht. Eine so häufige Erkrankung wie Rückenschmerzen kann man ebenso schwer aus der Welt schaffen wie Schnupfen. Selbst Hochleistungssportler haben nicht seltener Rückenschmerzen als andere. Unser Interview mit der Weltklassesprinterin Yasmin Kwadwo (S. 54) bestätigt, dass Sport alleine nicht als Vorbeugung gegen wiederkehrende Rückenschmerzen ausreicht. Es geht darum, eine gute Balance zu finden zwischen lockerer Bewegung und Entspannung. Je mehr Stellen Ihres Körpers schmerzen, desto wahrscheinlicher spielen bei Ihnen Stress und seelische Anspannung die zentrale krankheitserhaltende Rolle. Dann sind neben der Bewegungstherapie auch Techniken zur Entspannung und Stressreduktion (siehe „Entspannung ...", S. 72) anzuraten sowie Gespräche mit einem Psychotherapeuten, um Ihren schmerzverstärkenden Denk- und Verhaltensmustern auf die Schliche zu kommen. Wenn Sie dabei herausfinden, wie Sie Ihr Befinden durch Ihr eigenes Denken und Handeln beeinflussen können, haben Sie gewonnen. Näheres ab S. 68.

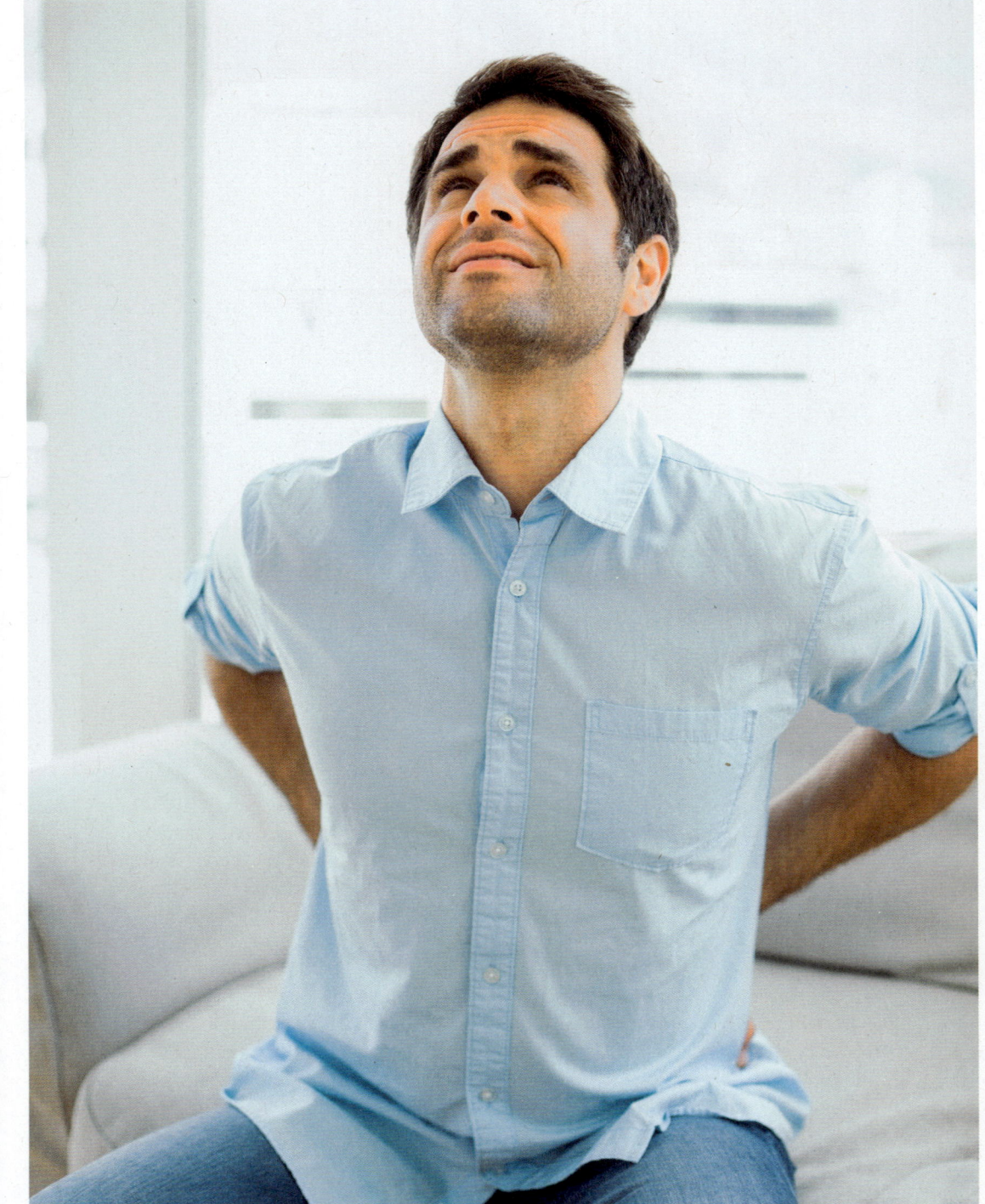

Und plötzlich kam der Schmerz

Vielleicht ist Ihnen vor einigen Tagen bei einer ungeschickten Bewegung ein plötzlicher Schmerz in den unteren Rücken geschossen. Seitdem können Sie sich nicht mehr schmerzfrei gerade halten.

Die meisten Menschen, die vom Rückenschmerz gepackt werden, haben eines gemein: Sie machen sich Sorgen, dass in ihrem Rücken ein ernsthafter Schaden oder eine schwere Erkrankung vorliegt. Viele haben Angst, dass sie durch eine falsche Bewegung noch mehr in ihrem Rücken kaputt machen, und nicht wenige befürchten, einen so schweren Schaden erlitten zu haben, dass sie nun für lange Zeit behindert sind. Bei fast allen Betroffenen erweisen sich solche Befürchtungen jedoch als unbegründet, denn für die meisten gilt, dass in ihrem Rücken kein ernsthafter Schaden vorliegt und sie ohne großen Aufwand schnell wieder gesund und beweglich werden.

→ Zwei Gemeinsamkeiten

Rückenschmerzgeplagte haben in der Regel zwei Gemeinsamkeiten: Erstens haben sie Angst, dass ihr Rücken schlimm kaputt ist, und zweitens ist an ihrem Rücken absolut nichts kaputt, auch wenn er höllisch schmerzt.

Rückenschmerzen in der deutschen Bevölkerung

mindestens 3 Monate, fast täglich

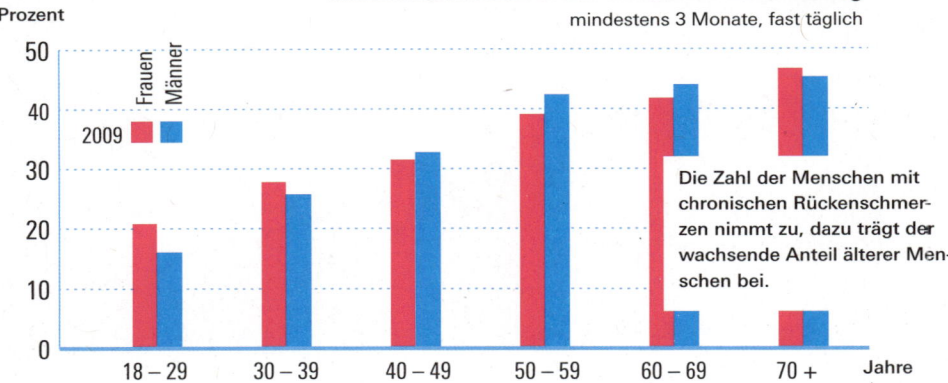

Die Zahl der Menschen mit chronischen Rückenschmerzen nimmt zu, dazu trägt der wachsende Anteil älterer Menschen bei.

Rückenschmerzen verstehen

Sie haben Rückenschmerzen? Die meisten Erwachsenen können mit Ihnen mitfühlen, denn sie haben das selbst schon einmal erlebt.

Starten Sie eine kleine Umfrage unter Ihren Bekannten! Die erste Frage lautet „Hattest du heute schon einmal Rückenschmerzen?" und die zweite, „Hattest du jemals in deinem Leben Rückenschmerzen?". Laut repräsentativen Umfragen in Deutschland beantwortet ein Drittel bis die Hälfte aller Erwachsenen die erste Frage mit ja, bei der zweiten Frage – „Hatten Sie jemals Rückenschmerzen?" sogar sieben bis acht von zehn Befragten. Auch chronische, das heißt, länger als drei Monate anhaltende oder wiederkehrende Rückenschmerzen sind häufig. In der Altersgruppe zwischen 40 und 49 Jahren sind etwa ein Drittel aller Frauen und ein Viertel aller Männer von chronischen Rückenschmerzen betroffen, ältere Menschen noch häufiger. Bei zwei von drei Personen, die Rückenschmerzen haben, treten die Schmerzen innerhalb

eines Jahres erneut auf. Rückenschmerzen sind zudem einer der häufigsten Anlässe für Arztbesuche und Rentenanträge sowie der häufigste Grund für Krankschreibungen und Rehabilitationsmaßnahmen – Behandlungen, die die Betroffenen wieder arbeitsfähig machen sollen. Summiert man alle Kosten, die in Deutschland durch Rückenschmerzen verursacht werden, also die Kosten für Diagnostik (Krankheitserkennung), Therapie und Rehabilitation sowie die Kosten durch Arbeitsausfälle und vorzeitige Berentung, dann kommen jährlich etwa 20 Milliarden Euro zusammen, also rund 250 Euro pro Bundesbürger. Behandelte man alle Rückenschmerzgeplagten angemessen, dann würde das nicht nur entscheidend zu deren Wohlbefinden beitragen, sondern auch die Kranken- und Rentenkassen enorm entlasten.

Ein kurzer Streifzug durch den Kosmos Rücken

Woher kommen Rückenschmerzen? Den meisten fällt dazu die Wirbelsäule ein. Wer glaubt, seine Rückenschmerzen müssten folglich dort behandelt werden, täuscht sich meist.

Rückenschmerzen fühlen sich für den Betroffenen oft so an, als stammten sie aus der Wirbelsäule – meist deren unteren Teilen, das heißt der Lendenwirbelsäule. Häufig sind es ja bestimmte Bewegungen der Wirbelsäule, Streckung, Beugung oder Drehung, die einen plötzlichen Rückenschmerz auslösen oder verstärken. Eine viel größere Rolle bei der Schmerzentstehung als beispielsweise der Zustand der Bandscheiben oder der Zwischenwirbelgelenke spielen aber in der Regel bestimmte Muskelgruppen, deren Steuerung über Nervenschaltstellen im Rückenmark und Gehirn, sowie deren Zusammenspiel mit erlernten ungünstigen Verhaltens- und Wahrnehmungsmustern. Die Betonung liegt auf Zusammenspiel, denn der Rücken ist – wie alle Teile des Körpers – ein komplexes System, untrennbar vom ganzen Menschen, dessen Körper und Seele. Auch wenn die Wirbelsäule nicht der Ort ist, an dem Rückenschmerzen meistens entstehen, verwenden wir sie doch als Ausgangs- und Bezugspunkt für den nun folgenden Streifzug durch den komplexen Kosmos Rücken. Immerhin bildet sie die Hauptachse unseres Knochenskeletts und ist für die meisten Körperbewegungen und -haltungen unerlässlich.

❝ Schmerzen stammen nur selten aus der Wirbelsäule.

Wunderwerk aus 33 Teilen
In diesem Textabschnitt erfahren Sie mehr über Aufbau und Funktion von Wirbelsäule und Rückenmark. Wenn Sie das im Moment nicht interessiert, können Sie gerne weiterblättern und vielleicht zu einem späteren Zeitpunkt hierher zurückkommen, etwa um Begriffe zu verstehen, die in einem späteren Kapitel verwendet werden.

Wo ist oben, unten, vorne und hinten?
Der Aufbau der Wirbelsäule und ihrer Teile ist komplex. Damit Sie nicht die Orientierung verlieren, hier eine kurze Navigationshilfe: Oben und unten beziehen wir immer

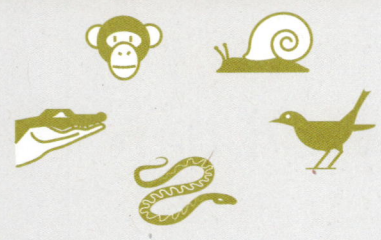
Ein kurzer Streifzug durch den Kosmos Rücken

BIEGSAM, BEWEGLICH, BELASTBAR

Die S-förmige Krümmung macht die Wirbelsäule extrem belastbar und gleichzeitig biegsam. Die federnde, puffernde Eigenschaft wird maßgeblich durch die Beschaffenheit der Bandscheiben gewährleistet. Eine Bandscheibe besteht aus einem gallertartigen Kern, der von vielen Lagen zugfester Fasern umschlossen ist. Die Bandscheibe ist fünfmal elastischer als Gummi.

WIRBELKÖRPER VON OBEN

Halswirbel

Querfortsatz

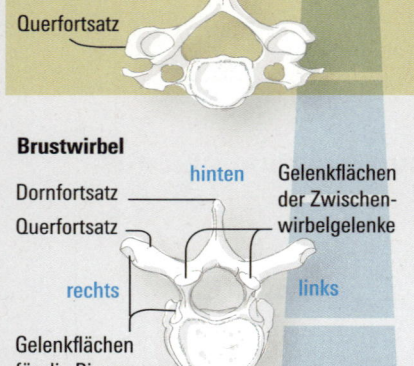

Brustwirbel

hinten

Dornfortsatz

Querfortsatz

Gelenkflächen der Zwischenwirbelgelenke

rechts

links

Gelenkflächen für die Rippen

vorne

Lendenwirbel

Dornfortsatz

Wirbelbogen

Wirbelloch

Wirbelkörper

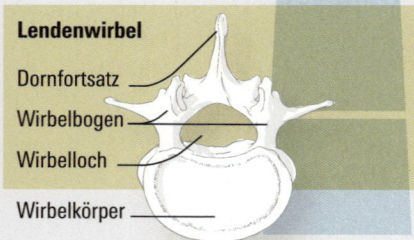

Wie bei einer antiken Säule wird der Wirbelkörper nach unten hin immer dicker. Das verleiht der Konstruktion Stabilität.

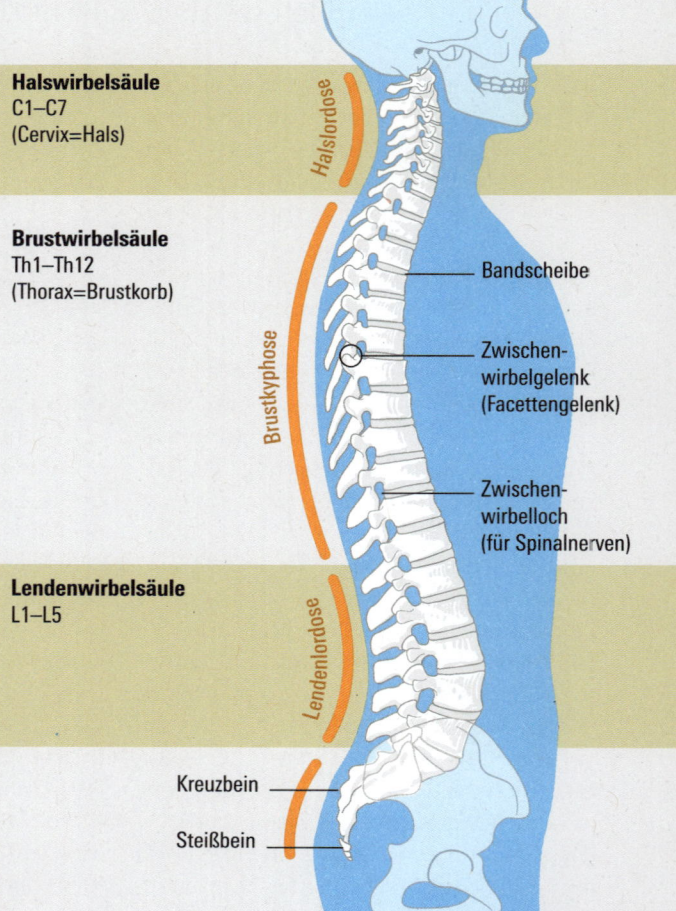

Halswirbelsäule
C1–C7
(Cervix=Hals)

Halslordose

Brustwirbelsäule
Th1–Th12
(Thorax=Brustkorb)

Brustkyphose

Bandscheibe

Zwischenwirbelgelenk
(Facettengelenk)

Zwischenwirbelloch
(für Spinalnerven)

Lendenwirbelsäule
L1–L5

Lendenlordose

Kreuzbein

Steißbein

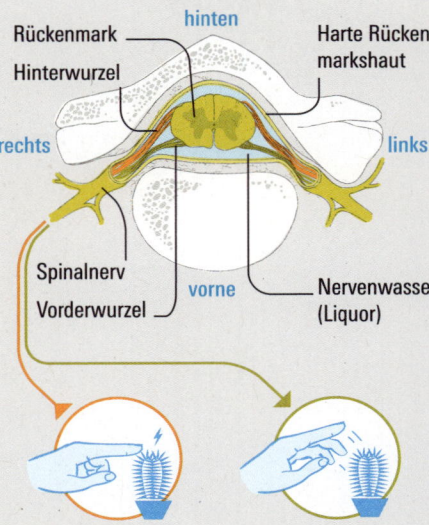

NERVENVERLAUF

Das Rückenmark endet auf Höhe der obersten Lendenwirbel und läuft in ein Nervenwurzelbündel aus, das man wegen seiner bauschigen Form Cauda equina – Pferdeschweif – nennt.

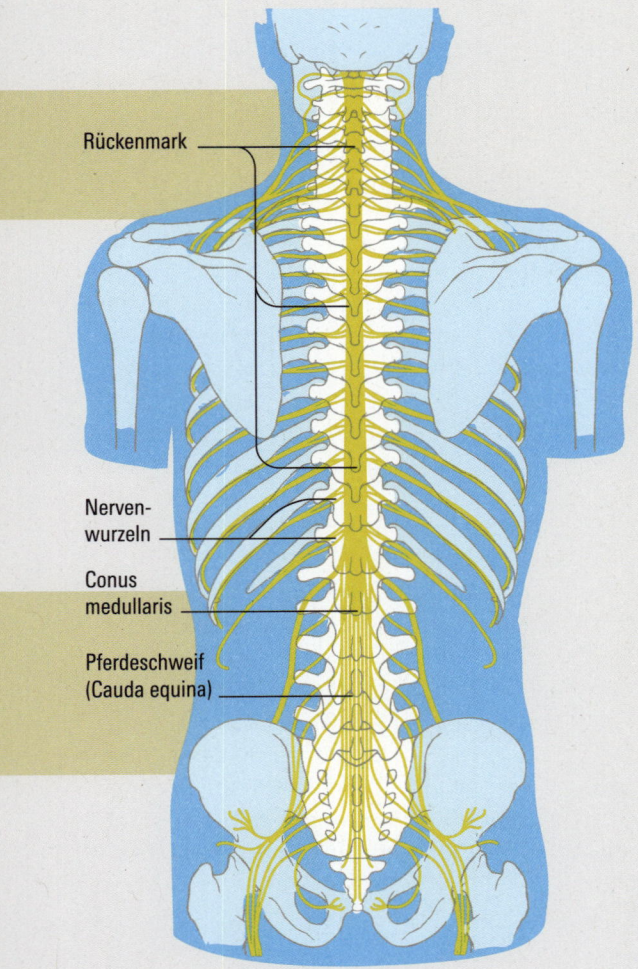

Rückenmark

Nerven-wurzeln

Conus medullaris

Pferdeschweif (Cauda equina)

GUT VERPACKTE SCHALTZENTRALE

Über Vorderwurzeln und Rückenmarksnerven werden unter anderem alle bewussten und reflexbedingten Kraft- und Bewegungsimpulse an die Muskeln gesendet, in der Gegenrichtung ein und desselben Rückenmarksnerven fließt eine Vielzahl von Informationsimpulsen aus dem Körper über die Hinterwurzel ans Rückenmark.

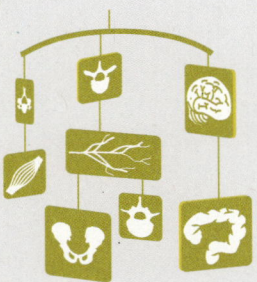

KOMPLEXES GEFÜGE

Funktion und Erkrankungen des Rückens kann man nur verstehen, wenn man der sich ständig verändernden Balance auf den Grund geht, die ähnlich einem sehr komplizierten Mobile auf dem Zusammenspiel vieler Teile beruht.

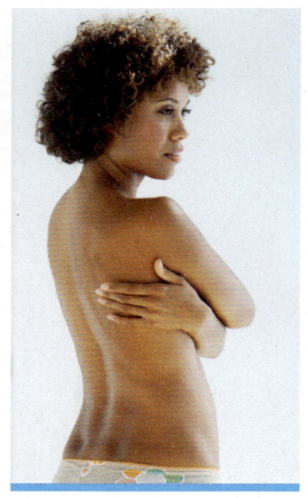
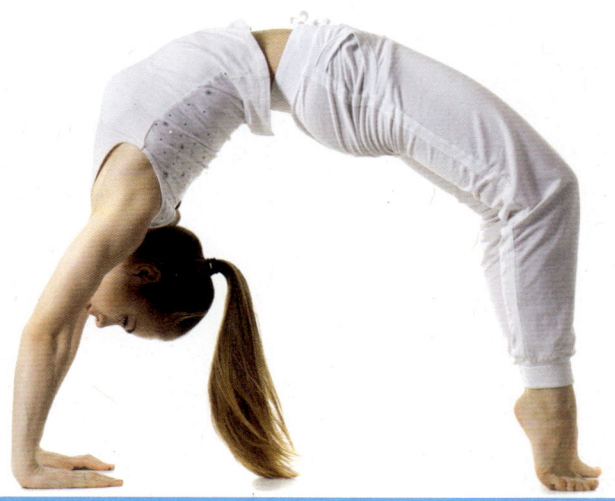

auf den stehenden Menschen; dementsprechend heißt oben immer kopfwärts und unten fußwärts.

Vorne und hinten ist immer aus der Perspektive des beschriebenen Menschen gedacht. Mit der Rückseite der Wirbelsäule beispielsweise ist also die Seite gemeint, die Sie sehen, wenn das Skelett Ihnen den Rücken zukehrt; einen Teil der Wirbelsäulenvorderseite sehen Sie, wenn das Skelett Ihnen zugewandt ist. Die Brustwirbelsäulenvorderseite ist teilweise durch den Brustkorb verdeckt.

Ebenfalls hilfreich zur Orientierung ist, wenn Sie beim Lesen der nun folgenden anatomischen Beschreibung immer wieder einen Blick auf die grafische Darstellung auf den vorherigen Seiten werfen.

Gemeinsamkeiten

Etwas haben wir mit allen Säugetieren, Fischen, Vögeln, Reptilien und Amphibien gemein, kurz: mit allen Wirbeltieren. Wir haben eine Wirbelsäule als Hauptachse unseres Knochenskeletts. Im Rahmen der Entwicklung unserer menschenähnlichen Vorfahren vom Vier- zum Zweibeiner wurden Form, Beweglichkeit und Tragfähigkeit der Wirbelsäule und übrigens auch des Beckens und anderer Teile des Skeletts über Jahrmillionen hinweg in vielen kleinen Einzelschritten für den aufrechten Gang optimiert. Die Wirbelsäule, die „man heute trägt", oder besser gesagt, die uns heute trägt und stabilisiert, ist aus den knöchernen Wirbeln – in der Regel 33 – und den dazwischenliegenden knorpeligen Bandscheiben aufgebaut. Benachbarte Wirbel sind durch zwei Zwischenwirbelgelenke verbunden, die man auch als Facettengelenke oder Wirbelbogengelenke bezeichnet.

Man unterteilt die Wirbelsäule in drei große Abschnitte, die Halswirbelsäule aus sieben Halswirbeln, die Brustwirbelsäule aus zwölf Brustwirbeln und die Lendenwirbelsäule aus fünf Lendenwirbeln. Nach unten setzt sich die Wirbelsäule mit dem Kreuzbein aus fünf knöchern miteinander verschmolzenen Kreuzwirbeln fort sowie vier Steißwirbeln, dem Steißbein, zurückgebildeter Überrest des Schwanzes unserer vierbeinigen Vorfahren.

Extrem belastbar und doch beweglich

Alle Bewegungen der Wirbelsäule erfolgen, indem mehrere Wirbel in ihrer Lage gegeneinander gedreht oder gekippt werden. Zwei benachbarte Wirbel und die Gelenkverbindungen dazwischen, einschließlich der Bandscheibe, bezeichnet man als Segment. Der Bewegungsumfang eines einzelnen Segments ist begrenzt, auf etwa 13° zwischen maximaler Streckung und Beugung, 4° seitliche Kippung und 1–2° Drehung um die Längsachse der Wirbelsäule. Je ausladender eine Bewegung der Wirbelsäule ist, desto mehr Segmente sind daran beteiligt. Der Umfang von seitlicher Beugung und Drehung um die Längsachse ist in den obersten Wirbeln am größten und nimmt von oben nach unten ab. Entsprechend den Anforderungen an Beweglichkeit und Stabilität sind die Wirbel je nach Wirbelsäulenabschnitt unterschiedlich geformt und variiert auch die Größe von Wirbeln und Bandscheiben.

Die Grundelemente sind jedoch bei allen Wirbeln gleich: Am tiefsten im Körperinneren liegt der Wirbelkörper, ein massiver, sehr stabiler Knochenzylinder. Im Wechsel mit den Bandscheiben bilden die Wirbelkörper wie runde aufeinandergestapelte Bausteine die eigentliche tragende Säule. Weil auf ihnen ein größerer Teil des Körpergewichts lastet, sind die Wirbelkörper in den unteren Wirbelsäulenabschnitten größer und dichter beschaffen als weiter oben. Die sich nach oben verjüngende Säule ist ein uraltes statisches Grundprinzip in der Architektur. Blickt man – etwa in einer Röntgenaufnahme – frontal von vorne oder hinten auf eine gesunde Wirbelsäule, dann sieht man wirklich eine senkrecht nach oben ragende Säule. Schaut man sie jedoch von der Seite an, dann ähnelt sie eher einer geschwungenen S-Kurve.

66 Die S-Form federt und die Bandscheiben puffern Stöße ab.

Im Brustbereich ist sie nach vorne gekrümmt; man spricht dabei von einer Kyphose. Hals- und Lendenwirbelsäule sind entgegengesetzt gekrümmt; in der medizinischen Fachsprache heißt das Lordose. Die S-förmige Krümmung macht die Wirbelsäule extrem belastbar und gleichzeitig biegsam. Damit puffert sie Stöße beim Gehen, Laufen oder Springen wirksam ab, wie eine starke Stahlfeder, etwa in den Stoßdämpfern eines Autos. S-Form und elastische Biegsamkeit der Wirbelsäule tragen zudem entscheidend zu einem kräftesparenden, geschmeidigen Gehen bei. Die federnde, puffernde Eigenschaft wird maßgeblich auch durch die Beschaffenheit der Bandscheiben gewährleistet. Eine Bandscheibe besteht aus einem gallertartigen Kern, der von vielen Lagen zugfester Fasern umschlossen ist. Ringsum ist die Bandscheibe von einem kräftigen Band begrenzt, das mit dem darüber- und darunterliegenden Wirbelkörper fest verwachsen ist. Die Bandscheibe ist fünfmal elastischer als Gummi. Man kann sie mit einem Wasserkissen vergleichen, dessen Inhalt verschiebbar ist und sehr hohen Druckbelastungen standhält. Im Rahmen alltäglicher Verrichtungen, wie dem Heben von Lasten, sind Druckspitzen über 20 bar nichts Ungewöhnliches, entsprechend einer Belastung der Bandscheibe mit mehr als 400 kg oder dem Zehnfachen des Drucks in einem Autoreifen.

Bestens verpackte Nervenschaltzentrale

An der Rückenseite des Wirbels liegt ein Bogen, den Sie sich in etwa wie einen nach hinten in die Waagerechte gekippten Torbogen vorstellen können, der mit seinen beiden Pfosten im Wirbelkörper verankert ist. Am Scheitel dieses Wirbelbogens entspringt der Dornfortsatz. Das hintere Ende der Dornfortsätze kann man über die gesamte Länge der Wirbelsäule durch die Haut in der Mittellinie des Rückens ertasten. Links und rechts ragt aus dem Wirbelbogen je ein Querfortsatz. Der Wirbelbogen umrahmt das Wirbelloch; die übereinandergereihten Wirbellöcher bilden einen knöchernen Kanal, in dem das Rückenmark verläuft. Das Rückenmark ist wie das Gehirn ein Teil des zentralen Nervensystems. Der 10 bis 14 Millimeter dicke Strang beherbergt etwa eine Milliarde auf- und absteigender sowie da-

zwischengeschalteter Nervenzellen. Das empfindliche Nervengewebe ist gut vor Verletzungen geschützt, weil es im knöchernen Rückenmarkskanal liegt und dort in eine flüssigkeitsgefüllte, von harter Rückenmarkshaut umgebene Kammer eingebettet ist. Jedes Segment der Wirbelsäule, das heißt jeweils zwei übereinanderliegende Wirbel, bildet an der linken und rechten Seite eine Durchtrittsöffnung für die Rückenmarksnerven, die Verbindung zwischen Rückenmark und den Nervenästen, deren feine Verzweigungen in praktisch jede Stelle des Körpers reichen. Der Austritt der Nervenfasern aus dem Rückenmark erfolgt gebündelt als vordere und hintere Nervenwurzel. Im flüssigkeitsgefüllten Rückenmarksraum ziehen sie zum Wirbelseitenloch und vereinen sich unmittelbar vor dem Durchtritt zum Rückenmarksnerven. Das Rückenmark endet auf Höhe der obersten Lendenwirbel und läuft in ein Nervenwurzelbündel aus, das man wegen seiner bauschigen Form Cauda equina – Pferdeschweif – nennt. Die Nervenwurzeln der Cauda münden in die Rückenmarksnerven in den weiter unten liegenden Seitenlöchern der Lendenwirbel und des Kreuzbeins. Über Vorderwurzeln und Rückenmarksnerven werden unter anderem alle bewussten und reflexbedingten Kraft- und Bewegungsimpulse an die Muskeln gesendet, in der Gegenrichtung ein und desselben Rückenmarksnerven fließt eine Vielzahl von Informationsimpulsen aus dem Körper über die Hinterwurzel ans Rückenmark. Ein Teil davon wird im Rückenmark blitzschnell in Halte- und Schutzreflexe umgesetzt und über die Vorderwurzeln an die Muskulatur übermittelt. So wird beispielsweise verhindert, dass man stürzt, wenn man plötzlich keinen Halt mehr unter dem auftretenden Fuß hat. Das reflexartige Zurückschnellen des Armes, Sekundenbruchteile nachdem die Hand in eine Flamme gegriffen hat, ist ein weiteres Beispiel für einen Schutzreflex. Ein großer Teil dessen, was im Gehirn an Informationen aus dem Körper ankommt und bewusst oder unbewusst weiterverarbeitet wird, ist Millisekunden vorher durch die Rückenmarksnerven ins Rückenmark gerast. Der nie abreißende, gigantische Strom von Nervenimpulsen enthält Informationen aus dem Bewegungssystem, etwa zum Spannungszustand der Muskeln und Sehnen sowie zur Gelenkstellung, Schmerz (Näheres dazu im folgenden Kapitel), Vibration und allem, was wir mit unserer Haut fühlen, wie Berührung, Druck und Temperatur.

66 Eine Milliarde auf- und absteigender, vernetzter Nervenzellen.

Komplexes Mobile

Mit der Wirbelsäule sind eine Vielzahl von Strukturen des Bewegungs- und Haltesystems unmittelbar verbunden:

▶ die knöchernen Beckenschaufeln einschließlich der darin eingelassenen Hüftgelenkpfannen,

▶ am oberen Ende der Wirbelsäule der Schädel,

▶ auf Höhe der Brustwirbelsäule der aus den Rippen und Brustbein gebildete Brustkorb, an dem wiederum die Schlüsselbeine und Schulterblätter – knöcherne Haltestrukturen der Schultergelenke – hängen.

▶ kräftige Bänder stabilisieren die Wirbelsäule in sich und schaffen eine stabile und dennoch elastische Verbindung zu benachbarten knöchernen Strukturen,

▶ die Dorn- und Querfortsätze bilden Hebel, an denen die Rückenmuskulatur anpackt; damit werden Kraft, Beweglichkeit und Stabilität gewährleistet.

Funktion und Erkrankungen des Rückens kann man nur verstehen, wenn man der sich ständig verändernden Balance auf den Grund geht, die ähnlich einem sehr komplizierten Mobile auf dem Zusammenspiel vieler Teile beruht. Eine kleine Veränderung an einer Stelle verändert oft das gesamte Gefüge. So kann beispielsweise eine Fehlstellung des Beckens Spannungsgefühle oder Schmerzen im Nacken verursachen. Umgekehrt können Behandlungen, die nicht an der unmittelbar betroffenen Körperregion ansetzen, sehr wirksam sein. In den folgenden Kapiteln werden Sie viele Beispiele dafür finden.

Wie entstehen Rückenschmerzen?

So komplex das im vorherigen Kapitel beschriebene Wirbelsäulenmobile ist, so viele verschiedene Faktoren wirken bei der Entstehung von Rückenschmerzen zusammen.

Die Fähigkeit, Schmerzen zu empfinden, ist tief in der Biologie von Mensch und Tier verankert. Diese Fähigkeit ist wichtig, ja – in manchen Situationen sogar lebensrettend. Menschen, die aufgrund einer sehr seltenen genetischen Besonderheit keine Schmerzen empfinden können, laufen ständig Gefahr, sich ernsthaft zu verletzen, ohne es hinterher rechtzeitig zu bemerken. Schmerzen sind also Warnsignale, die anzeigen, dass etwas nicht in Ordnung ist. Wie eine Alarmsirene verkünden sie dann laut und deutlich „Achtung Störung". Dieses natürliche System der Schmerzwahrnehmung funktioniert folgendermaßen: Hitze, Verletzungen oder Krankheitszustände im Körper führen zur Reizung freier Nervenenden. Die dazugehörigen Nervenfasern werden aktiviert und schicken eine Kaskade von Signalen durch das Rückenmark ans Gehirn. Dort entsteht dann die bewusste Wahrnehmung „Schmerz"; die Alarmsirene springt an. Rückenschmerzen, die in der Reizung freier Nervenenden – auch Schmerzrezeptoren – ihren Ausgang genommen haben, liegen beispielsweise bei einem „He-

xenschuss" (siehe „Hexenschuss", S. 24) vor. Was dabei zur Reizung freier Nervenenden und damit zu den plötzlich einschießenden Schmerzen führt, sind in der Regel Fehlbelastung, abnutzungsbedingte Schädigung oder Verletzung eines Wirbelgelenks oder der Rückenmuskulatur. Akute Schmerzen klingen ab, sobald deren Ursache – ein überreiztes Gelenk, ein Knochenbruch – ausgeheilt ist. Wenn die Schmerzen darüber hinaus aber noch monatelang anhalten oder immer wiederkehren, spricht man von chronischen Schmerzen.

66 Schmerzen sind Warnsignale und in manchen Situationen lebenswichtig.

Crashkurs Nervensystem

Wer verstehen will, wie Schmerzen entstehen, muss sich mit dem Aufbau und der Funktionsweise unseres Nervensystems vertraut machen. Es besteht aus schätzungsweise 100 Milliarden Nervenzellen

(Neurone); der größte Teil davon befindet sich im Gehirn.

Die Nervenzellen im Gehirn sind durch etwa 100 Billionen (100 000 000 000 000) Andockstellen (Synapsen) miteinander verbunden; das heißt, jede Nervenzelle ist mit durchschnittlich 1 000 anderen unmittelbar verknüpft und kann mit ihnen Informationen austauschen. Eine der vielen Funktionen des Nervensystems ist es, Sinneseindrücke aus dem Körper und aus der Umwelt wahrzunehmen und zu verarbeiten.

Für jede Sinnesmodalität – Hören, Sehen, Riechen, Schmecken, Tastsinn – gibt es eigene Sinnesorgane. Die darin liegenden Sinnesrezeptoren wandeln einen Sinnesreiz – beispielsweise Helligkeit, Vibration, Wärme – in Nervenimpulse um, das sind Ladungsschwankungen, die von Nervenzellen über ihre langen Ausläufer – Nervenfasern (Axone) – entweder direkt oder über Nervenzellen des Rückenmarks ans Gehirn weitergeleitet werden. Die mikroskopisch feinen Nervenfasern treffen auf ihrem Weg vom Bewegungssystem, den inneren Organen oder der Haut zum Rückenmark mit anderen Fasern zusammen, vereinigen sich zu einem Bündel, dem Nerv, der sich wiederum mit anderen Nerven zu einem dickeren Nerv versammelt und schließlich über eine Nervenwurzel ins Rückenmark mündet. An den Enden der Nerven, die auf die Wahrnehmung von Schmerzen spezialisiert sind, liegen keine eigenen Sinnesorgane oder -rezeptoren; es sind vielmehr die fein verästelten Nervenenden selbst, die empfindlich auf Druck (z. B. Hammer auf Daumen), Hitze (z. B. Finger in Kerzenflamme), Kälte (z. B. Druckluftstrahl in aufgebohrtem Zahn) oder chemische Reize (z. B. zerkaute Chilischote im Mund) ansprechen. Etwa drei Millionen solcher Schmerzmelder sind wie winzige Antennen über den Körper verteilt. Diese Schmerzmelder sind über die Nervenfasern der Schmerzbahn, wir nennen sie im Folgenden einfach Schmerzfasern, mit dem Zentralnervensystem – Rückenmark und Gehirn – verbunden.

Nerven in Bedrängnis

Wie eingangs erklärt, ist die Fähigkeit, Schmerzen wahrzunehmen, die Schädigungen oder Verletzungen anzeigen, wichtig, um weiteren Schaden abzuwenden. Diese Schmerzen entstehen durch die Reizung freier Nervenenden.

Schmerzen können aber auch noch auf andere Weise entstehen. Wenn ein Nerv gequetscht oder anderweitig malträtiert wird, beispielsweise durch eine Nervenentzündung oder eine Stoffwechselerkrankung, tut das ebenfalls weh. Typische Kennzeichen von Nervenschmerzen sind plötzlich einschießende, scharfe, elektrisierende Schmerzen. Auch Taubheit, Kribbeln oder schmerzhafte Überempfindlichkeit in dem Hautareal (Dermatom), das mit dem betroffenen Nerv in Verbindung steht, weisen auf Nervenschmerzen hin. Rückenschmerzen, die durch eine unmittelbare Reizung der

Alarmanlage des Körpers

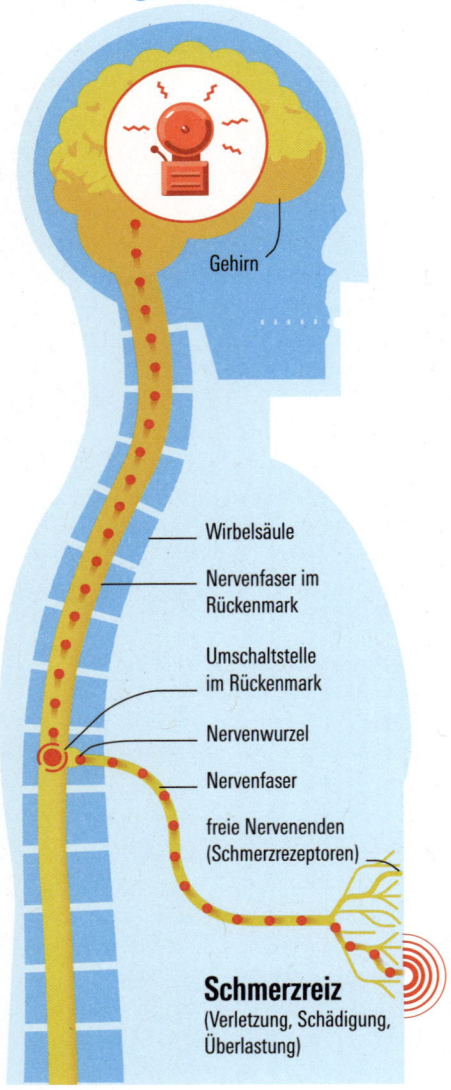

Gehirn

Wirbelsäule

Nervenfaser im Rückenmark

Umschaltstelle im Rückenmark

Nervenwurzel

Nervenfaser

freie Nervenenden (Schmerzrezeptoren)

Schmerzreiz
(Verletzung, Schädigung, Überlastung)

Nervenwurzel zustande kommen, nennt man radikuläre Schmerzen, das heißt direkt übersetzt Wurzelschmerzen. Wenn etwa eine beschädigte Bandscheibe in den Rückenmarkskanal drückt und dort die Hinterwurzel bedrängt, kann es zu Wurzelkompressionsschmerzen kommen.

Achtung Verwechslungsgefahr!

Schmerzen, die von den Nervenenden kommen und von dort eine Störung melden, sind nicht ohne Weiteres von Nervenschmerzen zu unterscheiden. Beide Schmerzarten können in ein anderes Körpergebiet – beispielsweise in den Oberschenkel – ausstrahlen und Missempfindungen dort auslösen.

Schmerzen, die nur so erscheinen, als würden sie von einem Problem an der Nervenwurzel herrühren, in Wirklichkeit aber Alarmsignale der Schmerzantennen sind – etwa aus einem verletzten Muskel, einem gezerrten Band oder einem überlasteten Zwischenwirbelgelenk, bezeichnet man als pseudoradikulär. Pseudoradikuläre Schmerzen werden oft – auch von Ärzten – als radikuläre Schmerzen fehlgedeutet und fehlbehandelt. Welche Untersuchungen dazu notwendig sind und welche überflüssig, können Sie in diesem Kapitel nachlesen (siehe „Welche Untersuchungen sind nötig?", S. 27). Warum das überhaupt wichtig ist? Weil es hilft, eine falsche Behandlung – bis hin zu unnötigen Operationen – zu vermeiden.

Verstärkende Rückkopplung

Nervenfasern, die Schmerzimpulse aus dem Bewegungssystem ans Zentralnervensystem leiten, sind auf verschiedenen Ebenen des Rückenmarks mit anderen Nervenfasern verschaltet. Schmerzreize aus dem Bewegungssystem können über solche Verschaltungen zu einer reflexartigen Anspannung bestimmter Rückenmuskeln führen. Dadurch kann es zu einem sich selbst verstärkenden Kreislauf aus Schmerz und Muskelanspannung kommen. Eine Schonhaltung ist oft die Folge, was das „Wirbelsäulenmobile" (siehe „Komplexes Mobile", S. 17) noch weiter in die Schieflage bringt und letztlich ebenfalls Schmerzen und Bewegungseinschränkung verstärkt. In einer Fehlstellung gehaltene, dauerverspannte Muskeln und Sehnen sind schlecht durchblutet und werden unzureichend mit Nährstoffen und Sauerstoff versorgt. Das begünstigt einen Reizzustand, Entzündungsstoffe werden ausgeschüttet, was wiederum Schmerzen verstärken kann.

Grundrauschen im Schmerzsystem, Gehirn als Filter

Wie Schmerzreize im Zentralnervensystem verarbeitet werden und ob es dabei zu einer Zunahme oder Abnahme von Schmerzempfindlichkeit und Schmerzintensität kommt, wird durch viele Faktoren beeinflusst. Nicht jede Aktivierung von Schmerzfasern kommt im Bewusstsein als Schmerz an. Es hängt letztlich immer vom Zustand des Ge-

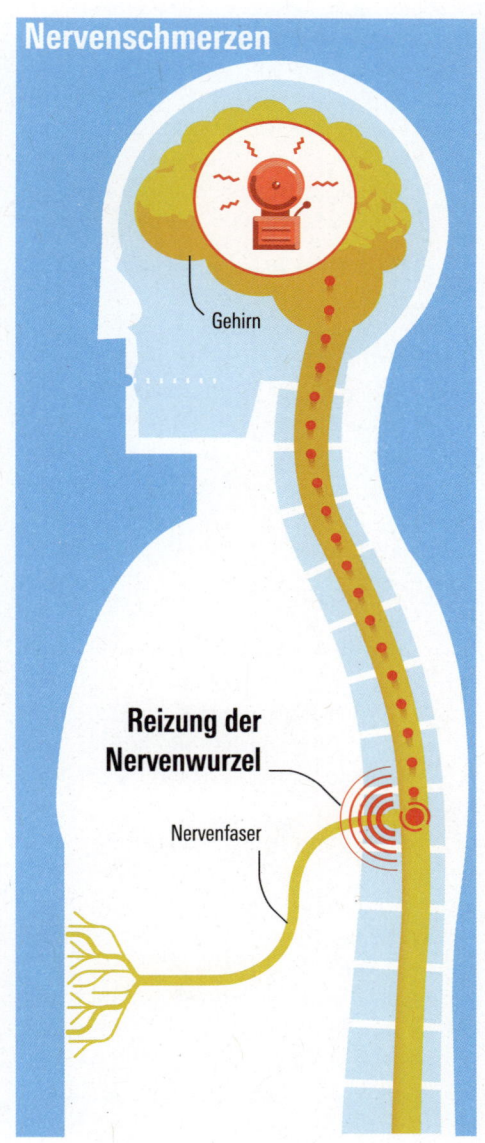

Nervenschmerzen

Gehirn

Reizung der Nervenwurzel

Nervenfaser

> ℹ️ **Drei Arten der Schmerzentstehung** – Bei Rückenschmerzen liegt meist eine Mischung aus zwei oder drei Mechanismen vor.
> ▶ nozizeptiv: Gewebeschmerz, von Nervenenden ausgehende Schmerzen
> ▶ neuropathisch: Nervenschmerz, durch eine Schädigung von Nerven (selten)
> ▶ somatoform: chronischer Schmerz, der auf eine Vielzahl von Behandlungen auf der körperlichen Ebene nur unzureichend anspricht.

hirns ab, was überhaupt wahrgenommen und dann noch als schmerzhaft empfunden wird. Bei jedem Menschen treffen pro Sekunde etwa eine Million Signale (1 Mbit/s) über die Schmerzbahn im Zentralnervensystem ein – eine Art Grundrauschen des Nervensystems. Das Gehirn filtert aber diese Signale und lässt nur einen Bruchteil davon ins Bewusstsein vordringen. Nur dieser kleine Teil wird als Schmerz wahrgenommen. Vereinfacht gesagt: Je mehr herausgefiltert wird, desto höher ist die Schmerzschwelle, das heißt, desto stärkere Reize braucht es, um überhaupt ein Schmerzempfinden auszulösen. Wie „feinporig" der Filter ist, wie viel er also aus den eintreffenden Nervenimpulsen herausfiltert, hängt von vielen verschiedenen Faktoren ab; es ist individuell sehr unterschiedlich und kann situationsabhängig und im Tagesverlauf stark schwanken.

Beispiele für Faktoren, die die Filterfunktion des Gehirns schwächen und dadurch die Schmerzschwelle senken:
▶ Angst, Sorgen, seelische und zwischenmenschliche Konflikte
▶ Traurigkeit, Depression
▶ Bewegungsmangel
▶ Überlastung, Erschöpfung durch Dauerstress
▶ Schlafmangel
▶ Vereinsamung

Beispiele für Faktoren, die die Filterfunktion des Gehirns stärken und dadurch die Schmerzschwelle erhöhen:
▶ Lebensmut, Zuversicht
▶ die Erfahrung, dass Schmerzen nach einiger Zeit nachlassen
▶ das Wissen darum, dass die jetzigen Schmerzen nicht auf einem ernsthaften körperlichen Schaden beruhen
▶ Bewegung, etwa in Form von Physiotherapie und Sport (siehe „Bewegung ist Trumpf", S. 36)
▶ Entspannung, seelische und körperliche (siehe „Den Druck vermindern", S. 68)
▶ Lebenszufriedenheit, Zufriedenheit und Entscheidungsspielraum bei der Arbeit
▶ genügend Schlaf
▶ menschliche Zuwendung, Nähe, Intimität

Ein großer Teil der Maßnahmen, die Rückenschmerzen wirksam lindern, setzen am „Schmerzfilter" an und erhöhen die Schmerzschwelle. Näheres dazu erfahren Sie in den folgenden Kapiteln. Schmerzen können, beispielsweise wenn sie Angst und Anspannung verstärken, in eine Chronifizierungsspirale münden, weil Angst und Anspannung wiederum die Schmerzschwelle senken und Schmerzen verstärken können. Auch die ängstliche Vermeidung von Bewegung – der wichtigsten Behandlungsmaßnahme bei Rückenschmerzen – trägt zur Verfestigung des schmerzhaften Zustands bei. Die im Kapitel „Den Druck vermindern" (S. 69)beschriebenen Behandlungen sind besonders gut geeignet, diesen Kreislauf zu durchbrechen.

→ **Wozu Schmerzen**

Schmerzen sind ein wichtiges Warnsignal des Körpers. An der Entstehung von Rückenschmerzen sind meistens sowohl Signale aus den Schmerzmeldern der Wirbelsäule und Rückenmuskulatur beteiligt, als auch deren Filterung und Verarbeitung im Gehirn. Das trifft ähnlich auch auf Nervenschmerzen zu, die selten in Reinform vorkommenden Schmerzen, bei denen die Schmerzfasern in ihrem Verlauf zum Rückenmark gereizt werden. Die Schmerzschwelle ist individuell unterschiedlich, hängt von der seelischen Befindlichkeit ab und kann „trainiert" werden.

Funktioneller Rückenschmerz

Vielleicht ist Ihnen vor einigen Tagen bei einer ungeschickten Bewegung ein Schmerz in den unteren Rücken geschossen und Sie können sich nun nicht mehr schmerzfrei gerade halten.

→ **Die meisten Menschen,** die vom Rückenschmerz gepackt werden, haben eines gemein: Sie machen sich Sorgen, dass in ihrem Rücken ein ernsthafter Schaden vorliegt. Viele haben Angst, dass sie durch eine falsche Bewegung noch mehr in ihrem Rücken kaputt machen, und nicht **wenige** befürchten, einen so schweren Schaden erlitten zu haben, dass sie nun für lange Zeit behindert sind. Bei fast allen Betroffenen erweisen sich solche Befürchtungen als unbegründet, meist liegt kein ernster Schaden vor und sie werden ohne großen Aufwand schnell gesund und wieder beweglich.

Checkliste

Typische Zeichen funktioneller Rückenschmerzen

Der Schmerz …

- ☐ ist erstmalig im Alter zwischen 20 und 55 Jahren aufgetreten

- ☐ sitzt in Lendenwirbelsäule, Kreuzbein, Pobacke und Oberschenkel

- ☐ ist mal stärker, mal schwächer

- ☐ verändert sich mit bestimmten Bewegungen

Wald- und Wiesenrückenschmerz

In englischsprachigen Ländern nennt man ihn mitunter Garden Backpain – den gewöhnlichen Feld-, Wald- und Wiesen-Rückenschmerz, der in der Bevölkerung wuchert wie das Unkraut – lästig, aber harmlos. Es ist gewissermaßen der Schnupfen unter den Rückenschmerzen; fast jeder kennt ihn und in der Regel vergeht der Schmerz nach wenigen Wochen oder lässt wenigstens innerhalb von drei Monaten deutlich nach. Auch wenn sie im akuten Stadium sehr wehtun können, liegen dieser mit Abstand häufigsten Form der Rückenschmerzen keine Schädigungen oder Erkrankungen der Wirbelsäule oder der benachbarten Teile des Bewegungsystems zugrunde. Es ist vielmehr eine Mischung aus muskulären Verspannungen, schmerzverstärkenden Rückkopplungen, einem Ungleichgewicht im Wirbelsäulenmobile und – je länger es wehtut und je mehr Körperregionen betroffen sind, desto wahrscheinlicher sind seelische und zwischenmenschliche Einflüsse auf den „Schmerzfilter" im Gehirn die entscheidenden Hindernisse für ein Nachlassen der Schmerzen. Weil keine Schäden an einzelnen Organen diesem Schmerz zugrunde liegen, sondern nur Funktionsstörungen im gesamten Rückenmobile, nennen Ärzte diese Form der Rückenschmerzen funktionell oder unspezifisch.

„Hexenschuss" ist meist harmlos

Zwar glaubt heute kaum noch einer an böse Hexen, denen man alles Mögliche anhängen kann, und das ist gut so. Dennoch wird der Begriff Hexenschuss im Volksmund immer noch häufig verwendet. Immerhin bringt er das unvermittelte, explosionsartige schmerzhafte Erleben sehr eindrücklich ins Bild, das die Ärzte akute Lumbago nennen. Plötzliche, oft durch eine bestimmte Bewegung und Belastung ausgelöste, starke Schmerzen im unteren Rücken, die über eine Gesäßhälfte ins Bein ausstrahlen, werden oft als Nervenschmerzen (siehe „Nerven in Bedrängnis", S. 19) des Ischiasnervs – kurz Ischialgie – fehlgedeutet. Wenn es also heißt,

„Ich habe es mit dem Ischias", dann handelt es sich dabei in den meisten Fällen um pseudoradikuläre, also letztlich funktionelle Rückenschmerzen.

Chronifizierung verhindern

Wenn funktionelle Rückenschmerzen erstmalig auftreten, dann werden bereits in den ersten Tagen und Wochen die Weichen gestellt – in Richtung Schmerzlinderung und schließlich Schmerzfreiheit oder in Richtung Monate und Jahre anhaltende, und im Laufe der Jahre immer schwerer behandelbare, kurz: in chronische Schmerzen. Wohin

es geht, liegt maßgeblich an Ihnen selbst. Was zu tun ist, erfahren Sie in den folgenden Kapiteln. So viel vorab: Bewegung ist die wichtigste Maßnahme, um einer Chronifizierung von Rückenschmerzen vorzubeugen. Liegt eine psychische Begleiterkrankung, wie eine Depression oder eine somatoforme Störung vor, dann kann man das langfristige Risiko für chronische oder wiederkehrende Rückenschmerzen vermindern, indem man diese Erkrankung behandelt. Auch alles, was dazu beiträgt, dass Sie mit Ihrem Leben und Ihrer Arbeit zufriedener sind, beugt der Chronifizierung vor.

Andere Ursachen

In weniger als 10 von 100 Fällen beruhen Rückenschmerzen auf einer Nervenwurzelreizung, einer rheumatischen Erkrankung, Stoffwechselerkrankung, einem Tumor oder einer Infektion.

Nervenwurzelschmerzen Bei weniger als fünf von hundert Personen mit Rückenschmerzen liegen echte Nervenwurzelschmerzen – radikuläre Schmerzen vor. Ist der Ischiasnerv oder die dazugehörigen Nervenwurzeln betroffen, dann ist der Schmerz im Bein meistens stärker als der eigentliche Rückenschmerz und strahlt in der Regel bis in den Fuß oder die Zehen aus. Weitere Zeichen solcher Nervenschmerzen sind Empfindungsstörungen der Haut und – wenn die Vorderwurzel betroffen ist – auch Lähmungserscheinungen und verminderte Grundspannung (Muskeltonus) der Beinmuskulatur. Die häufigste Ursache für radikuläre Schmerzen ist ein Bandscheibenvorfall. Wie bereits beschrieben, sind die Bandscheiben zwar sehr stabile, elastische Gebilde, dennoch werden sie mit zunehmendem Alter rissig, ähnlich wie die Haut, die im Alter faltig wird. Dann kann es zu Defekten im Faserring kommen, der den Gallertkern der Bandscheibe nach außen begrenzt. Der Bandscheibeninhalt drückt in Richtung Wirbelkanal, wo die Nerven laufen. Oft bleibt das aber ohne Konsequenzen und geschieht unbemerkt. In höchstens drei von hundert Fällen kommt es durch den Bandscheibenvorfall zu einer Irritation der Nervenwurzel, indem diese eingeengt und schlechter durchblutet wird, unter Zug gerät oder in direkten Kontakt mit Bandscheibengewebe kommt. Um den Defekt zu heilen, bildet der Körper dort eine Entzündung. Das verstärkt die Reizung der Nervenwurzel und die Nervenschmerzen. Mit zunehmender Degeneration verliert die Bandscheibe an Höhe. Da die Wirbelseitenlöcher, durch die die Nervenwurzeln aus der Wirbelsäule austreten, damit kleiner werden, kann auch das zu einer Irritation der Nervenwurzeln führen. Allerdings kommt das noch seltener vor als die Nervenirritation durch einen Bandscheibenvorfall.

Schnelles Handeln nötig

Eine verlagerte Bandscheibe kann selten auf den untersten Teil des Rückenmarks (Conus medullaris) drücken oder so stark bestimmte Fasern in den Nervensträngen darunter (Cauda equina) bedrängen, dass ein operatives Eingreifen innerhalb der nächsten 48 Stunden nötig wird, um bleibende Schäden zu vermeiden. Wenn Ihnen auf einmal unkontrolliert Harn oder Stuhl abgeht, sollten Sie unverzüglich eine chirurgische Klinik aufsuchen. Ein weiteres dringendes Warnsignal ist eine Berührungsunempfindlichkeit im Analbereich und wenn der Arzt bei der körperlichen Untersuchung eine Erschlaffung des analen Schließmuskels feststellt. Auch wenn ausgeprägte Lähmungserscheinungen in den Beinen auftreten oder diese sich innerhalb kurzer Zeit verschlimmern, ist rasches Handeln erforderlich.

Entzündlich-rheumatisch

In einem von hundert Fällen sind Rückenschmerzen durch entzündliche Erkrankungen des Bewegungssystems bedingt, z. B. entzündlich-rheumatologische Erkrankungen der Wirbelsäule – wie die ankylosierende Spondylitis, rheumatische Gelenkentzündung (rheumatoide Arthritis) oder eine Beteiligung des Bewegungssystems bei einer chronisch entzündlichen Darmerkrankung. Mögliche Hinweise auf eine entzündliche Erkrankung der Wirbelsäule sind

▶ schleichender Krankheitsbeginn tief sitzender Rückenschmerzen vor dem 40. Lebensjahr

▶ ausgeprägte morgendliche Steifigkeit der Wirbelsäule oder der Hand- und Fingergelenke

▶ Schuppenflechte

▶ Durchfall oder blutige Stühle

▶ Ausfluss aus der Harnröhre

▶ nahe Verwandte, die von chronisch entzündlichen/rheumatischen Erkrankungen betroffen sind.

Bei solchen Hinweisen ist die Abklärung durch einen Rheumatologen ratsam.

Verletzungen, Fehlbildungen

In etwa 1 von 100 Fällen liegt den Rückenschmerzen eine andere Erkrankung, eine angeborene Fehlbildung der Wirbelsäule oder eine Verletzung – etwa ein Wirbelbruch durch einen schweren Unfall oder aufgrund von Knochenschwund (Osteoporose) – zugrunde. Folgende Warnzeichen sollten Anlass für eine besonders sorgfältige Abklärung der Rückenschmerzursache sein:

- neue Rückenschmerzen, die durch Ruhe und Hinlegen nicht besser werden
- Krankheitsbeginn vor dem 20. oder nach dem 55. Lebensjahr
- Unfall, z. B. Sturz aus großer Höhe oder schwerer Verkehrsunfall
- Schmerzen im Brustkorb und Atemnot
- bekannte Tumorerkrankung
- neue Rückenschmerzen im Zusammenhang mit Fieber
- Einnahme von Kortikosteroiden
- Gürtelrose (Zoster), aktuell oder früher
- Drogenkonsum, HIV-Infektion
- Beinschmerzen nach Zeckenstich (werden meist im Liegen schlimmer)
- ausgeprägter Gewichtsverlust ohne erkennbare Ursache.

Welche Untersuchungen sind nötig?

Um den Grund von Rückenschmerzen herauszufinden, genügt es in den meisten Fällen, wenn man mit dem Arzt spricht und sich von ihm körperlich untersuchen lässt.

Wenn Sie wegen neu aufgetretener Rückenschmerzen einen Arzt aufsuchen, dann geht es im ersten Schritt schlicht und einfach darum, herauszufinden, ob bei Ihnen gewöhnliche funktionelle Rückenschmerzen vorliegen oder eine andere Schmerzursache. Das kann ein guter Arzt bereits unterscheiden, wenn Sie ihm Ihre Beschwerden genau geschildert haben und er Sie körperlich untersucht hat. Wenn dann alles dafür spricht, dass bei Ihnen funktionelle Rückenschmerzen vorliegen, sind darüber hinaus keine Untersuchungen mehr notwendig. Obwohl diese einfache Regel in-

Der Klassiker ...

... unter den diagnostischen Fehlleistungen ist, einfache funktionelle Rückenschmerzen als Wurzelkompressionsschmerzen zu deuten. Dann erfolgt eine aufwendige bildgebende Diagnostik mit Computertomografie oder Kernspintomografie und: Man findet etwas, Schäden an Bandscheiben und Zwischenwirbelgelenken. Dass solche abnutzungsbedingten Veränderungen in vergleichbarem Ausmaß bei der Mehrzahl Gleichaltriger zu finden sind, die keine Beschwerden haben, wird dann übersehen. Rückenexperten kritisieren, dass viele Ärzte sich zu sehr auf die Bildgebung verlassen und die Befragung des Patienten sowie die körperliche Untersuchung vernachlässigen. Nicht selten werden dann Bandscheibenvorfälle oder andere in der bildgebenden Diagnostik sichtbare Veränderungen Beschwerden zugeordnet, die nichts damit zu tun haben können, z. B. weil deren anatomische Lage ein völlig anderes Beschwerdebild erwarten ließe. Dann werden apparative Untersuchungen immer wieder an der falschen Stelle durchgeführt, z. B. im falschen Abschnitt der Wirbelsäule.

ternational anerkannt ist und in praktisch allen Leitlinien zur Behandlung von Rückenschmerzen betont wird, gibt es leider immer noch viele Ärzte, die sie nicht beherzigen. Die Folge ist eine Vielzahl überflüssiger apparativer Untersuchungen, die teilweise mit einer erheblichen Strahlenbelastung einhergehen und mit einer Zusatzbelastung der Krankenversicherungen in Milliardenhöhe. Eine weitere fatale Folge dieser Überdiagnostik ist eine große Zahl an Fehldiagnosen und unsinnigen Behandlungen bis hin zu unnötigen Operationen, die im günstigsten Fall keinen dauerhaften Nutzen haben und dadurch enttäuschen, oft die Chronifizierung der Schmerzen vorantreiben und manchmal sogar mit schwer wiegenden Komplikationen einhergehen.

Laboruntersuchungen

Laboruntersuchungen sind bei Rückenschmerzen unter anderem dann notwendig, wenn es deutliche Hinweise auf ein entzündliches Geschehen gibt, etwa Fieber, verstärktes nächtliches Schwitzen, schmerzhafte oder geschwollene Gelenke. Dann sollte neben einem Blutbild Entzündungswerte im Blut bestimmt werden, in der Regel das c-reaktive Protein (CRP). Besonders bei Hinweisen auf eine rheumatische Erkrankung kann zusätzlich die Bestimmung von Rheumafaktoren und einer bestimmten genetischen Variante, dem HLA-B27 sinnvoll sein. Auch zur Abklärung von Infektionskrankheiten, Stoffwechsel- oder Knochenerkran-

Kann mein Arzt Rücken?

Wenn Sie sich unsicher sind, ob Ihr Hausarzt oder Orthopäde sich wirklich gut mit der Behandlung von Rückenschmerzen auskennt, dann können Sie jedes Ja auf eine der folgenden Fragen als Pluspunkt für ihn werten.

☐ Fragt er ausführlich nach Art, Dauer und Lage Ihrer Schmerzen?

☐ Lässt er Sie dabei ausreden?

☐ Lässt er Sie die Schmerzstärke auf einer Skala einordnen?

☐ Fragt er nach Begleitsymptomen?

☐ Fragt er nach weiteren Krankheiten oder Verletzungen und nach Erkrankungen in Ihrer Familie?

☐ Fragt er, ob Sie Medikamente einnehmen, nach Alkoholkonsum und Rauchgewohnheiten?

☐ Fragt er auch nach Ihrem seelischen Befinden?

☐ Bittet er Sie, sich freizumachen und untersucht Sie in Ruhe?

☐ Tastet er Ihren Rücken ab und fragt nach druckschmerzhaften Punkten?

☐ Fordert er Sie auf, im Stehen Ihren Rücken zu beugen und beurteilt die Biegsamkeit Ihrer Wirbelsäule?

☐ Beugt er Ihr gestrecktes Bein und bittet Sie, den dabei entstehenden Dehnungsschmerz zu beschreiben?

☐ Untersucht er die Kniebeugung in verschiedenen Liegepositionen?

☐ Prüft er Muskelspannung und -kraft in Ihren Beinen, Füßen und Zehen?

☐ Prüft er verschiedene Hautareale auf Berührungsempfindlichkeit?

☐ Erklärt er unangenehme Untersuchungsvorgänge vorher und fragt, ob Sie damit einverstanden sind?

☐ Stellt er abschließend eine Diagnose oder erklärt Ihnen, warum das noch nicht möglich ist?

☐ Ist das für Sie verständlich und einleuchtend?

☐ Geht er auf Ihre Fragen ein?

☐ Falls Sie Bedenken äußern: Fühlen Sie sich damit ernst genommen?

kungen können bestimmte Blutuntersuchungen beitragen.

Bildgebende Verfahren

Bildgebende Verfahren sind zur Abklärung von Rückenschmerzen nur dann notwendig, wenn es Anhaltspunkte dafür gibt, dass es sich dabei nicht um funktionelle Rückenschmerzen handelt, sondern sich eine andere Ursache, etwa eine Wurzelkompression durch einen Bandscheibenvorfall, eine rheumatische oder eine Tumorerkrankung der Wirbelsäule dahinter verbirgt. Hier ein Überblick über die gängigen Verfahren:

Konventionelles Röntgen

Die Aufnahme in zwei oder mehr Ebenen, vereinfacht erklärt von vorne, von der Seite und eventuell zusätzlich aus einer oder mehreren Zwischenpositionen, erlaubt einen Überblick über die Struktur und Stellung der Knochen von Wirbelsäule und Becken. Weichteile, wie die Bandscheiben und Nervenwurzeln, werden im konventionellen Röntgen nicht abgebildet. Deswegen kommt die Methode vor allem dann in Frage, wenn es Hinweise auf Knochenbrüche gibt, etwa nach einem Unfall oder bei Knochenschwund (Osteoporose) oder eine Abweichung der Knochenform vermutet wird, etwa bei angeborenen Fehlbildungen der Wirbelsäule.

Die Strahlenbelastung konnte durch spezielle Signalverstärkungstechniken deutlich gesenkt werden. Die Strahlendosis bei einer Röntgenaufnahme der Lendenwirbelsäule in zwei Ebenen entspricht etwa dem 65-Fachen einer konventionellen Röntgenaufnahme des Brustkorbs in einer Ebene oder der natürlichen Strahlenbelastung innerhalb von einem Jahr. Der neueste Stand der Technik sind digitale Röntgenaufnahmen, die mit noch viel geringeren Strahlendosen auskommen.

→ Strahlenbelastung vermeiden

Da jede Strahlenbelastung zusätzlich zur natürlichen das Risiko für Schäden am Erbgut und für Krebserkrankungen zwar geringfügig, aber doch messbar erhöht, sollte man nur aus triftigem Grund röntgen und unnötige Mehrfachuntersuchungen vermeiden. Sie können selbst dazu beitragen, indem Sie bei jedem Arzt- oder Krankenhauswechsel gleich zu Beginn alle bisher angefertigten Röntgen-, CT-, MRT- und sonstigen Bilder mitbringen. Praxen und Kliniken können Ihnen die digitalisierten Bilder in der Regel kurzfristig auf einem Datenträger zur Verfügung stellen.

Computer-Tomografie (CT)

Dabei werden Sie liegend in eine ringförmige Röntgen-Apparatur geschoben. Aus den aufgefangenen Bildsignalen erzeugt der Computer Schnittbilder. Die CT-Untersuchung eines Wirbelsäulenabschnitts dauert

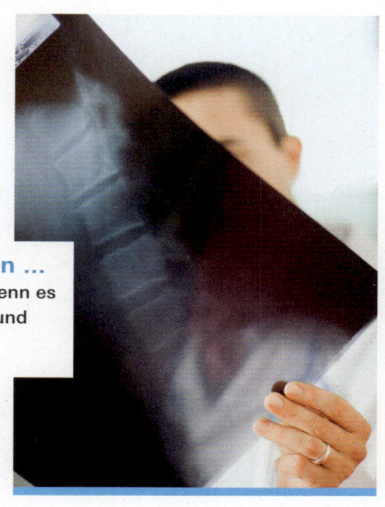

Konventionelles Röntgen ...
... kommt vor allem in Frage, wenn es darum geht, die Knochenform und -struktur zu beurteilen.

etwa 10–15 Minuten. Bei der Erkennung von Knochenveränderungen ist die CT sehr zuverlässig. Allerdings können die Bandscheiben und andere Weichteile im gewöhnlichen CT nur eingeschränkt beurteilt werden und die Strahlenbelastung ist viel höher als beim konventionellen Röntgen.

Magnetresonanztomografie – MRT

Hier geht es um die berühmte „Röhre", von der Sie, falls Sie nicht sogar schon drin waren, bestimmt schon mal gehört haben. Die Magnetresonanztomografie (MRT; auch Kernspintomografie; engl. Nuclear Magnetic Resonance Tomography, NMR) ermöglicht sehr präzise Abbildungen von Weichteilgewebe und damit unter anderem auch von Bandscheiben, Muskeln, Gelenkknorpeln und Nervenwurzeln.

Ein weiterer Vorteil ist, dass die MRT-Bilder mithilfe von Magnetkräften erzeugt werden. Ihr Körper wird also nicht mit Röntgenstrahlen belastet. Für Menschen mit Herzschrittmacher könnte eine MRT-Untersuchung wegen der starken Magnetkräfte lebensgefährlich werden und ist daher nur in gut begründeten Einzelfällen sowie unter Einhaltung spezieller Sicherheitsmaßnahmen vertretbar.

In der klassischen Röhre geht es eng zu. Viel mehr als Sie selbst hat darin keinen Platz und zudem macht die Maschine laute Klopfgeräusche. Aber, keine Angst, die meisten Menschen haben mit der Untersuchung keine besonderen Schwierigkeiten, sie können jederzeit über einen Rufknopf und eine Gegensprechanlage mit dem radiologischen Team Kontakt aufnehmen. Die MRT-Untersuchung eines Wirbelsäulenabschnitts dauert in der Regel zwischen 15 und 20 Minuten und erfordert, dass man in dieser Zeit bewegungslos in der Röhre verharrt. Sie können sich vor der Untersuchung ein Beruhigungsmittel geben lassen. Damit überstehen das auch Menschen, die sich vor engen Räumen fürchten (Klaustrophobie).

Es gibt mittlerweile auch offene MRT-Apparate. So liegt man im offenen Hochfeld-MRT, auch „Sandwich-MRT", auf einer runden Plattform. Nur wenige Zentimeter über einem schwebt der andere Teil des Großgeräts, was für manche Menschen mit Klaus-

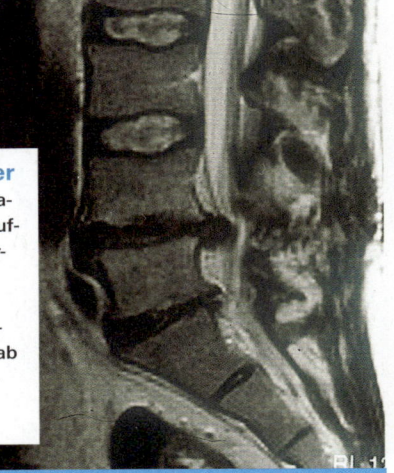

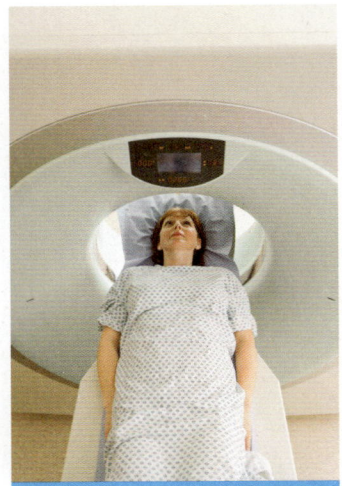

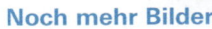

Noch mehr Bilder
Die Computertomografie liefert sehr hoch aufgelöste Bilder der Wirbelknochen.
Die MRT bildet Bandscheiben und Nervenwurzeln sehr präzise ab – ohne Strahlenbelastung.

trophobie ebenfalls eine große Herausforderung darstellen kann. Ein weiterer Nachteil dieses Verfahrens ist, dass es etwas weniger präzise Bilder liefert als die klassische Röhre.

Aus diesem Grund übernehmen die gesetzlichen Krankenkassen die Untersuchungskosten in der Regel nur bei Untersuchungen in der klassischen Röhre oder bei der Verwendung eines ringförmigen MRT-Apparats, der – ähnlich einem Computertomografen – mit einem weiteren und viel weniger tiefen Untersuchungstunnel versehen ist als in der klassischen MRT, dieser aber, was die verwendeten Magnetkräfte und damit Präzision der Aufnahmen betrifft, in nichts nachsteht.

Myelografie nur im Ausnahmefall

Bei der Myelografie führen die Ärzte – in der Regel durch den unteren Rücken zwischen zwei Dornfortsätzen – eine feine Nadel ein (Lumbalpunktion) und spritzen ein Kontrastmittel in den Rückenmarkskanal (siehe „Bestens verpackte Nervenschaltzentrale",

S.16). Auf den daraufhin angefertigten Röntgen- oder CT-Aufnahmen ist die Begrenzung des flüssigkeitsgefüllten Hohlraums, in dem sich Rückenmark und Nervenwurzeln befinden, sowie eventuelle Engstellen – etwa durch einen Bandscheibenvorfall – in hoher Auflösung abgebildet.

Die Myelografie ist ein invasives Verfahren und geht zusätzlich zur Strahlenbelastung mit einem – wenn auch geringen – Risiko für schwerwiegende Komplikationen einher, beispielsweise Infektionen der Rückenmarks- und Hirnhäute (Meningitis), Einblutungen in den Rückenmarkskanal, sehr selten bis hin zu Querschnittslähmungen oder lebensbedrohlichen Schockzuständen bei einer Kontrastmittelallergie. Daher wurde die Myelografie weitgehend von der MRT verdrängt und ist nur noch in Ausnahmefällen gerechtfertigt, etwa wenn eine MRT nicht durchgeführt werden kann. Bei seltenen Erkrankungen wie einem verengten Spinalkanal kann die Myelografie unter Umständen zusätzliche Informationen zur MRT bieten.

Lassen Sie sich erklären, was in Ihrem Fall gegen die MRT spricht, welche zusätzlichen Informationen durch die Myelografie gewonnen werden sollen und welche Konsequenzen das hätte. Die Kosten allein – die MRT ist nämlich einiges teurer als die Myelografie – dürfen dabei keine Rolle spielen.

Skelettszintigrafie

Wenn es triftige Gründe dafür gibt, nach einer Knochenerkrankung als Ursache der Rückenschmerzen zu fahnden, kann die Skelettszintigrafie der CT überlegen sein. Dabei wird eine schwach radioaktive Substanz in den Blutkreislauf gespritzt und reichert sich in den Knochen an. Krankhaft Umbauprozesse werden so im Röntgenbild sichtbar. Die Strahlenbelastung ist ähnlich hoch wie bei der CT.

→ Schattenseite der Hightech

Die Computertechnologie beschert uns immer leistungsstärkere Geräte. Mehr und mehr Rechenleistung und Speicherkapazität können auf immer kleinerem Raum verstaut werden. Was vor 40 Jahren turnhallengroße Rechenanlagen erforderte, steckt heute in jeder Hosentasche. Die Vorzüge von Smartphone und Web 2.0 sind nicht von der Hand zu weisen, aber auch ihre Risiken und Schattenseiten werden immer offensichtlicher – vom Cybermobbing über die mas-

senhafte Speicherung und den Missbrauch persönlicher Daten für kommerzielle und politische Zwecke. Auch die Empfindlichkeit und Präzision der diagnostischen Geräte – vor allem im Bereich der Bildgebung – sind dank digitaler Revolution enorm gewachsen und auch das ist ein zweischneidiges Schwert. Einerseits können die Ärzte dank verfeinerter Diagnostik manche Erkrankungen früher erkennen und manchmal durch eine rechtzeitige Behandlung größeren Schaden und viel Leid verhindern. Hoch empfindliche Bildgebungsverfahren wie MRT und hoch aufgelöste CT fördern aber viele Auffälligkeiten zutage, die letztlich ohne Bedeutung für Gesundheit und Wohlbefinden des Betroffenen sind. Was dabei noch normal ist – etwa im Rahmen der altersentsprechenden Abnutzung – und was schon krankhaft und behandlungsbedürftig, ist in vielen Bereichen der Medizin noch nicht einheitlich definiert, anhand der Bildgebung meist gar nicht scharf abgrenzbar, und selbst wenn es dazu bereits Empfehlungen von internationalen Expertengremien gibt, dauert es meist noch einmal sehr lange, bis diese in Praxis und Klinik umgesetzt werden. Diese Mühlen mahlen sehr viel langsamer als die der Medizingeräteindustrie, die in immer kürzeren

Abständen Apparate für immer noch höher zeitlich und räumlich aufgelöste Bildsequenzen liefert. Orientieren Sie Ihre Arztwahl also nicht daran, bei wem Sie das neueste und leistungsstärkste MRT bekommen, sondern suchen Sie sich einen Arzt, der das eingehende Gespräch mit Ihnen und die sorgfältige körperliche Untersuchung an erste Stelle setzt und die Bildgebung nur dann in Anspruch nimmt, wenn er konkrete Hinweise darauf hat, dass bei Ihnen eine andere Ursache für Ihre Beschwerden vorliegt als funktionelle Rückenschmerzen. Damit können Sie viele unnötige und möglicherweise sogar schädliche Folgebehandlungen vermeiden.

Ein (leider) typischer Fall

Dieser Fall einer 37-jährigen Krankenschwester zeigt, wie die Diagnostik von Rückenschmerzen in der Regel abläuft.

Lesen Sie, warum eine solche Vorgehensweise bei Rückenschmerzen mehr schadet als nützt: Vor einer Woche, beim Umlagern einer bettlägerigen, übergewichtigen Patientin, fuhr es mir heftig ins Kreuz und ich konnte danach vor Schmerzen nicht mehr gerade stehen. Die dumpfen Schmerzen sind im unteren Teil der Lendenwirbelsäule und dem Kreuzbein am stärksten und ziehen von dort über die rechte Pobacke bis in die Rückseite des Oberschenkels.

Besonders schlimm sind die Schmerzen bei bestimmten Drehbewegungen. Wenn ich mich hinlege, werden sie besser, aber sobald ich wieder aufstehe und mich bewege, fangen die Schmerzen wieder an. Auch beim Husten, beim Pressen auf der Toilette und leider auch beim Lachen fährt mir der Schmerz in den Rücken. Ich bin direkt zum Hausarzt, der hat mir nur kurz den Rücken abgetastet und verschrieb ein Schmerzmittel. Außerdem hat er mich für eine Woche krankgeschrieben und gesagt, ich solle mich halt schonen.

Um die Ursache der Schmerzen abzuklären, überwies er mich zum Röntgen und Kernspin an eine radiologische Praxis. Auf den MRT-Bildern sieht man, dass ich einen Bandscheibenvorfall habe, auf der Höhe L3-L4. Mein Hausarzt empfiehlt daher, dass ich mich in der orthopädischen Chirurgie der Klinik vorstelle. Die sollen dann entscheiden, ob man operieren muss. Ich hoffe nun, dass ich da drumherum komme, die Schmerzen sind seitdem auch schon besser geworden, aber ich bin noch krankgeschrieben.

Kommentar

Nachdem Sie die vorhergehenden Abschnitte gelesen haben, ahnen Sie sicher schon, was hier falsch läuft. Bereits die Symptome deuten alle auf funktionelle Rückenschmerzen hin.

Der Hausarzt – offenbar unter Zeitdruck – verpasste es, die Diagnose in einer sorgfältigen körperlichen Untersuchung zu sichern. Wenn nichts auf eine andere Schmerzursache hindeutet, sind apparative Untersuchungen nicht nur unnötig, sondern öffnen das Tor für eine große Verunsicherung der Patientin, die nun Angst hat, dass etwas in ihrem Rücken ernsthaft beschädigt ist und vielleicht sogar operiert werden muss. Diese Angst ist völlig unbegründet: Erstens kann man bei sehr vielen Menschen in ihrem Alter, die keinerlei Rückenbeschwerden haben, einen oder mehre Bandscheibenvorwölbungen oder auch -vorfälle finden.

Zweitens deutet nichts darauf hin, dass der Bandscheibenvorfall auf Nerven drückt:

▶ Die Schmerzen strahlen weder in den Fuß noch in die Zehen aus
▶ der Schmerzcharakter ist nicht scharf oder elektrisierend

▶ die Schmerzen sind im Rücken stärker als im Bein
▶ die Schmerzen sind von Bewegungen abhängig
▶ es liegen keine Gefühlsstörungen oder Lähmungen vor.

Drittens: Würde ein Bandscheibenvorfall in der Höhe (L3-L4) auf eine Nervenwurzel drücken, dann wäre das die Nervenwurzel L4. Der Schmerz würde dann aber nicht in die Oberschenkelrückseite, sondern typischerweise über die Vorderseite ins Knie, die Unterschenkelinnenseite bis in den Innenknöchel ausstrahlen. Der Bandscheibenvorfall ist mit großer Wahrscheinlichkeit gar nicht die Ursache für die aktuellen Beschwerden der Patientin. Die Überweisung zur Klärung einer Operationsindikation ist jedenfalls unnötig, denn alles spricht für das Vorliegen funktioneller Rückenschmerzen.

Der Arzt hätte nach sorgfältiger Sicherung der Diagnose „funktionelle Rückenschmerzen" in der körperlichen Untersuchung gut daran getan, der Frau zu versichern, dass ihr Rücken keinen ernsthaften Schaden erlitten hat und sie gute Chancen hat, innerhalb weniger Wochen weitgehend schmerzfrei zu werden. Nicht nur mit der apparativen Überdiagnostik, sondern auch mit der Krankschreibung und alleinigen medikamentösen Schmerztherapie hat er aber nicht gerade zu einem günstigen Krankheitsverlauf beigetragen.

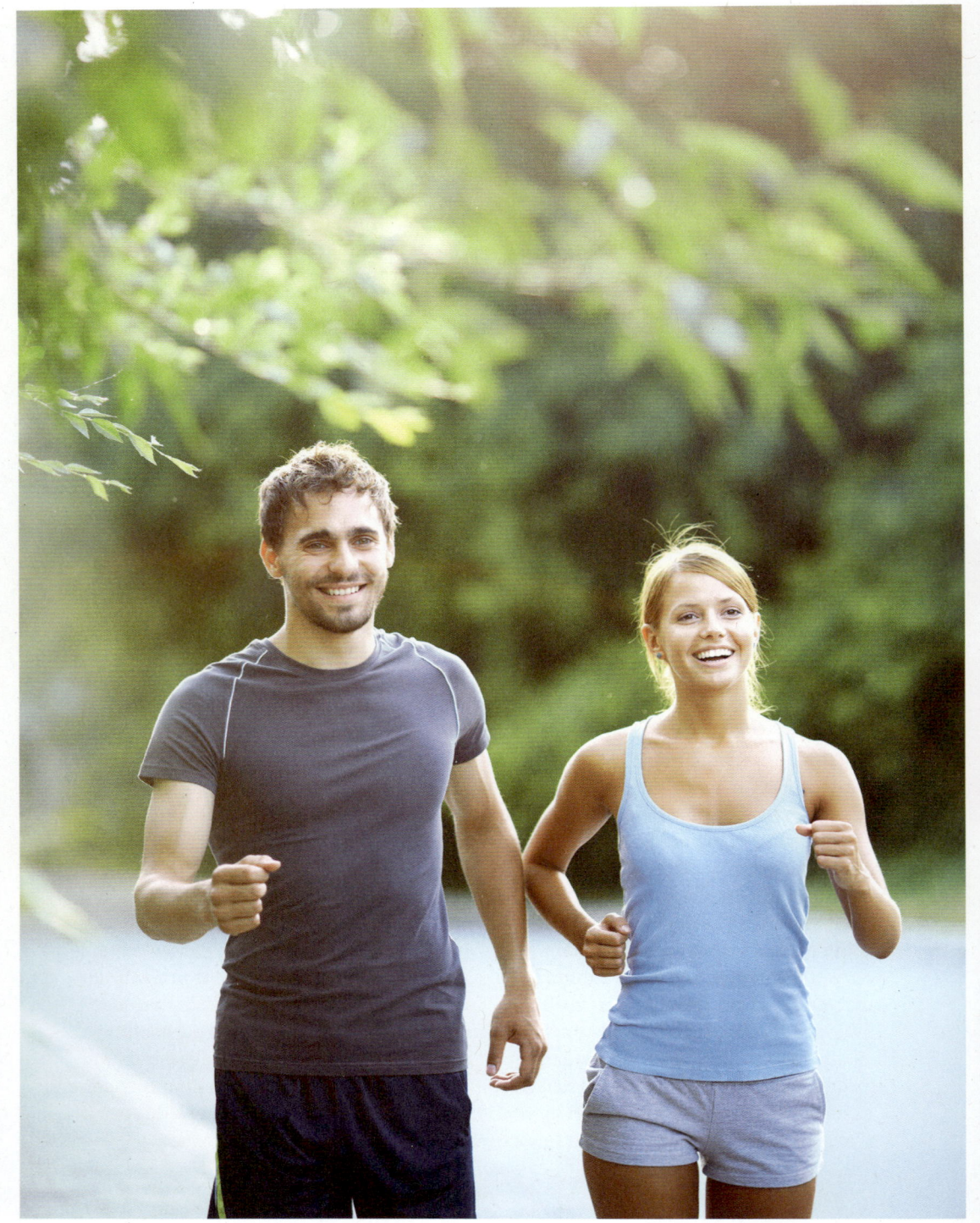

Bewegung ist Trumpf

Funktionelle Rückenschmerzen? Dann jetzt bloß nicht im Bett verkriechen. Führen Sie Ihr Leben möglichst vom ersten Tag an wie gewohnt weiter, wenn nötig mit flankierenden schmerzlindernden Mitteln.

Nun steht es fest, dass Sie funktionelle Rückenschmerzen haben. Vielleicht waren Sie beim Arzt und er hat diese Diagnose gestellt. Vielleicht kennen Sie die Symptome aber auch schon von einer früheren Schmerzepisode und konnten sie daher gleich richtig einordnen. Die nun wichtigste Empfehlung für Sie basiert auf vielen Studien und steht weltweit in praktisch allen Leitlinien zur Behandlung von Rückenschmerzen ganz oben. Sie lautet schlicht und einfach: Lassen Sie möglichst keinen Ihrer gewohnten Bewegungsabläufe aus.

Das heißt, wenn Sie morgens immer mit dem Hund spazieren gehen, tun Sie das auch heute. Gehen Sie zur Arbeit wie immer, sagen Sie möglichst keine Termine ab, gehen Sie einkaufen, wenn der Kühlschrank leer ist, waschen Sie Wäsche und hängen sie zum Trocknen auf, wenn heute Ihr Waschtag ist. Es geht dabei nicht darum, sich unnötig zu quälen, aber alles, was Sie an Normalität aufrechterhalten können, und zwar vom ersten Tag an, wirkt dem Verschleppen der Rückenschmerzen entgegen. In dieser akuten Krankheitsphase dienen alle anderen Maßnahmen der Schmerzbekämpfung – wie Wärme- oder Kälteanwendungen, Einreibungen oder Medikamente zum Einnehmen – vorrangig dazu, Ihnen Ihr gewohntes Leben und die dazugehörigen Abläufe weiter zu ermöglichen, bei nun erträglichen Schmerzen. Passive schmerzlindernde Maßnahmen sollten nie als Ersatz für aktive Bewegung herhalten.

66 Alle schmerzlindernden Maßnahmen dienen vor allem dazu, Bewegung zu ermöglichen.

—

Wenn Ihnen trotz Begleittherapie alles zu viel ist, dann lassen Sie es in den ersten Tagen etwas ruhiger angehen. Vielleicht gehen Sie heute eher mal wieder schwimmen als zum Squash. Versuchen Sie, alle Bewegungen etwas langsamer und bewusster auszuführen als sonst, aber vermeiden Sie möglichst wenige davon. Vielleicht stellen Sie überrascht fest, dass viel mehr geht, als Sie im ersten Moment befürchtet haben. Verbringen Sie jetzt also bitte nicht große Teile des Tages im Bett oder auf dem Sofa, es sei denn, Sie wollen, dass Ihre Rückenschmerzen möglichst lange anhalten. Dass Sie sich damit anders verhalten als der Großteil aller Rückenschmerzpatienten, sollte Sie nicht verunsichern. Mythen halten sich eben hartnäckig und es galt lange Zeit auch

unter Orthopäden als völlig normal, bei akuten Rückenschmerzen erst einmal Bettruhe zu verordnen und Medikamente als einzige Schmerztherapie. Wenn Sie aber sowieso schon viel Sport treiben und dazu neigen, ohne Rücksicht auf Ihr Befinden eisern Ihr Pensum durchzuziehen, sollten Sie nun den Schwerpunkt mehr auf Entspannung und Stressreduktion legen und Ihr Pensum und Ihre Ansprüche an sich selbst ruhig etwas herunterfahren.

→ Bewegung bei anderen Schmerzursachen?

Wenn Ihre Rückenschmerzen nicht funktionell sind, d. h auf einer anderen Ursache beruhen, sollten Sie Ihren Arzt fragen, ob und in welchem Umfang Bewegung ratsam ist. Bei echten Nervenirritationen und besonders bei akuten Entzündungen kann eine vorübergehende Entlastung und Ruhigstellung angezeigt sein.

Erwarten Sie nicht, dass sich der Schmerz innerhalb kurzer Zeit vollständig auflöst, denn – so perfide das erscheint – damit erreichen Sie nur das Gegenteil. Versuchen Sie eher, dem Schmerz gegenüber eine entspannte und beobachtende Haltung einzunehmen. „Leichter gesagt als getan", werden Sie einwenden, und in der Tat braucht eine solche veränderte Einstellung zum eigenen Körper einschließlich dessen Schwachstellen Zeit und gelingt oft nur durch beharrliches Üben, etwa im Rahmen von Entspannungsübungen (siehe „Entspannung kann man üben …", S. 72). Aber auch hier kann Bewegung helfen und auch kleine Schritte, häufig wiederholt, führen letztlich ans Ziel. Versuchen Sie herauszufinden, welche Bewegungsabläufe Sie als wohltuend erleben und wiederholen Sie diese bewusst mehrmals am Tag. Tasten Sie sich langsam und ohne sich dabei besonders anzustrengen oder zu verkrampfen an die Grenze dessen vor, was für Sie zwar mit Schmerzen verbunden, aber noch auszuhalten ist. Wenn Sie mit Gymnastik, Yoga, TaiChi oder anderen Körperübungen (siehe „Pilates, Yoga & Co.", S. 43) vertraut sind, dann können diese Ihnen nun ebenfalls helfen, behutsam und mit hoher Aufmerksamkeit für Ihren eigenen Körper, Bewegungs- und Schmerzgrenzen auszuloten und in kleinen Schritten zu verändern.

Vielleicht verstehen Sie Ihre akuten Rückenschmerzen nicht nur als lästiges Hindernis, das Ihnen in den Weg geworfen wurde und das es möglichst schnell zu beseitigen gilt, sondern auch als Chance, ein neues Verständnis für Ihren Körper zu entwickeln und für dessen enges Verwobensein mit Ihrer Person, mit allem was dazugehört, Erfahrungen, Gedanken, Erwartungen, Sehnsüchten, Sorgen und Ängste. Möglicherweise lernen Sie dabei zu verstehen, wie seelische und zwischenmenschliche Belastungen Ihnen „auf den Rücken schlagen" und sich in Form von Fehlhaltungen, Verspannungen und Bewegungseinschränkungen zu Wort melden. Hinweise und Tipps, was beim Erkunden dieser Aspekte hilfreich sein könnte, bekommen Sie in Kapitel 3.

→ Wie wirkt Bewegung gegen Schmerzen?

Die wichtigste Maßnahme bei akuten funktionellen Rückenschmerzen ist, die gewohnten Aktivitäten nicht zu unterlassen. Regelmäßige Bewegung in Form von Sport, Gymnastik oder Physiotherapie (siehe „Übungen …", S. 42) ist zudem ein hoch wirksames Mittel gegen chronische Rückenschmerzen und beugt dem erstmaligen oder erneuten Auftreten funktioneller Rückenschmerzen vor. Bewegung wirkt auf verschiedenen Ebenen gleichzeitig. Hier eine Auswahl:

▸ **Kräftigung der Rückenmuskulatur:** Das ganze Rückenmobile (siehe „Komplexes Mobile", S. 17) wird dadurch allmählich beweglicher, elastischer und gleichzeitig robuster; es gerät nicht mehr durch jeden kleinen Windstoß aus dem Ruder. Belastungen werden besser abgefedert und gleichmäßiger auf den gesamten Rücken verteilt. Das schont Wirbelgelenke und Bandscheiben.

▸ **Anreiz für den Knochenaufbau:** Knochen wachsen an ihren Aufgaben. Das komplexe Netz aus Milliarden von Knochenbälkchen, die die Wirbel von innen stabilisieren, wird ständig erneuert. Dieser Umbau läuft umso schneller ab und schafft eine umso höhere Stabilität, je regelmäßiger der Knochen belastet wird. Wer regelmäßig Sport treibt, hat daher gute Chancen, dass seine Knochen bis ins hohe Alter stabil bleiben, und beugt Knochenbrüchen vor.

▶ **Flexibleres Zusammenspiel von Nerven und Muskeln:** Wer regelmäßig Sport treibt, trainiert die gesamte Klaviatur des Bewegungssystems. Unvorhergesehene Ereignisse, wie Stolpern, Erschütterungen, Schleuderimpulse oder schnelle Abfolgen unterschiedlicher Kraft- und Bewegungsimpulse mit plötzlichen Stopps werden dann immer geschickter vom Bewegungssystem aufgefangen, das heißt, mit immer weniger Kraftaufwand und Verschleiß.

▶ **Anhebung der Schmerzschwelle:** Wer dem Körper regelmäßig etwas zumutet, trainiert dessen Abwehrkräfte, auch gegenüber Schmerzen; die Schmerzschwelle (siehe „Grundrauschen ...", S. 21) wird nach und nach angehoben. Dabei spielen sowohl Veränderungen bei der Signalübertragung zwischen verschiedenen Nervenzellen des Rückenmarks eine entscheidende Rolle als auch Veränderungen im Gehirn, die eng mit der Einstellung gegenüber schmerzhaften Ereignissen und mit dem seelischen Befinden gekoppelt sind.

▶ **Gewicht normalisieren:** Hand in Hand mit einer geeigneten Ernährungsumstellung ist regelmäßiger Ausdauersport die wichtigste Maßnahme für diejenigen, die überschüssige Pfunde loswerden wollen. Vor allem der untere Teil der Wirbelsäule hat dann deutlich weniger zu tragen. Bandscheiben und Wirbelgelenke werden entlastet.

▶ **Stressbremse:** Sport kann wie ein Entspannungsverfahren wirken. Es gibt sogar erste Hinweise darauf, dass darin der eigentliche Grund liegt, warum Sport so gesund ist. Studien zeigen, dass regelmäßiger Sport sogar die Symptome einer leichten bis mittelschweren Depression lindern kann. Da Menschen mit Depression ein erhöhtes Risiko für chronische Schmerzen haben, ist zu vermuten, dass Sport auch auf diesem Weg der Chronifizierung von Rückenschmerzen vorbeugt. Bei den entspannenden und stressreduzierenden Wirkungen des Sports können wiederum verschiedene Komponenten am Werk sein. Neben direkten Trainingseffekten auf das vegetative Nervensystem, die Stresshormonspiegel und die Steuerung von Herzaktivität und Blutfluss können eine verbesserte Körperaufmerksamkeit, Freude an der Bewegung und erhöhtes Selbstvertrauen durch Trainingsfortschritte eine Rolle spielen. Bei Sport in Gemeinschaft wird der Rückhalt in der Gruppe oder Mannschaft oft als wohltuend erlebt und wer lieber alleine durch Wald und Wiese joggt, der empfindet vielleicht Bewegen und Atmen in freier Natur, die damit verbundenen Sinneseindrücke vom Plätschern des Bachs bis zum Tannenduft als die entscheidende wohltuende Komponente.

Fazit: Die Freude am Sport steht im Mittelpunkt und nicht die Leistung. Achten Sie auf Ihre Körperempfindungen, während Sie Sport treiben, denn damit aktivieren Sie eine der wirksamsten Stressbremsen. Außerdem entwickeln Sie damit nach und nach ein Gefühl dafür, was Sie sich zumuten können und wann es zu viel wird. Übungen wie Yoga, Qigong oder Feldenkrais stellen die Aufmerksamkeit für Körperempfindungen bei bestimmten Bewegungen sogar ganz in den Mittelpunkt und eignen sich sehr gut als Ergänzung zu klassischen Sportarten.

Rückenübungen

Bei Rückenschmerzen, die länger als vier Wochen anhalten, ist Bewegung eine der wichtigsten Behandlungskomponenten.

Wenn es Ihnen in den ersten Tagen und Wochen gelungen ist, Ihre gewohnten Aktivitäten beizubehalten, dann haben sich Ihre Rückenschmerzen nun wahrscheinlich deutlich gebessert oder sie sind sogar verschwunden. Dann dürfen Sie sich jetzt einfach freuen und alles genießen, was nun wieder schmerzfrei möglich ist. Vielleicht hilft Ihnen die Dankbarkeit für das wiedergewonnene Wohlbefinden und die Freude an der wiederhergestellten Beweglichkeit, Ihrem Rücken zuliebe bewusst mehr regelmäßige Bewegung einzuplanen, in Form einer klassischen Sportart oder auch von Pilates, Yoga, Qigong oder Ähnlichem. Je länger Sie allerdings weiterhin unter funktionellen Rückenschmerzen leiden, die so stark sind, dass Sie sich deutlich in Ihrer Beweglichkeit und in Ihrem Wohlbefinden eingeschränkt fühlen, desto wichtiger wird es, nun mit einem aktiven Übungsprogramm anzufangen. Bei Rückenschmerzen, die länger als vier Wochen anhalten, ist ein systematisches Bewegungsprogramm sogar eine der zentralen Säulen der Behandlung, zusammen mit entspannenden, stressreduzierenden und gegebenenfalls psychotherapeutischen Behandlungskomponenten. Zu Beginn geht es darum, die Muskulatur zu lockern und in kleinen Schritten die Beweglichkeit der Wirbelsäule an der betroffenen Stelle wiederherzustellen. Übungen mit minimalen Bewegungen oder auch isometrische Übungen – abwechselndes Anspannen und Lockerlassen der Muskulatur ohne Bewegung – können dazu beitragen. Wenn eine gewisse Lockerung erreicht wurde, kommen andere Übungen zum Zug, die dazu dienen, die Muskulatur aufzubauen, die die Wirbelsäule stabilisiert sowie Gelenke und Bandscheiben schützt und die bei vielen Rückenschmerzgeplagten durch lang anhaltenden Bewegungsmangel verkümmert ist. Auch für die Rückenübungen gilt: Alle passiven Maßnahmen wie Kälte-, Wärmeanwendungen (siehe „Wärme und Kälte", S. 125) oder Massagen (siehe „Massagen ...", S. 114) dienen vor allem dem Zweck, Bewegung zu erleichtern. Es ist daher sehr sinnvoll, solche Anwendungen unmittelbar vor den Bewegungsübungen vorzunehmen.

Übungen für Ihren Rücken

Wir haben für Sie drei Übungsserien zusammengestellt, die Sie selber nach der Anleitung im Buch ausführen können. Natürlich ersetzt das nicht den Physiotherapeuten, der Sie persönlich beim Üben anleitet, ist aber eine gute Ergänzung dazu und eignet sich hervorragend zum Üben vor ihrem ersten und nach Ihrem letzten Physiotherapietermin. Nehmen Sie doch das Buch mit und fragen Sie Ihren Physiotherapeuten, welche Übungen für Sie besonders geeignet sind. Serie 1 und 2 können sie zu Hause durchfüh-

ren und Serie 3 auch zwischendurch bei der Arbeit. Sie finden die Übungen auf den gefärbten Seiten des Buchs. Alles, was Sie für die Bodenübungen in Serie 1 und 2 brauchen, ist eine weiche Unterlage.

1 **Serie 1** umfasst acht Lockerungsübungen und ist vor allem als Einstieg geeignet, wenn Ihr Rücken noch sehr schmerzt und verspannt ist (S. 58ff).

2 **Serie 2** ist als Übungsprogramm gedacht, mit dem Sie Kraft und Beweglichkeit Ihres Rückens trainieren. Sie enthält elf Übungen (S. 100ff).

3 **Serie 3** enthält sechs kurze Übungen, die Sie in Ihren Arbeitsalltag einbauen können (S. 180ff). Lassen Sie sich von Ihrem PC oder Ihrem Smartphone erinnern: „Die nächsten fünf Minuten gehören deinem Rücken."

Übungen im Rahmen der Physiotherapie

Sollten Ihre Rückenschmerzen über vier Wochen ohne deutliche Besserung anhalten, dann ist es ratsam, sich von Ihrem Arzt ein Physiotherapierezept ausstellen zu lassen. Der Physiotherapeut wird Sie dann zu Übungen anleiten, die auf die Besonderheiten Ihres Körpers und Ihrer Erkrankung zugeschnitten sind. In der Regel wird er mit einfachen Lockerungsübungen beginnen und mit passiven Übungen, bei denen er beispielsweise Ihre Beine in einer speziellen Weise anwinkelt und hält und damit Ihre Rückenmuskulatur dehnt. Von Anfang an wird er Sie dazu anleiten, Ihre Körperaufmerksamkeit zu fokussieren und ungünstige Bewegungs- und Haltungsgewohnheiten nach und nach aufzulösen. Vor allem in den ersten Sitzungen setzen viele Physiotherapeuten auch unterstützende schmerzlindernde und entspannende Maßnahmen ein, wie Fangopackungen (siehe „Wärmebehandlungen", S. 126), Massagen oder manuelle Therapie (siehe „Manuelle ...", S. 119). Sehr bald wird der Schwerpunkt der Physiotherapie auf das aktive Üben gelegt. Das hat nur dann Aussicht auf nachhaltigen Erfolg, wenn Sie diese Übungen auch zu Hause regelmäßig durchführen. Ob die Hausaufgaben, die Sie von Ihrem Physiotherapeuten bekommen, nach McKenzie, Alexander, Brügger oder Brunkow sind, macht dagegen kaum einen Unterschied – Hauptsache, Sie wenden diese Übungen an, am besten täglich.

→ Psychotherapeutische Komponente als Wirkverstärker

Man kann die Erfolgchancen der Physiotherapie bei Rückenschmerzen nachweislich steigern, indem man psychotherapeutische Elemente in die Behandlung einbaut. Dabei schafft der Psychotherapeut einen geschützten Raum, der es Ihnen erleichtert, über Ihre Angst vor dem Schmerz zu sprechen, über Ihre ganz persönliche Art, Situationen immer wieder zu katastrophisieren, über Einschränkungen, die Sie erleben, und über den Teufelskreis aus depressiven Stimmungen und Passivität. Auf Basis des Wahrnehmens und Aussprechens können Sie dann im Rahmen solcher Gespräche günstige Denk- und Verhaltensmuster entwickeln und einüben. Das kann Ihnen neuen Mut machen, selbst etwas zu Ihrer Gesundung beizutragen, etwa durch regelmäßige Körperübungen.

Pilates, Yoga & Co.

Vielleicht haben Sie bereits eine Rückenschule, einen Pilates-, Yoga-, Qigong- oder Tai-Chi-Kurs besucht und können nun Ihre Lieblingsübungen aus der Schatzkiste hervorholen. Viele Physiotherapeuten bieten solche Techniken ergänzend zu den klassischen Rückenübungen an. Auch wenn Sie nach Abklingen Ihrer Rückenschmerzen etwas zur Vorbeugung tun wollen und keine Lust auf klassische Sportarten haben, finden Sie hier vielleicht die Art der regelmäßigen Körperbetätigung, die Ihnen Spaß macht, und die Freude am Üben ist die wichtigste Voraussetzung, dass Sie dauerhaft am Ball bleiben. Viele Krankenkassen bieten solche Kurse an oder gewähren einen Kostenzuschuss. Auch an der örtlichen Volkshochschule finden Sie bestimmt etwas. Die im Folgenden beschriebenen Übungsmethoden eignen sich vermutlich zur Vorbeugung und Behandlung chronischer Rückenschmerzen. Zwar gibt es bislang kaum geeignete Studien, die das zweifelsfrei belegen oder widerlegen könnten. Es spricht aber in der Regel nichts dagegen, es einfach auszuprobieren; viele Rückenschmerzgeplagte haben damit gute Erfahrungen gemacht. Um Überlastungen oder gar Verletzungen zu vermeiden, raten wir Ihnen, immer auf die Signale Ihres Körpers zu achten. Untrainierte sollten, wie auch bei jeder Sportart, mit einem einfachen, kurzen Übungsprogramm beginnen und die Belastung im Laufe des Trainings langsam steigern.

Gymnastik und mehr – die beliebtesten Methoden

▸ **Rückenschule:** Im Rahmen einer Rückenschule wird Wirbelsäulengymnastik angeboten. Sie lernen dabei, wie Sie angeblich ungünstige Verhaltensweisen im Alltag vermeiden und wie Sie Ihren Rücken durch gezielte Übungen stärken können. Die Art dieser Übungen variiert je nach Schule. Der Schwerpunkt liegt in der Regel darauf, die Rumpfmuskulatur zu trainieren sowie Fehlbelastungen und -haltungen zu vermeiden. Viele dabei gängige Verhaltensregeln sind umstritten. Welche Empfehlungen wirklich fundiert sind, lesen Sie im Kapitel „Tipps für den Alltag" ab S. 88.

▸ **Pilates:** Diese Methode wurde in den USA von Joseph Hubertus Pilates in der Mitte des 20. Jahrhunderts entwickelt, fand in Deutschland jedoch erst in jüngster Zeit weite Verbreitung. Die Übungen verbinden Elemente aus Fitnesstraining, Gymnastik, Kampfsport, Haltungstraining, Körperachtsamkeit und Tanz. Besonderes Augenmerk liegt dabei auf den tiefer liegenden Muskelgruppen, unter anderem auch dem Beckenboden. Geübt wird auf der Bodenmatte oder mithilfe von Geräten wie Ringen, Zugbändern, Gymnastikbällen und Schaumrollen.

▸ **Yoga** wurde in der Antike in Indien als spiritueller Übungspfad entwickelt. Die heutigen Übungen stammen allerdings überwiegend von indischen Gurus aus dem 18. und 19. Jahrhundert und sind gymnastikähnlich körperbetont. Es gibt sehr viele Varianten von Yoga. Heutzutage ist im Westen Hatha Yoga am meisten verbreitet. Der Schwerpunkt bei dieser Form des Yoga liegt auf den Asanas, das sind Körperübungen im Sitzen, Stehen oder liegend auf einer Matte. Bei anderen Yoga-Formen stehen die Aspekte der Meditation, Mindfulness und Geistesschulung stärker im Vordergrund. Mit regelmäßigem Praktizieren der Asanas stellen sich neben einer Kräftigung und Dehnung der Muskeln, Sehnen und Bänder auch allgemein entspannende und stressreduzierende Effekte ein; das sind wichtige Wirkkomponenten in der Behandlung und Vorbeugung chronischer Rückenschmerzen.

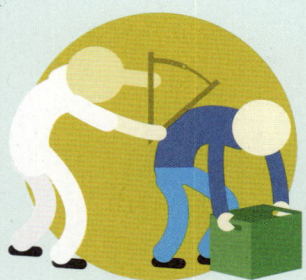

Rückenschule

Die dazu gehörigen Gymnastikübungen variieren je nach Schule.

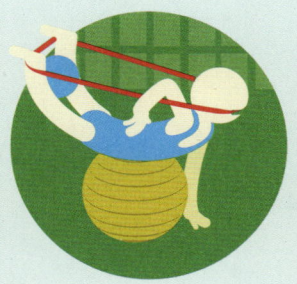

Pilates

Übungen auf der Bodenmatte oder mithilfe von Geräten wie Ringen, Zugbändern, Gymnastikbällen und Schaumrollen.

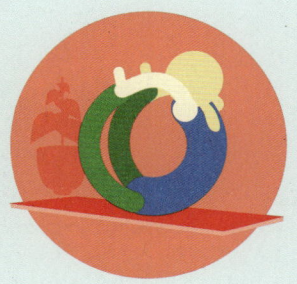

Yoga

Es gibt sowohl gymnastikähnliche Yogaformen als auch Varianten, die Meditation und Körperbewusstsein in den Mittelpunkt stellen.

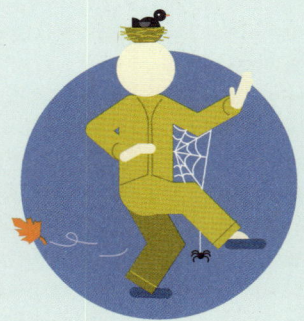

Qigong/Tai-Chi

Die Ursprünge liegen im alten China. Langsam fließende Bewegungen mit Dehnungen und Drehungen des Kopfes und Rumpfes.

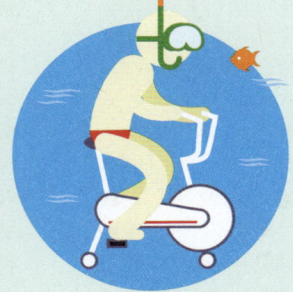

Wassergymnastik

Im Wasser muss die Wirbelsäule nur einen Teil des Körpergewichts tragen. Gleichzeitig werden ruckartige, schnelle Bewegungen vermieden.

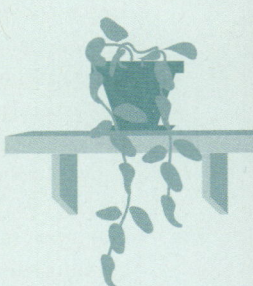

Die Qual der Wahl

Sie fragen sich, welche Übungsmethode für Sie die beste ist? Die Antwort ist einfach, erspart Ihnen aber nicht die Qual der Wahl: Am besten Sie wählen die Methode, auf die Sie am meisten Lust haben, denn nur dann haben Sie die Chance, länger am Ball zu bleiben, und das ist das Entscheidende. Die Art der Übung ist zweitrangig.

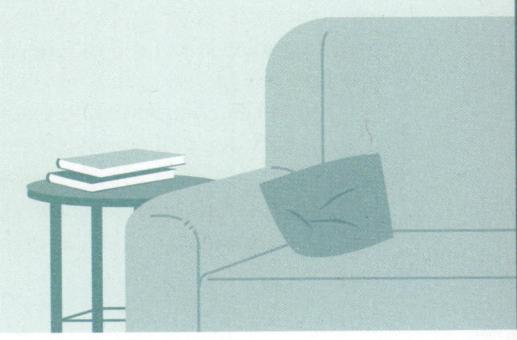

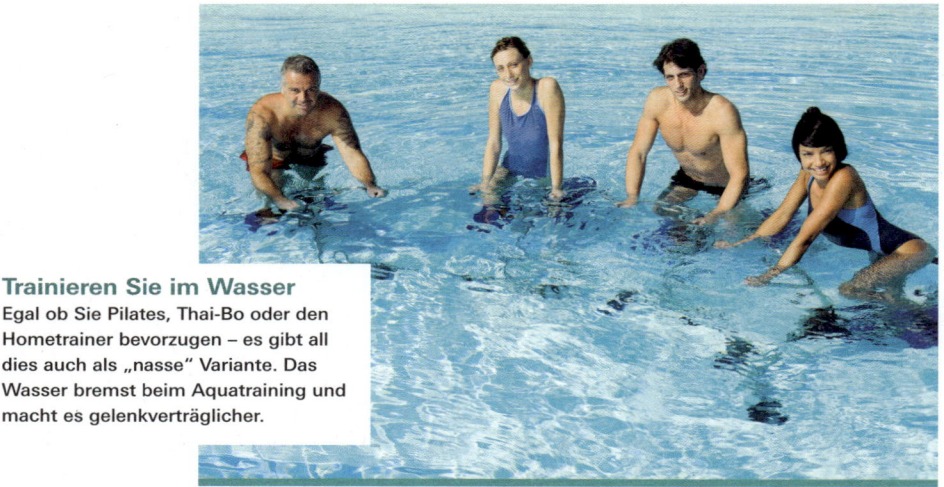

Trainieren Sie im Wasser
Egal ob Sie Pilates, Thai-Bo oder den Hometrainer bevorzugen – es gibt all dies auch als „nasse" Variante. Das Wasser bremst beim Aquatraining und macht es gelenkverträglicher.

▶ **Qigong und Tai-Chi:** Die Urformen des Qigong in China sind über 2200 Jahre alt. Verschiedene Weltanschauungen des alten China haben die Methode geprägt. Mittlerweile gibt es weltweit über 1000 verschiedene Qigong-Stile. Heute sind vor allem Formen des weichen Qigong verbreitet, bei denen die Kampfkunst-Aspekte kaum mehr eine Rolle spielen. Die Bewegungen sind dabei langsam fließend, wie in Zeitlupe, und umfassen Dehnungen und Drehungen des Kopfes und Rumpfes. Üblich sind heute Übungsfolgen im Stehen, es gibt aber auch Übungen, die im Sitzen, Gehen oder Liegen durchgeführt werden können. Atem und Körperbewusstsein spielen je nach Schule eine mehr oder weniger wichtige Rolle. Tai-Chi (eigentlich Taijiquan, kurz Taiji) ist eine kampfkunstnahe Qigong-Form. Auch beim Tai-Chi werden heute vor allem die langsamen, weich fließenden Varianten praktiziert. Besonders ältere Menschen gewinnen durch Qigong an Beweglichkeit, Geschicklichkeit und Standfestig-keit und fühlen sich körperlich aktiver und selbstwirksamer.

▶ **Wassergymnastik,** Aquafitness: Bewegung im Wasser einschließlich Schwimmen hat den Vorteil, dass Wirbelsäule, Bandscheiben und Gelenke weitgehend vom Körpergewicht entlastet sind. Das ist für Menschen mit Problemen im unteren Rücken und für Übergewichtige besonders spürbar. Das Wasser wirkt bei Gymnastikübungen zudem als gleichmäßiger Widerstand, was zum einen den Trainingseffekt auf die Muskulatur steigert, zum anderen ungünstige ruckartige, schnelle Bewegungen verhindert.

„Nasse" Sportvarianten

1. **Aquapilates;** Pilates + Wasserbremse
2. **Aqua-Thai-Bo;** Bewegungen aus dem Kampfsport wassergebremst und dadurch gelenkverträglicher
3. **Aquajogging;** Joggen im Wasser, in der Regel ergänzt durch Gymnastik
4. **Aqua-Gerätetraining;** ein komplettes Fitnessstudio im Wasser
5. **Aquacycling;** Radfahren im Wasser.

Mit Freude Sport treiben

Wer regelmäßig Sport treibt, schützt seinen Rücken. Regelmäßig Sport treibt nur, wer Freude daran hat.

Regelmäßige körperliche Aktivität ist die wichtigste Maßnahme zur Vorbeugung und Behandlung chronischer funktioneller Rückenschmerzen. Durch Kombination mit psychotherapeutischen Elementen (siehe „Psychotherapeutische ...", S. 43) lässt sich die Wirksamkeit noch deutlich steigern. Welche Sportart von Aerobic bis Zehnkampf gewählt wird, ist vermutlich von geringer Bedeutung. Jedenfalls konnte bislang in keiner Studie ein eindeutiger Vorteil einer Sportart gegenüber einer anderen nachgewiesen werden. Das Wichtigste ist, dass Sie etwas finden, das Ihnen so viel Spaß macht, dass Sie über einen längeren Zeitraum am Ball bleiben.

Wie lange und wie oft man Sport treiben muss, um einen deutlichen Effekt auf seine Rückengesundheit zu erreichen, ist unklar und vermutlich auch individuell unterschiedlich. In Studien wurde gezeigt, dass bereits einmal die Woche für ein bis zwei Stunden oder täglich fünfzehn Minuten einen gewissen Effekt haben. Einer gängigen Empfehlung zufolge ist eine halbe Stunde täglich gut, eine ganze Stunde besser. Seien Sie realistisch und wählen Sie etwas, was Sie gut in Ihren Wochenplan einbauen können. Jeden Tag die zehn Minuten zur Arbeit zügig radeln und immer die Treppe nehmen statt den Aufzug hat bereits einen deutlichen Effekt auf Ihre Rückengesundheit. Sie können dann dafür Ihre eigentlichen Trainingseinheiten entsprechend kürzer halten. Solche einfachen Verhaltensänderungen sind eventuell nützlicher und definitiv preisgünstiger als das teure Jahresabo für den Fitnessclub, vor allem wenn Sie sich dort nach Abflauen der anfänglichen Begeisterung nur alle paar Wochen blicken lassen. Entscheidend ist allerdings auch, was Sie mit dem Sport erreichen wollen. Wenn Sie eine Reduktion von Übergewicht – ebenfalls eine wichtige Maßnahme zur Vorbeugung von Rückenschmerzen – anstreben, dann sind weniger und dafür längere Trainingseinheiten kurzen, über die Woche verstreuten Trainingseinheiten überlegen. Gut ist, wenn Sie Abwechslung einplanen; ideal wäre ein Mix aus Kraft-, Ausdauer-, Beweglichkeits-, Schnelligkeits- und Koordinationstraining sowie Elementen, die entspannen und das Körperbewusstsein schulen. Die meisten Sportarten decken mehrere der genannten Aspekte ab, allerdings meist mit einem deutlichen Schwerpunkt. Ein reichhaltiger Mix wäre beispielsweise bei der Kombination aus Schwimmen, Gerätetraining und Yoga, oder Radfahren, Aquafitness und Tai-Chi gegeben. Wer beruflich schwer körperlich arbeitet, belastet sein Bewegungssystem meist in sehr einseitiger Weise. Dann sind Sportarten zu bevorzugen, die das ausgleichen.

Achten Sie auf Abwechslung. Ideal ist, wenn Sie verschiedene, sich ergänzende Sportarten und Übungsmethoden miteinander kombinieren.

Smartphone als Fitness-Herrscher?

Wenn Sie Ihr Smartphone als Fitnessmanager nutzen wollen, dann steht Ihnen dafür eine große Bandbreite von Apps zur Verfügung. Sie können beispielsweise Ihre Lauf- oder Radfahrstrecke einschließlich Steigungen per GPS aufzeichnen lassen, ein zusätzlicher Sensor am Schuh misst Ihre Schrittzahl, ein weiterer in einem Brustgurt Ihren Puls. Die App analysiert dann Ihr sportliches Verhalten und Ihre Fitness und sagt Ihnen, ob Sie Ihr Trainingssoll erfüllt haben. Bei einigen Apps werden Sie zusätzlich dazu aufgefordert, die Bestandteile Ihrer Mahlzeiten und Ihr Körpergewicht zu dokumentieren. Aus den Daten errechnet Ihr Smartphone dann Ihr tägliches Kalorienziel. Ob die lückenlose Selbstüberwachung dazu beiträgt, dass Sie entspannt und mit Freude Sport treiben und ob sie Ihnen erlaubt, noch mit Genuss essen können, entscheiden Sie bitte selbst. Vergessen Sie dabei nicht, dass Stress, auch durch zu hohe Ansprüche und Erfolgsdruck, die gesundheitsfördernden Effekte

von Bewegung und gesunder Ernährung wieder zunichtemachen können.

Ausdauersportarten gehen fast immer

Der ideale Rückensport wurde bislang noch nicht gefunden – der ideale Sport für Sie ist der, auf den Sie so viel Lust haben, dass Sie regelmäßig darauf zurückkommen – nicht nur auf Ihrer Liste guter Vorsätze, sondern in Wirklichkeit. Dennoch gibt es zur Auswahl der Sportarten ein paar grundsätzliche Empfehlungen von Sportmedizinern. Als besonders rückenfreundlich – vor allem wegen des relativ geringen Verletzungsrisikos – gelten Schwimmen, Wandern, Joggen, Nordic Walking, Skilanglauf, Radfahren, also die klassischen Ausdauersportarten. Diese können ohne Bedenken auch begonnen oder wieder aufgenommen werden, wenn der Rücken noch schmerzt. Geteilter Meinung sind die Experten bei Sportarten, die mit abrupteren oder stärkeren Belastungen der Wirbelsäule einhergehen, wie Tennis, Reiten, Skiabfahrtslauf, Ball- oder Kampfsportarten. Bei funktionellen Rückenschmerzen scheinen auch diese Sportarten unbedenklich zu sein. Schmerzt aber der Rücken noch, dann kann es sinnvoll sein, zumindest die Intensität des Trainings zu reduzieren, und wenn man nach einer abgeheilten Rückenschmerzerkrankung damit (wieder) neu anfängt, gilt die Grundregel bei diesen Sportarten ganz besonders: Locker, ohne Leistungsdruck und mit kurzen Trai-

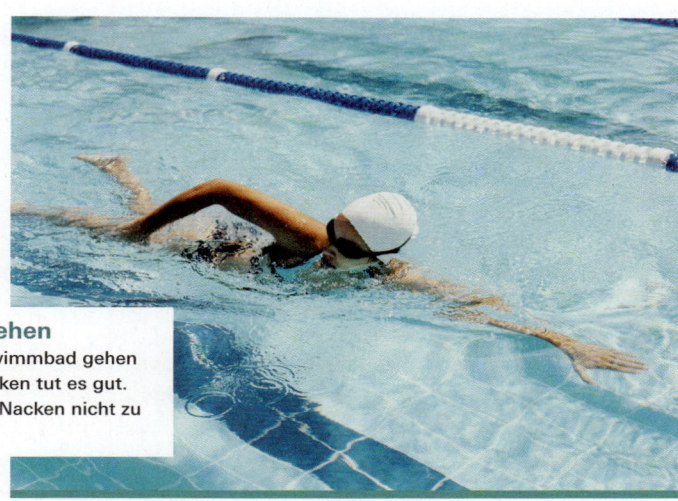

Klassische Bahnen ziehen
Einfach mal wieder ins Schwimmbad gehen
und sich bewegen, dem Rücken tut es gut.
Aber achten Sie darauf, den Nacken nicht zu
belasten.

ningseinheiten beginnen und nur langsam steigern. Um das Verletzungsrisiko zu reduzieren, ist das Aufwärmen vor dem Training unverzichtbar. Planen Sie dafür zusätzlich etwa ein Fünftel der eigentlichen Trainingszeit ein, also beispielsweise zwölf Minuten aufwärmen vor einer Stunde Volleyball. Vor allem älteren Menschen ist zu empfehlen, zunächst die Fitness ihres Herz-Kreislauf-Systems ärztlich überprüfen zu lassen, einschließlich Belastungs-EKG. Ihr Arzt kann Ihnen dann auch erklären, wie Sie die Trainingsbelastung an Ihre Kondition anpassen und wie man mit Pulsuhr trainiert. Auch wenn Sie nicht sicher sind, zu welchem Zeitpunkt Sie nach Abklingen der Rückenschmerzen Ihren geliebten Sport wieder aufnehmen können, berät Sie Ihr Arzt oder Physiotherapeut bestimmt gerne. Im Folgenden finden Sie eine kleine Auswahl rückenfreundlicher Sportarten.

Wie ein Fisch im Wasser

Schwimmen hat wie jede körperliche Betätigung im Wasser den Vorteil, dass die Wirbelsäule das Körpergewicht nicht tragen muss.

Bewegung ohne Belastung ist eine gute Voraussetzung für die Lockerung der Muskulatur und schont die Wirbelgelenke und Bandscheiben. In vielen Schwimmbädern haben Rückengeplagte zudem einen Standortvorteil: Der Wellnessbereich mit Kaltwassertauchbecken, Sauna, Dampfbad, anderen Kälte- und Wärmeanwendungen und Massage befindet sich direkt nebenan. Sie erinnern sich? Die passive Maßnahme vor der aktiven, dann schwimmen Sie wie ein Fisch im Wasser.

→ Schwimmen

Brustschwimmen im Profistil ist rückenfreundlich und macht Spass, braucht aber eine gewisse Übung.

Recht einfach und rückenfreundlich sind Rückenschwimmen und Kraulen. Wer das Brustschwimmen bevorzugt, kann sich eine Schwimmbrille besorgen und den Kopf nur in der Armzugphase kurz zum Einatmen über Wasser halten, so wie es die Profis machen. Das erfordert ein bisschen Übung, entlastet aber den sonst dauernd überstreckten Nacken, und wie ein Pfeil durchs Wasser zu gleiten, macht auch eine Menge Spaß. Das einzige wirkliche No-go für Menschen mit schmerzendem Rücken ist aber letztlich nur der Butterfly-Stil. Machen Sie sich also keinen unnötigen Stress wegen Ihres Schwimmstils.

Schnelles Gehen auf zwei oder vier Beinen

Schnelles Gehen ist ebenfalls dazu geeignet, wichtige Muskelgruppen des Rumpfes zu trainieren. Das rhythmisch federnde Auf und Ab der Wirbelsäule trägt zur Lockerung der Rückenmuskulatur bei, begünstigt die Flüssigkeitsversorgung der Bandscheiben und damit deren Pufferkapazität. Wer mit langen Stöcken geht, wie beim Nordic Walking, sorgt damit für eine gleichmäßigere Verteilung der Belastung auf die Rumpfmuskulatur und trainiert die Arm-Bein-Koordination.

Über weiche Pfade schweben

Joggen ist ebenfalls o.k., wenn auch potenziell belastender für die Gelenke als andere Ausdauersportarten. Um die Stoßbelastung beim Aufsetzen der Ferse möglichst gering zu halten, sollten Sie versuchen, sich einen „leisen" Laufstil anzugewöhnen, also in eher kleinen schnellen Schritten voranschweben, statt – übertrieben gesagt – wie eine Dampflok mit jedem Schritt die Erde beben zu lassen. Aus demselben Grund sind weiche Wald- und Wiesenpfade den Asphalt- und Schotterstraßen vorzuziehen. Auch beim Laufen gilt die goldene Sportregel: Start low, go slow – mit kurzen Strecken und gemächlichem Tempo beginnen und je nach Trainingszustand langsam steigern.

Last not least empfehlen wir Ihnen, sich geeignete Laufschuhe zu besorgen. Einen Test verschiedener Läden, die Laufschuhe und eine entsprechende Beratung anbieten, können Sie im Internet unter www.test.de mit dem Suchbegriffen „Laufschuhe kaufen" auffinden.

Auf zwei Rädern die Landschaft genießen

Radfahren trainiert vor allem die Bein-, aber auch die Gesäß- und Rückenmuskulatur und ist eine relativ gelenk- und rückenfreundliche Ausdauersportart, vorausgesetzt, man beachtet ein paar grundsätzliche Empfehlungen. Was den – zur Verhütung von Rückenschmerzen wichtigen – Aufbau der Rumpfmuskulatur betrifft, kommen beim alleinigen Radeln eindeutig die Bauchmuskeln zu kurz. Das können Sie aber mit wenig Aufwand ausgleichen, etwa mit speziellen Gymnastik-, Yoga- oder Geräteübungen. Fahren Sie den größten Teil der Strecke wie die Rennradprofis im kleinsten Gang, mit dem Sie die gewünschte Geschwindigkeit noch aufrechterhalten können, und mit möglichst gleichmäßigem Krafteinsatz. Das ist für manche eine Umstellung, denn die Beine müssen dabei sehr viel mehr Streck- und Beugeaktionen pro Minute zurücklegen als in größeren Gängen. Das bedeutet aber nicht nur mehr Bewegung, sondern auch viel niedrigere Belastungsspitzen und schont daher nicht nur Ihre Gelenke, sondern auch Tretlager, Kette und Zahnkränze.

Wenn Sie im Flachland radeln, dann können Sie zwischendrin auch mal in einen höheren Gang schalten; damit legen Sie den Schwerpunkt vom reinen Ausdauer- und Koordinationstraining vorübergehend auf das Krafttraining. Sie können den Gang dabei ruhig auch hin und wieder so hoch schalten, dass Sie nur noch im Stehschritt vorankommen. Damit schlagen Sie gleich zwei Fliegen mit einer Klappe: Zum einen schaffen Sie eine Krafttrainingsphase, die noch einmal ganz andere Muskeln beansprucht als im Sitzen, zum anderen schützen Sie so auf längeren Touren Ihre Genitalien vor unangenehmen und bei häufiger Wiederholung auch schädlichen Durchblutungsstörungen.

Wer in die Berge radeln will, verschiebt den Schwerpunkt ebenfalls in Richtung Krafttraining, sollte allerdings bereits vor dem Start einigermaßen trainiert sein, denn gelenkschonend sind solche Touren nicht gerade. Start low, go slow heißt hier: Mit kurzen flachen Strecken und moderatem Tempo beginnen, langsam steigern und immer wieder zwischen lockeren und fordernden Phasen abwechseln. Besonders wenn Sie im Gebirge wohnen, dürfte Ihnen ein E-Bike den Einstieg in den Radsport erleichtern, vorausgesetzt, Sie lassen sich nicht dauerhaft vom Motor verwöhnen, sondern nutzen auch konsequent den Muskelantrieb.

66 Streuen Sie kraftaufwendige Phasen in Ihr Ausdauertraining ein.

Scheuen Sie nicht die Mühe, sich etwas Zeit für die Einstellung Ihres zweirädrigen Gefährten zu nehmen, denn das Fahren auf einem gepflegten und gut eingestellten Rad macht doppelt Spaß. Stellen Sie Sattel und Lenker nach Möglichkeit so ein, dass Sie mit nur wenig nach vorn geneigtem Rücken und leichtem Hohlkreuz sitzen können. Mit den Händen am Lenker ragen die Arme dabei etwa im rechten Winkel von der Körperachse nach vorne und tragen nur einen kleinen Teil der Oberkörperlast. Eine gefederte Sattelstütze bewahrt vor allzu harten Stößen. Das macht das Radeln vor allem auf holprigen Wegen angenehmer. Bei der Suche nach einem geeigneten Sattel hilft Ihnen unser Test auf www.test.de „Für jeden Po den besten Sattel". Den Sattel justiert man so, dass die Beine beim Fahren auch in der untersten Pedalposition weitgehend, aber nicht vollständig durchgestreckt sind. Der Sattel sollte zur Spitze hin nicht ansteigen, sondern eher minimal absinken. Wenn Sie darauf sitzen und den Fußballen auf das nach vorne gerichtete Pedal stellen, sollte eine gedachte Senkrechte vom Knie zum Boden mindestens durch die Pedalachse (Tretachse) verlaufen oder sogar etwas davor. Eine leicht verständliche, bebilderte Übersicht über Sitzhaltung, Sattel- und Lenkereinstellung finden Sie auf www.adfc-nrw.de/kreis verbaende/kv-bielefeld/gesundheit/ergonomie.html. Nehmen Sie diese Empfehlungen aber nicht als eherne Gesetze. In puncto Rückengesundheit geht es vor allem darum, dass Sie überhaupt regelmäßig in Bewegung und dabei locker bleiben. Probieren Sie ruhig selber aus, auf welchem Rad Sie mit welcher Einstellung bequem fahren können und haben Sie keine Angst, dabei etwas falsch zu machen. Möglicherweise gilt für das Sitzen auf dem Sattel Ähnliches wie für das Sitzen auf Stühlen (siehe „Rückenfreundliches Sitzen", S. 90): dynamisch und abwechslungsreich sitzen und dabei auch mal alle klugen Ratschläge vergessen.

66 Für die Rückengesundheit ist lockere Bewegung entscheidend. Das gilt auch für das Radfahren.

Für das Radeln in den eigenen vier Wänden – auf dem Heimtrainer – gilt natürlich dasselbe wie für das mobile Rad. Ein Test verschiedener Fahrradheimtrainer ergab, dass auch in diesem Bereich verbotene Schadstoffe zu finden sind (www.test.de unter „Fahrradtrainer").

Gerätetraining

Wenigstens von außen haben Sie das bestimmt schon gesehen, denn meistens erlauben große Glasfronten den neugierigen Blick des Passanten auf das ambitionierte Treiben im Innern solcher Etablissements. Die Rede ist von Fitnessstudios, die wie Pilze aus dem Boden schießen. Mittlerweile ist jeder zehnte Deutsche auf einen der einschlägigen Anbieter abonniert. In allen Studios stehen Geräte zum Krafttraining zur Verfügung, in den meisten auch zum Ausdauertraining.

Zum Krafttraining dienen die Geräte, mit denen man wiederholte Bewegungen gegen einen vorher individuell eingestellten Widerstand ausführt. Bei der klassischen Kraftmaschine wird dieser Widerstand über an Seilzügen aufgehängte Gewichte aufgebaut. Hanteln sind ein weiteres klassisches Hilfsmittel zum Krafttraining. Die Ausdauer wird im Studio beispielsweise auf Laufbändern, auf Fahrradergometern ähnlich den Fahrradheimtrainern oder auf Rudergeräten trainiert.

Manche Fitnessstudios haben eine Sauna und ein Schwimmbecken. Viele Studios bieten auch Kurse an, etwa Termine zu Pilates, Yoga oder zum Training mit speziellen Geräten. Die monatlichen Preise schwanken je nach Anbieter zwischen 20 und 60 Euro monatlich (Stand Herbst 2015). Einen individuellen Trainingsplan im Rahmen einer guten, persönlichen Einführung und kontinuierliche Betreuung durch einen kompetenten Berater erhält man in der Regel nur im oberen Preissegment. Unter www.test.de können Sie unseren Studiotest lesen mit dem Tenor „Fitnessstudios: Teure besser als Discountanbieter".

Das Gehirn trainiert mit

Sport wirkt sich unter anderem deswegen so günstig auf die Gesundheit aus, weil er – in einem vernünftigen Maß angewandt – Stress reduziert. Wahrscheinlich kann man diesen Effekt noch einmal verstärken, indem man beim Sport nicht nur körperlich, sondern auch mental bei der Sache ist. Das, was in der eigenen Vorstellungs- und Gedankenwelt abläuft, wirkt sich unmittelbar auf den Zustand des Bewegungssystems aus, einschließlich der komplexen Steuerung von Muskelspannungen, komplexen Bewegungsabläufen, Schnelligkeit, Stell- und Haltereflexen, aber auch auf die Ausschüttung von Stresshormonen, Herzaktivität und Gefäßweite. Profisportler trainieren nicht nur körperlich, sondern auch zusätzlich mental, das heißt, sie stellen sich bestimmte sportliche Situationen und wie sie sich darin verhalten, möglichst plastisch vor.

Wer entspannt und aufmerksam bei der Sache ist, hat einen klaren Vorteil gegenüber jemandem, der sein sportliches Pensum nur so nebenbei absolviert, als lästige Pflicht, die es zwischen Arbeit und Großeinkauf eben auch noch abzuhaken gilt. Die Fernsehgeräte, von denen es in vielen Fitnessstudios

mindestens so viele gibt wie eigentliche Fitnessgeräte, kann man übrigens auch ausschalten. Einfach mal den Körper spüren, den Atem, die gleichmäßige Bewegung – Meditation.

→ Neigen Sie zur Sportsucht?

Wer ohne sein tägliches Training nicht auskommt und geradezu Entzugserscheinungen bekommt, wenn er mal – etwa wegen einer Erkältung – pausieren muss, hat möglicherweise eine Suchterkrankung. Manchmal geht es dabei um die angenehmen Gefühle, die einem das eigentliche Training vermittelt, oft steckt aber auch eine Essstörung dahinter, das heißt, eine Magersucht oder auch eine Bulimie, eine Erkrankung, die durch Essanfälle und oft auch durch selbst hervorgerufenes Erbrechen oder Abführen gekennzeichnet ist. Der Sport dient dann als Mittel, mit dem der Betroffene zwanghaft versucht, das eigene Körpergewicht oder – eher bei Männern – die Körperform an das eigene Wunschbild anzugleichen. Sowohl die Sportsucht als auch Essstörungen bedürfen einer psychotherapeutischen Behandlung.

Folgende Haltungen und Verhaltensweisen können auf eine Sportsuchtgefährdung hindeuten. Können Sie solche Hinweise bei sich selbst erkennen, dann empfehlen wir Ihnen die weitere Abklärung bei einem Psychotherapeuten.

1 Erleben Sie Ihr Training als das Wichtigste in Ihrem Leben?

2 Haben sich bereits Konflikte zwischen Ihnen und Ihrer Familie und/oder Ihrem Partner bezüglich der Menge Ihres Trainings ergeben?

3 Nutzen Sie exzessives Training als einen Weg, um sich aufzuputschen, um Dinge, die Sie traurig oder niedergeschlagen machen, zu vergessen, Gefühlen zu entfliehen, von denen Sie glauben, dass Sie sie sonst nicht aushalten?

4 Verspüren Sie einen unwiderstehlichen Drang, die Menge Ihres Trainings pro Tag immer wieder zu erhöhen, weil die von Ihnen angestrebte aufputschende oder stimmungsaufhellende Wirkung nachgelassen hat?

5 Fühlen Sie sich launisch und reizbar, wenn Sie ein Training ausfallen lassen müssen?

6 Wenn Sie die Menge Ihres Trainings reduzieren und dann wieder beginnen: Enden Sie dann immer wieder bei der Menge, die Sie vorher durchgeführt haben?

Was Weltklassesprinterin Yasmin Kwadwo Ihnen rät

Yasmin Kwadwo ist eine der besten deutschen Sprinterinnen. Ihr Team der MTG Mannheim erzielte beispielsweise bei den Europameisterschaften 2014 im Staffellauf über vier mal hundert Meter den ersten Platz. Mit ihren persönlichen Bestleistungen gehört sie auch weltweit zu den Schnellsten. Yasmin Kwadwo hatte immer wieder mit funktionellen Rückenschmerzen zu tun. Wir sprachen mit ihr über ihre Erfahrungen.

Bitte schildern Sie kurz, wann und wie es mit Ihren Rückenschmerzen losgegangen ist.

Das ging 2011 los. Ich habe von Natur aus ein starkes Hohlkreuz und bin auch beim Sprinten immer stark im Hohlkreuz gelaufen. Dazu kam, dass ich durch das Krafttraining – ich habe damals viele Kniebeugen gemacht – den Druck im Lendenwirbelbereich noch verstärkt habe. Ich bekam daraufhin immer stärkere Rückenschmerzen und auch abends, wenn ich zu Hause war, hatte ich

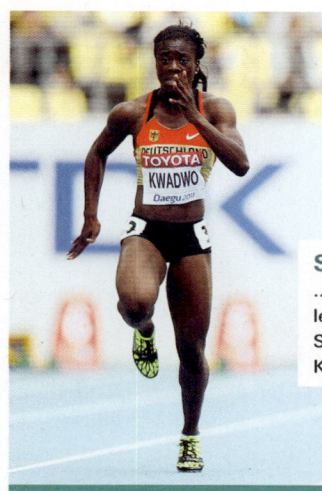

Sport ist ...
... gesund, aber auch Spitzensport-
lerinnen haben mitunter mit
Schmerzen zu kämpfen. Yasmin
Kwadwo sprintet weiter.

starke Rückenverspannungen. Es war ein dumpfer, drückender Schmerz im unteren Rücken und bis in die Oberschenkelrückseite. Die Schmerzen waren vor allem da, wenn ich mich bewegte. Manchmal hatte ich in der Lendenwirbelsäule auch so ein Kribbeln, wie Ameisenstechen.

Wie lange hielten die Schmerzen an?
Zuerst nur immer wieder ein, zwei Tage. Später dann aber richtig lang. Das Ganze hat sich dann über mehrere Monate hingezogen. In dieser Zeit hatte ich aber vor allem im Oberschenkel Schmerzen und gar nicht mehr so sehr im Rücken. Aber die Ursache lag wohl im Rücken.

Waren es laut Ihrer Ärzte unspezifische Rückenschmerzen (funktionelle Rückenschmerzen)?
Ja. Beim Krafttraining hatte ich falsche Übungen gemacht, die nicht gut für meinen Rücken waren. Dazu kam mein starkes Hohlkreuz; da musste ich erst Übungen finden, die sich meinem Körper anpassen anstatt gegen meinen Körper zu arbeiten.

Was hat Ihnen gegen die Schmerzen geholfen?

Ich habe viele konservative (nichtoperative) Methoden angewandt. Angefangen bei der regelmäßigen Akupunktur, Wärme in Kombination mit Strom (Elektrotherapie), Massage und einer gerätegestützten Rückenmobilisation, die ich täglich angewandt habe und bei der der Rücken sanft gedehnt wird. Ich arbeite viel mit Entlastung des Rückens. Normalerweise ist ja Bewegung, auch in Form von Sport, eine der wichtigsten Maßnahmen, um chronischen Rückenschmerzen vorzubeugen.

Da Sie aber bereits im Hochleistungsbereich Sport treiben und gut durchtrainiert sind: Erscheint es Ihnen besonders wichtig, hier einen Ausgleich zu schaffen, also eher Maßnahmen zur Entspannung der Muskulatur?
Ja, absolut, weil ich ja jeden Tag im Training die Belastung im unteren Rückenbereich habe. Je mehr ich belaste und ermüde, desto eher komme ich in einen Bereich, wo ich dann wieder ins Hohlkreuz falle, wieder diesen Druck ausübe. Deswegen ist es für mich wichtig, dass nach jedem Training mein Rücken mobilisiert und auch entlastet wird.

Viele Menschen mit Rückenschmerzen haben große Angst, dass etwas beschädigt ist in ihrem Rücken und verspannen sich dadurch noch mehr. Kennen Sie das?

Bei Ihnen kommt ja auch noch dazu, dass solche gesundheitlichen Probleme Ihre sportliche Karriere gefährden könnten. Es war schon so, dass die Rückenschmerzen mich wirklich täglich begleitet haben und ich dann auch nicht mehr den Kopf freibekommen habe. Zwar wusste ich, es kann nicht viel passieren, und doch habe ich gedacht, wenn das jetzt nicht bald besser wird, dann ist das ja schon fast chronisch. Da hatte ich dann schon ein bisschen Angst. Aber die Ärzte und Physiotherapeuten haben immer wieder versichert, „da kann nichts passieren und wir werden schon einen Weg finden". Das hat mir schon sehr geholfen.

Wenn Sie Rückenschmerzen hatten, haben Sie dann eher weniger oder eher anders trainiert?

Schon eher zurückgefahren. Es macht wenig Sinn, wenn man Schmerzen hat und dann trotzdem voll in die Belastung geht oder auch mit voller Belastung Alternativtraining macht. Da sollte man dann schon eher weniger machen und eher auf seinen Körper hören.

Das auf Leistung fokussierte Training haben Sie also zurückgefahren?

Ja, es ging aber eigentlich gar nicht anders. Durch die Schmerzen konnte ich ja auch keine Leistung abrufen.

Welche Rolle spielt für Sie die mentale Einstellung gegenüber den Schmerzen?

Das ist ganz wichtig. Man kann mit dem Kopf viel steuern. Früher war ich immer auf den Schmerz fixiert und habe das damit negativ mit beeinflusst, sodass es dann von meinem Gefühl her immer schlimmer wurde, obwohl der Schmerz eigentlich gleich blieb. Wenn man dann versucht, das trotzdem ein wenig positiv zu sehen, kann man das sogar beeinflussen und es kann dann sogar besser werden. Das ist natürlich nichts, was einem von heute auf morgen gelingt, sondern ein längerer Prozess. Die Physiotherapeuten haben mir dabei geholfen. Ich wusste ja, die tun alles dafür, dass es besser wird, aber man muss schon auch einen eigenen Beitrag dazu leisten, indem man versucht, nicht in Panik zu geraten, sondern positiv an die Sache heranzugehen, und versucht, das Beste daraus zu machen.

Haben Ihnen Entspannungsübungen dabei geholfen?

Ich habe ein bisschen Yoga gemacht, um die Rückenmuskulatur zu entspannen und zu mobilisieren. Auch die Übungen zur Faszienmobilisation, die ich von der Physiotherapie bekommen habe, waren dafür ganz wichtig. Man muss auch selbst was tun; es reicht nicht, wenn man nur zur Physio geht. Die sind halt auch keine Zauberer.

Das heißt, Sie würden empfehlen, dass man zu Hause regelmäßig übt?

Ja.

Wieviel Zeit haben Sie sich für diese täglichen Übungen genommen?

So was dauert ja nicht lange. Am Tag fünf Minuten. Man braucht dafür auch keinen extra Trainingsbereich, sondern kann einfach eine Isomatte ausrollen und dann seine Übungen machen.

Welches Fazit. wollen Sie unseren Lesern ans Herz legen?

Wenn man Rückenschmerzen hat, heißt es oft gleich, dass man eine Operation braucht. Ich glaube aber, dass man die sehr gut auch mit konservativen Therapien in den Griff bekommen kann. Man muss halt dann selbst was tun. Mein Vater hatte z. B. auch des Öfteren Rückenschmerzen und hatte sogar zweimal einen Bandscheibenvorfall. Er hat dann einfach viel zu lang zu Hause nichts gemacht für sich. Da muss man dann einfach den inneren Schweinehund überwinden und das dann machen. Weil das einem im Alltag wirklich hilft.

Kommentar zum Interview

Aus dem Gespräch mit Yasmin Kwadwo lassen sich gleich mehrere wichtige Botschaften für Rückenschmerzgeplagte ableiten. Zunächst einmal bestätigt es, dass Profisportler nicht vor Rückenschmerzen gefeit sind und Yasmin Kwadwo ist dafür nicht das einzige Beispiel. Auch ihr jamaikanischer Sprinterkollege Usain Bolt, sechsfacher Olympiasieger und achtfacher Weltmeister in verschiedenen Sprintdisziplinen, musste wegen Rückenschmerzen bereits Rennen absagen. Weitere Beispiele für Spitzenathleten, über deren Rückenerkrankung die Presse berichtete, sind der Skirennläufer Felix Neureuther, die Biathletin und Skilangläuferin Miriam Gössner, Timo Boll, einer der weltbesten Tischtennisspieler, der Boxweltmeister Vitali Klitschko oder die Profifußballer Mario Balotelli und Miroslav Klose. Und das ist nur die Spitze des Eisbergs. Sportmediziner wissen nämlich, dass Spitzensportler genauso häufig von funktionellen Rückenschmerzen betroffen sind wie die Normalbevölkerung. Ein durchtrainierter Körper ist also keine Garantie gegen Rückenschmerzen. Um einer Chronifizierung vorzubeugen, geht es vielmehr darum, eine gute Balance zwischen Aktivität und Entspannung zu finden, und für jemand, der dauernd mit zusammengebissenen Zähnen seine Leistung steigern will, ist weniger mehr. Vielleicht denken Sie nun, „Das ist ja alles gut und schön, aber wenn man so tolle Ärzte und einen ganzen Stab von Physiotherapeuten an seiner Seite hat wie so eine Spitzensportlerin, dann ist das leicht gesagt!" „Stimmt nicht", sagt einer der Orthopäden, bei denen Yasmin Kwadwo in Behandlung war. Bei den Profis und VIPs werde nämlich meistens viel zu viel gemacht, oft unter dem Druck, die „schnell wieder hinzukriegen". Und mit viel Druck geht bei Rückenschmerzen der Schuss nach hinten los. Auch Yasmin Kwadwo musste letztlich selbst herausfinden, was ihr guttut und was zu viel ist.

Lockerungsübungen

Dass es auch bei akuten Rückenbeschwerden hilft, sich zu bewegen, scheint vielen Betroffenen leichter gesagt als getan. Doch wenn die heftigsten Schmerzen etwas abgeklungen sind, ist es in den meisten Fällen möglich, die verspannten Muskeln mit einfachen Übungen sanft zu lockern, zu dehnen und zu entspannen. .

Probieren Sie aus, welche der folgenden Übungsvorschläge Ihnen guttun. Ein günstiger Zeitpunkt ist zum Beispiel im Anschluss an eine entspannende Wärmeanwendung.

→ So üben Sie richtig

Zum Üben brauchen Sie lediglich eine Matte oder Decke und einen Stuhl oder Hocker.

Wichtig: Führen Sie alle Bewegungen langsam durch, atmen Sie dabei ruhig und möglichst gleichmäßig. Stabilisieren Sie Ihre Wirbelsäule, indem Sie Ihre Bauch- und Beckenbodenmuskulatur anspannen.

Spüren Sie im Anschluss an jede Übung bewusst der Muskelanspannung oder -dehnung nach.

Falls sich Ihre Beschwerden während einer Übung verstärken, brechen Sie sie ab und versuchen es mit einer anderen.

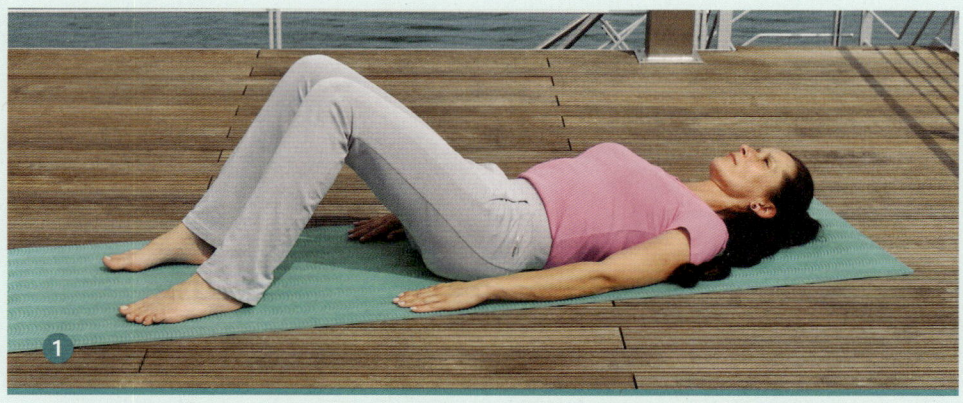

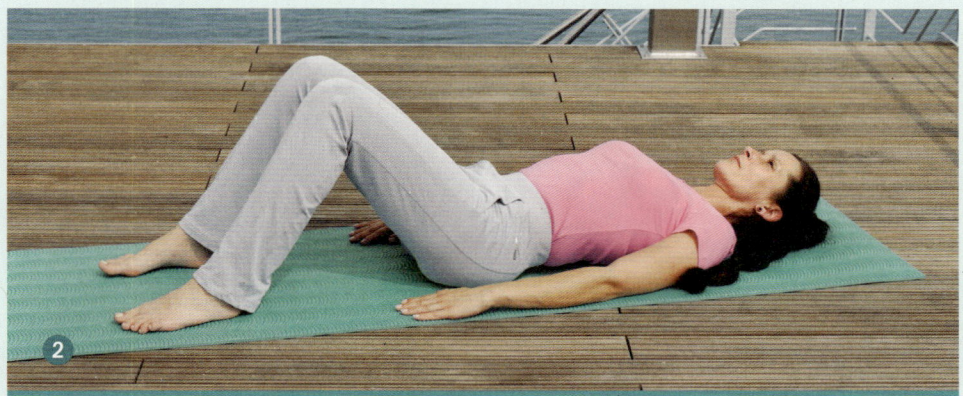

Übung 1: Becken kippen

▶ Legen Sie sich in Rückenlage auf eine Matte oder warme Decke und stellen Sie die Beine hüftbreit geöffnet auf. Die Arme liegen entspannt seitlich neben dem Körper, der Blick ist zur Decke gerichtet.

▶ Atmen Sie langsam aus, spannen Sie dabei die Bauch- und Gesäßmuskeln an und drücken Sie die Lendenwirbelsäule nach unten, bis sie flach auf dem Boden liegt. Dabei kippt das Becken automatisch nach oben.

▶ Atmen Sie langsam wieder ein und senken das Becken nach unten ab; dabei wölbt sich die Lendenwirbelsäule leicht, ohne ein Hohlkreuz zu bilden.

▶ Wiederholen Sie die Übung fünfmal und konzentrieren Sie sich dabei auf die sanfte Bewegung im Becken.

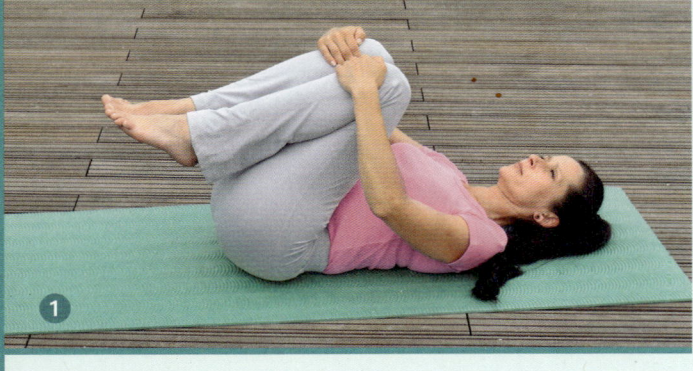

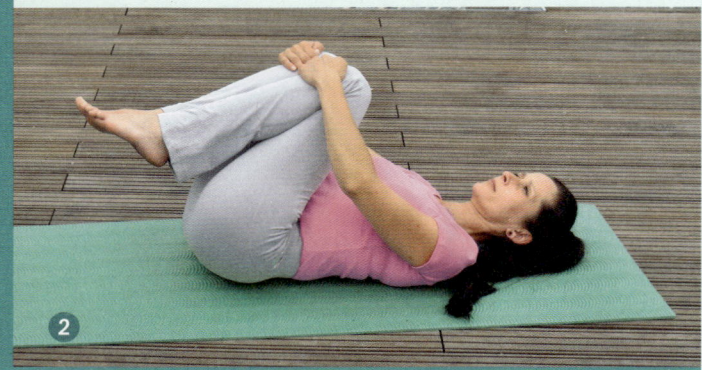

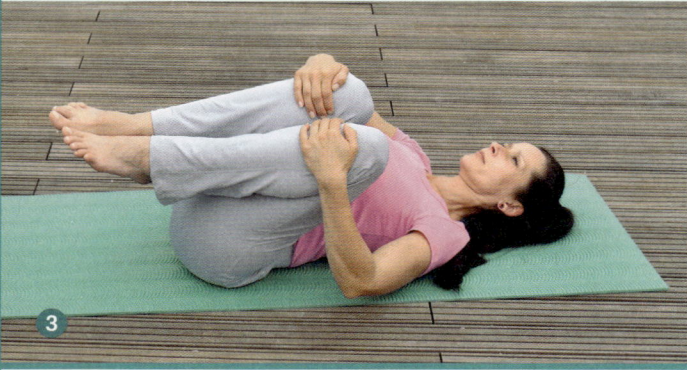

Übung 2: Kreuzbein massieren

▶ In Rückenlage stellen Sie die geschlossenen Beine auf und legen Sie die Hände auf die Knie.

▶ Mit dem Ausatmen spannen Sie die Bauchmuskeln an und ziehen die Beine zusammen in Richtung Brust. Die Lendenwirbelsäule liegt jetzt flach auf dem Boden, das Gesäß ist leicht angehoben.

▶ Mit den Händen und Knien beschreiben Sie einen kleinen Kreis, indem Sie die Beine nach rechts, hinten und über die linke Seite wieder zurück führen. Ihr Becken bewegt sich dabei sachte mit.

▶ Kreisen Sie fünfmal rechts und fünfmal links herum. Lassen Sie es bei kleinen Kreisen bewenden.

▶ Öffnen Sie nun die Knie und lassen Sie die Beine gegeneinander kreisen: Führen Sie die Knie mit den Händen zuerst zur Brust, dann nach außen, hinten und wieder zur Brust.

▶ Nach dem fünften Mal wechseln Sie die Richtung und bewegen die Knie nun zuerst nach hinten, dann über die Seiten zur Brust und wieder nach hinten.

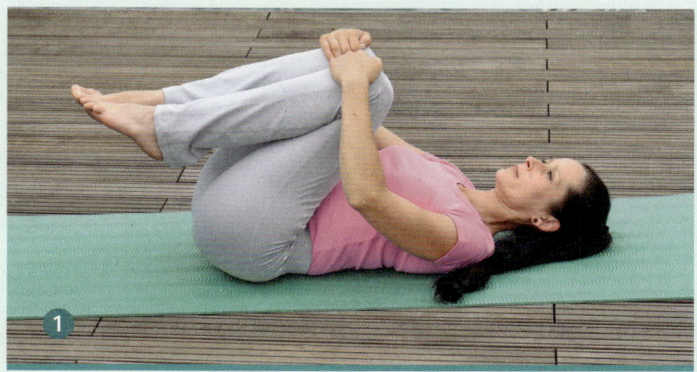

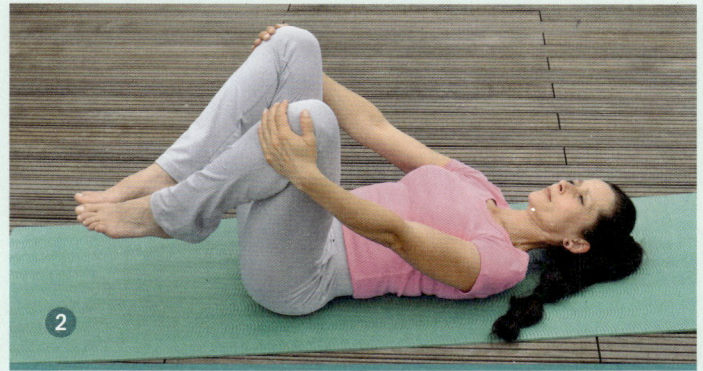

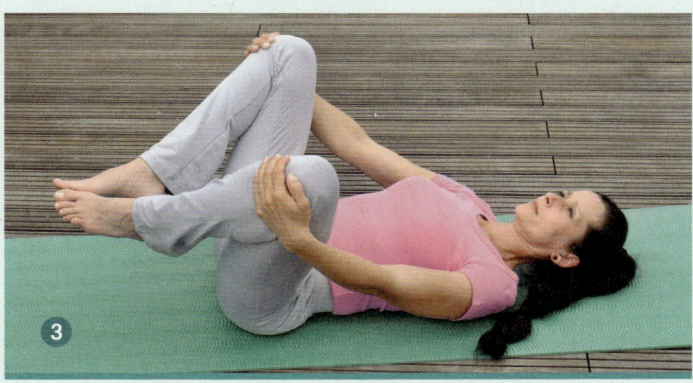

Übung 3: Wirbelsäule mobilisieren

Wichtig: Bewegen Sie bei dieser Übung stets nur Ihren Rücken, nicht die Arme. Den Kopf nicht in den Nacken werfen. Führen Sie die gesamte Bewegungsfolge möglichst fließend und ohne Pause durch.

▶ Gehen Sie in den Vierfüßlerstand. Stützen Sie sich auf Händen und Knien ab, dabei stehen die Knie unter der Hüfte und die Hände unter den Schultern.

▶ Die Wirbelsäule ist gerade, die Arme sind leicht gebeugt, der Blick ist auf den Boden gerichtet.

▶ Spannen Sie Ihre Bauchmuskeln an, indem Sie den Bauchnabel zur Wirbelsäule ziehen.

▶ Atmen Sie tief ein, heben Sie den Kopf und senken Sie gleichzeitig den Rücken etwas ab. Ihr Blick ist jetzt nach oben gerichtet.

▶ Mit dem Ausatmen wölben Sie den Rücken kräftig nach oben, dabei senken Sie den Kopf und blicken auf Ihre Oberschenkel.

▶ Danach wieder einatmen, Rücken absenken und beim Einatmen erneut einen Buckel machen.

▶ Fünfmal wiederholen, anschließend nach hinten auf die Füße setzen und der Bewegung im Rücken nachspüren.

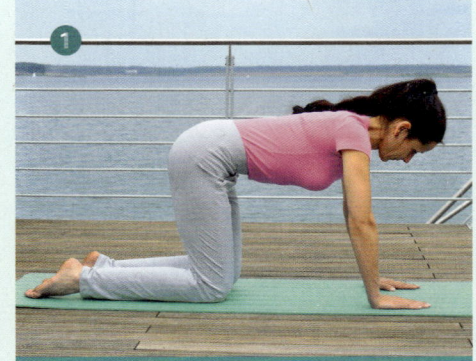

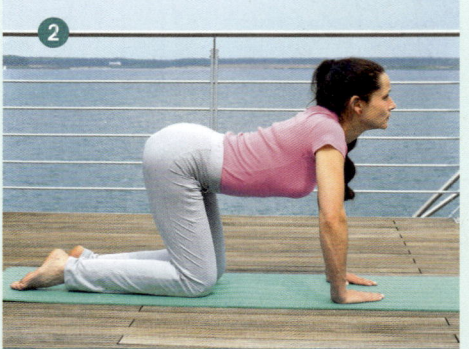

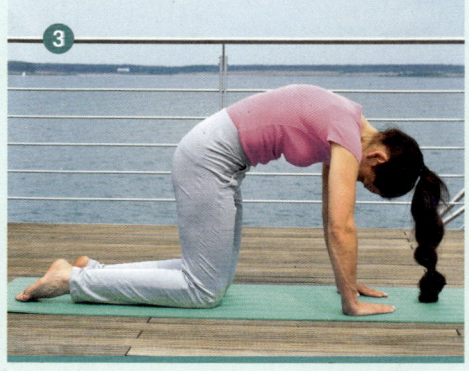

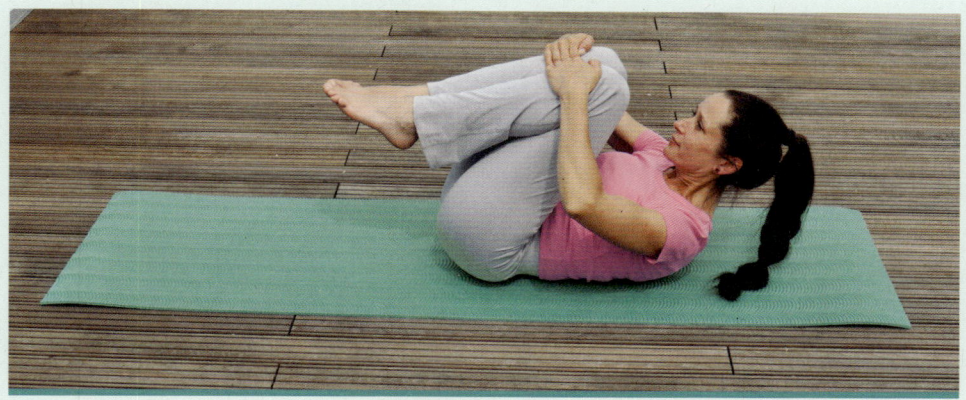

Übung 4: Rückenmuskeln entspannen

▶ Legen Sie sich flach auf den Rücken, stellen Sie die Beine auf und ziehen den Bauchnabel ein.

▶ Winkeln Sie nun die Beine in der Hüfte an und ziehen Sie sie in Richtung Brust. Die Lendenwirbelsäule liegt dabei flach auf dem Boden, das Gesäß ist leicht angehoben.

▶ Mit dem Ausatmen spannen Sie die Bauchmuskulatur an, rollen den Ober-körper etwas auf, umfassen Ihre Knie fest mit beiden Händen und drücken mit den Knien gegen den Widerstand der Hände.

▶ Beim Einatmen halten Sie die Spannung für einige Sekunden und rollen den Oberkörper dann mit dem Ausatmen wieder zurück.

▶ Fünfmal wiederholen, dem Entspannungsgefühl nachspüren.

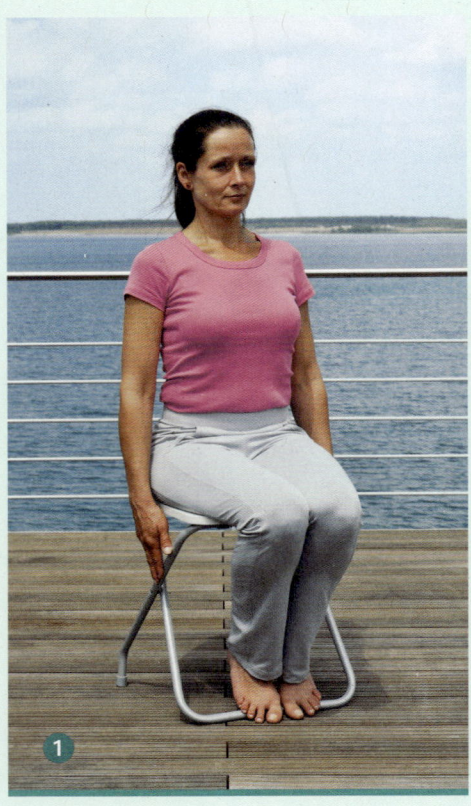 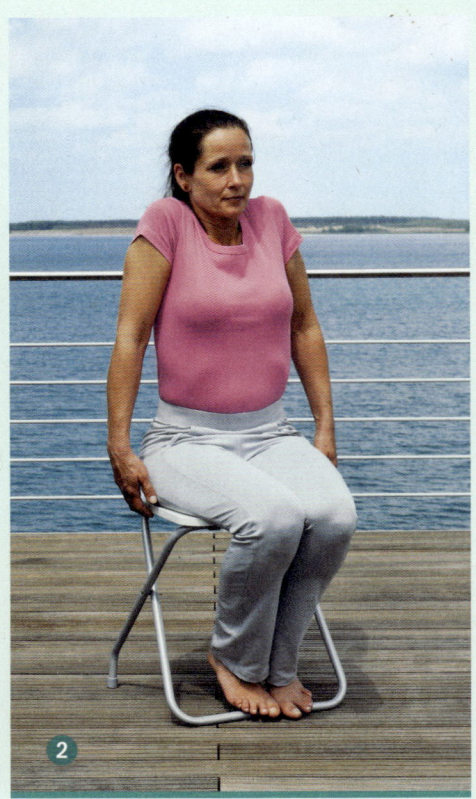

Übung 5: Nacken und Schultern lockern

▶ Setzen Sie sich aufrecht auf einen Stuhl, die Arme hängen seitlich herab.

▶ Halten Sie den Oberkörper während der Übung stabil, indem Sie die Bauch- und Beckenbodenmuskeln anspannen.

▶ Atmen Sie ein und ziehen Sie die Schultern hoch, beim Ausatmen lassen Sie sie wieder nach unten fallen. Fünfmal wiederholen.

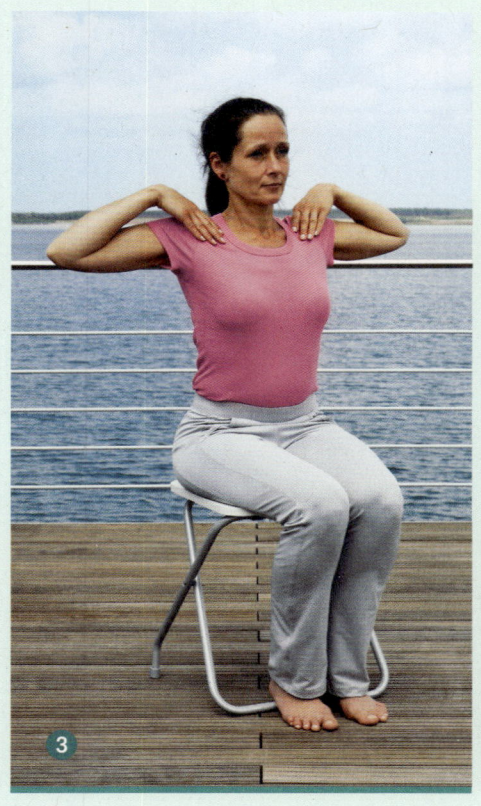

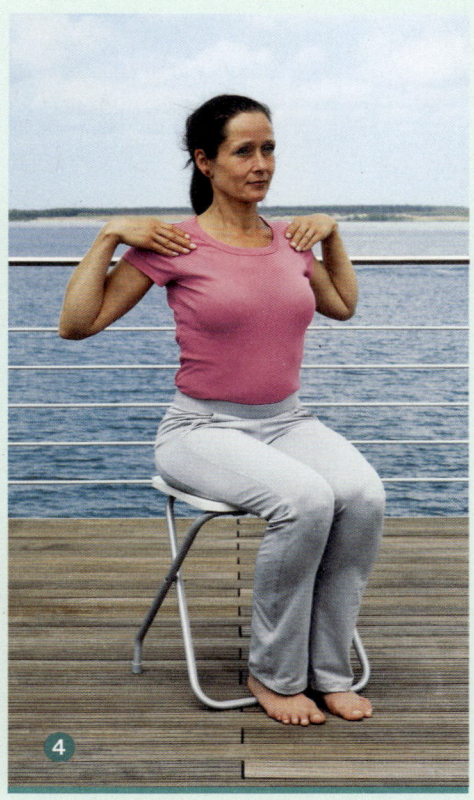

▶ Heben Sie nun die Ellbogen waagerecht zur Seite und legen Sie die Hände auf die Schultern.

▶ Lassen Sie beide Ellbogen gleichzeitig fünfmal nach hinten kreisen, dabei gleichmäßig atmen. Die Schultern während des Kreisens nicht hochziehen.

▶ Einmal langsam durchatmen, dann die Ellbogen noch fünfmal nach vorn kreisen lassen.

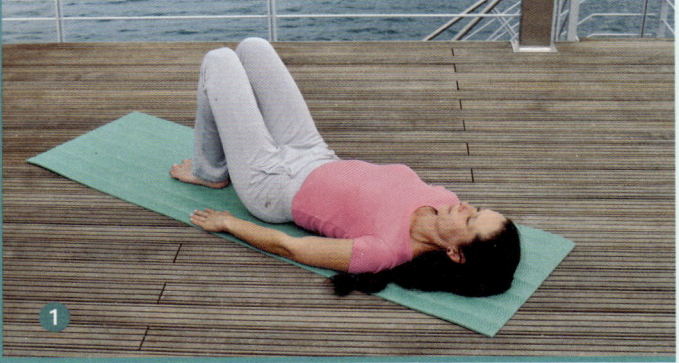

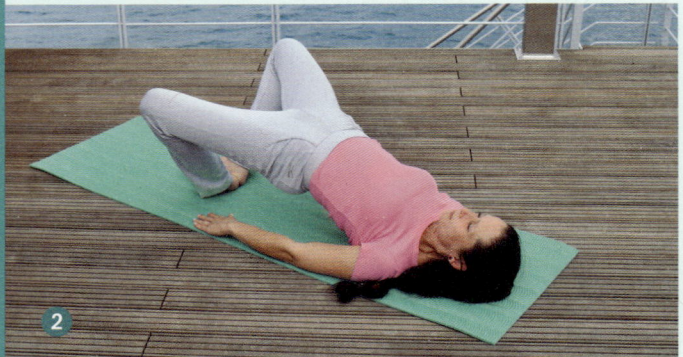

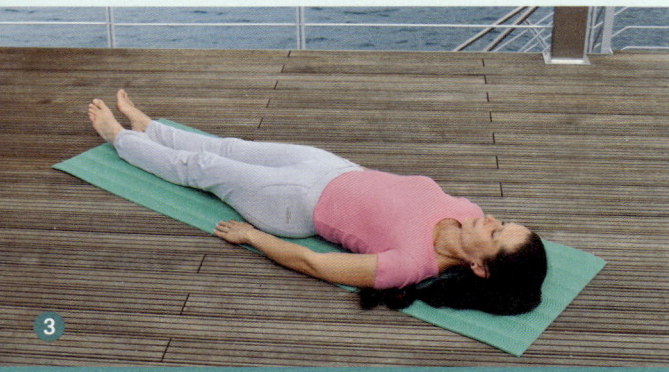

Übung 6: Hüftmuskeln dehnen

▶ In Rückenlage ziehen Sie die Beine so nah wie möglich ans Becken und legen Ihre Fußsohlen aneinander.

▶ Öffnen Sie nun Ihre Knie und drücken Sie die Außenseiten der Füße fest auf den Boden.

▶ Mit dem Ausatmen ziehen Sie den Nabel ein und heben Ihr Becken und Ihre Lendenwirbelsäule vom Boden ab, bis Sie eine Dehnung in den Hüften spüren. Die Knie zeigen nach außen, die Arme liegen entspannt an den Körperseiten.

▶ Atmen Sie in dieser Position vier- bis sechsmal tief ein und aus.

▶ Senken Sie den Rücken und das Becken langsam wieder ab und strecken Sie anschließend Ihre Beine lang aus.

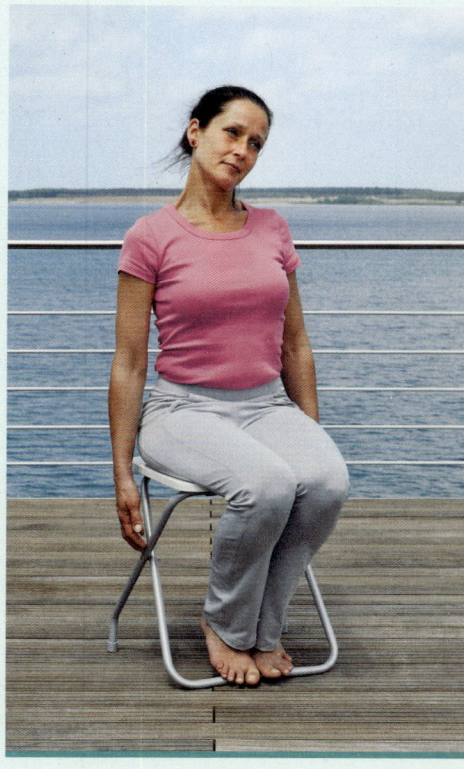

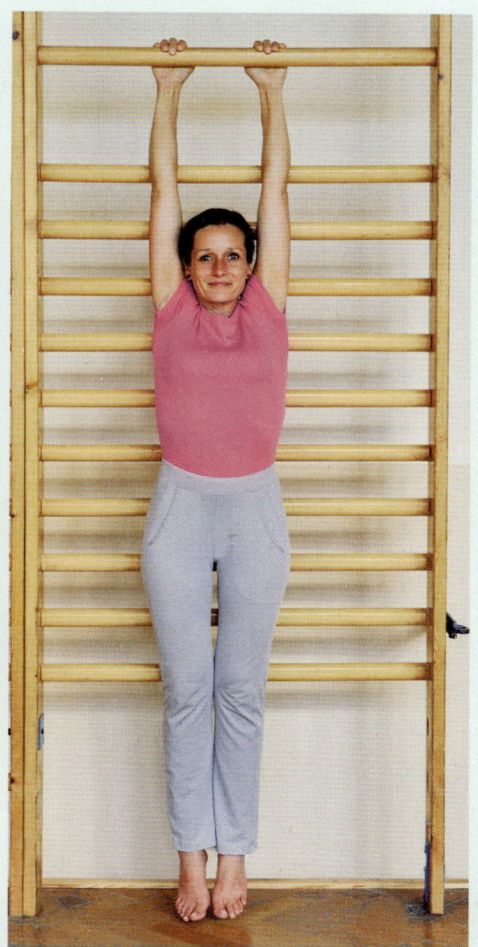

Übung 7: Halsmuskeln dehnen

▶ Sie sitzen aufrecht auf einem Stuhl, die Arme hängen seitlich herab. Den Nabel einziehen, Oberkörper stabil halten.

▶ Mit dem Ausatmen neigen Sie den Kopf langsam zur linken Seite und ziehen gleichzeitig den rechten Arm leicht nach unten. Achten Sie darauf, dass der Rücken gerade bleibt.

▶ Spannung kurz halten, wieder einatmen und zurück in die Ausgangsposition.

▶ Jetzt den Kopf nach rechts neigen und den linken Arm hinunterziehen.

▶ Zu jeder Seite dreimal wiederholen, abschließend der Dehnung nachspüren.

Übung 8: Wirbelsäule hängen lassen

Viele Menschen empfinden es bei akuten Kreuzschmerzen als sehr angenehm, die Wirbelsäule „aushängen" zu lassen. Das geht z. B. an einer Sprossenwand, am Gestänge eines Klettergerüste oder der Teppichstange.

▶ Fassen Sie die Stange mit beiden Händen und lassen Sie sich mit dem ganzen Gewicht entspannt nach unten hängen.

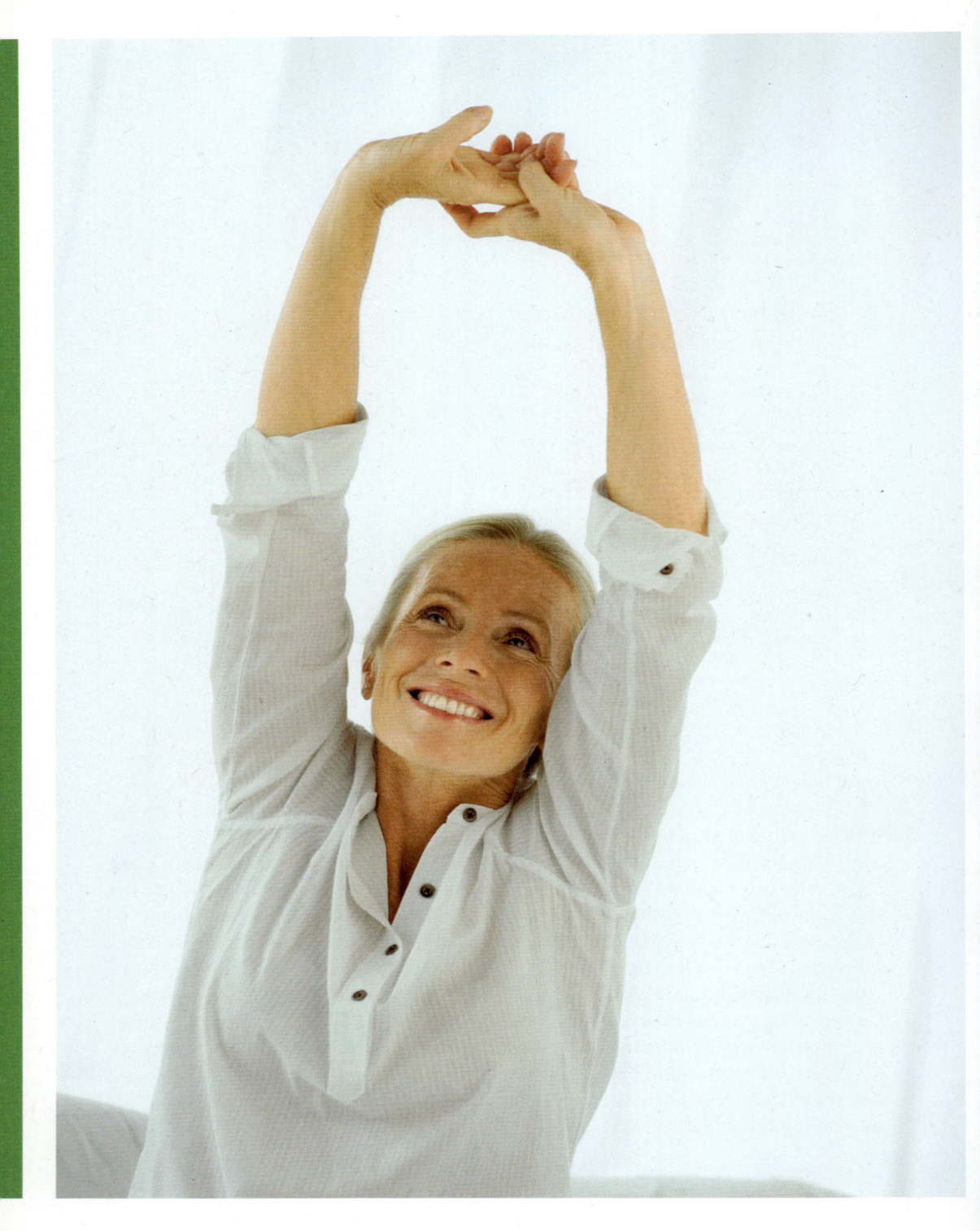

Den Druck vermindern

Was die Seele bedrückt, kann sich auch in Rückenschmerzen äußern. Stress begünstigt Schmerz und Schmerz bedeutet noch mehr Stress. In diesem Kapitel erfahren Sie, wie man diesen Teufelskreis durchbrechen kann.

Nicht nur körperliche, sondern auch seelische Faktoren können Schmerzen begünstigen oder lindern. Psychischer Druck senkt die Schmerzschwelle, Entspannung und Wohlbefinden erhöht sie. Seelische Anspannung kann sich direkt in schmerzhaften Verspannungen der Rückenmuskulatur äußern und praktisch alle von chronischen Rückenschmerzen Betroffenen berichten über Dauerverspannungen der Rückenmuskulatur. Warum tragen viele Menschen das, was ihnen auf die Seele drückt, auf dem Rücken mit herum? Eine ungefähre Vorstellung davon, wie seelische und körperliche Faktoren im komplexen Rückenmobile zusammenspielen, bekommt man, wenn man sich mit den Ursachen und Wirkungen von Stress befasst.

Alle haben ihn, viele stöhnen darüber, doch was ist das eigentlich, Stress? Der englische Begriff „stress" bedeutet Anspannung, Druck, Belastung. In den 1930er Jahren beschrieb der Mediziner Hans Selye ein komplexes Reaktionsmuster des Körpers auf Extrembelastungen und nannte es Stress. Wird im Gehirn eine Gefahr erkannt,

Druck reduzieren – wie wichtig ist das bei mir?

Unterschiedliche Faktoren erhöhen das Risiko dafür, dass funktionelle Rückenschmerzen länger als drei Monate anhalten oder wiederkehren. Treffen einer oder mehrere Risikofaktoren auf Sie zu, dann sind die in diesem Kapitel beschriebenen Übungs- und Behandlungsverfahren bei Ihnen sehr wichtig.

☐ Befürchten Sie trotz anderslautender Erklärungen der Ärzte, dass Ihre Rückenschmerzen schwere körperliche Schäden anzeigen und eine schwere Behinderung nach sich ziehen könnten?

☐ Vermeiden Sie bestimmte Bewegungen oder Aktivitäten aus Angst vor Schmerzen? Sind Sie dadurch insgesamt weniger aktiv und bewegen sich weniger als früher?

☐ Fühlen Sie sich immer wieder mutlos und vermeiden Kontakte zu anderen Menschen?

☐ Gehen Sie davon aus, dass Sie in naher Zukunft Ihre Arbeit nicht wieder aufnehmen können? Denken Sie darüber nach, deswegen vorzeitig in den Ruhestand zu gehen?

☐ Schreiben Sie passiven Behandlungen wie Medikamenten, Massagen oder Operationen größere Erfolgsaussichten zu als aktiven Maßnahmen wie Sport, Entspannungsübungen oder Psychotherapie?

☐ Sind Sie in letzter Zeit wegen Rückenschmerzen der Arbeit ferngeblieben, waren krankgeschrieben?

☐ Sind Sie trotz anderslautendem Untersuchungsbefund überzeugt davon, dass Ihre Rückenschmerzen eine ausschließlich körperliche Ursache haben, die die Ärzte nur noch nicht gefunden haben?

☐ Reagieren Ihre Angehörigen und Arbeitskollegen besonders besorgt auf Ihre Erkrankung? Nehmen sie Ihnen Arbeiten ab, um Sie zu schonen?

Haben Sie eine oder mehrere dieser Fragen mit JA beantwortet, können Sie erheblich davon profitieren, wenn die Behandlung Ihrer Rückenschmerzen neben Bewegung auch entspannende, stressreduzierende und psychotherapeutische Ansätze umfasst.

etwa der Angriff von einem Raubtier, wird schlagartig der Sympathikus aktiviert, ein Teil des autonomen Nervensystems. Stresshormone werden ausgeschüttet. Das führt zu einer ganzen Kaskade körperlicher Veränderungen. So schlägt z. B. das Herz schneller und pumpt das Blut mit höherem Druck durch die Adern, Energiereserven werden mobilisiert, die Muskeldurchblutung steigt und das Blut wird gerinnungsfähiger, um eventuelle Blutungen schnell zu stillen. So wird der Körper auf Maximalleistung vorbereitet, auf Kämpfen oder Fliehen, um zu überleben. Für Tiere in freier Wildbahn ist Stress wie für unsere urgeschichtlichen Vorfahren lebensnotwendig, denn er hilft, in brenzligen Situationen die Haut zu retten. Stress ist etwas, was Kräfte mobilisiert und unsere Vitalität erhält. Wenn man davon spricht, dass Stress krank machen kann, dann ist genau genommen nicht Stress gemeint, sondern eine dauerhafte biologische Fehlregulation, die verhindert, dass man sich nach einer starken Belastung wieder ausreichend erholt. Es ist nicht die Stärke und nicht die Häufigkeit der stressauslösenden Ereignisse (Stressoren) alleine, was Dauerstress zum Gesundheitsrisiko macht.

Stress ist individuell

Was einer als belastend erlebt, empfindet ein anderer als anregend – Stress ist eine biologische Schutzreaktion, die je nach Situation lebensrettend, vitalisierend oder auch gesundheitsschädlich wirken kann.

Zudem ist es von Mensch zu Mensch sehr unterschiedlich, was als Stress empfunden wird. Hier nur wenige Beispiele für potenzielle Stressoren (Stressauslöser):

- unfreiwillig auf sehr engem Raum zusammenleben
- das Vermissen menschlicher Nähe
- Lärm
- Schmerzen
- Schlafmangel
- Bewegungsmangel
- Hunger
- Durst
- Über- oder Unterforderung
- Konfrontation mit Krankheit, Alter und Tod
- Streit mit Kollegen oder in der Beziehung
- und sogar verliebt sein!

Es ist individuell sehr unterschiedlich, was als Stressor wirkt und was nicht. Bereits in einer sehr frühen Phase der Gehirnentwicklung, vermutlich schon vor der Geburt, werden Weichen dafür gestellt, wie empfindlich jemand auf mögliche Stressauslöser reagiert und wie ausgeprägt und anhaltend die Reaktion ausfällt. Eine psychische Erkrankung der Mutter während der Schwangerschaft oder Stillzeit erhöht z. B. das kindliche Risiko für überschießende Stressreaktionen. Unsichere Eltern-Kind-Bindung, Erfahrungen von Gewalt, Missbrauch oder Vernachlässigung in der Kindheit können ebenfalls dazu beitragen. Auf der anderen Seite stehen Schutzfaktoren, die die Verarbeitung von Stress erleichtern, widerstandsfähiger machen. Dazu zählen unter anderem frühe Erfahrungen verlässlicher Bindungen, Selbstvertrauen und Kreativität. Kinder, die überschießend auf Stressreize reagieren, haben ein erhöhtes Risiko, zu einem späteren Zeitpunkt eine psychische oder psychosomatische Erkrankung wie eine somatoforme Schmerzerkrankung oder Suchterkrankungen zu entwickeln. Eine Folge dieser Erkrankungen ist, dass der Körper nun noch mehr Stress ausgesetzt ist. Eine solche Fehlsteuerung bedeutet erhöhtes Risiko, unter anderem für Herzerkrankungen, Bluthochdruck und Diabetes. Auch das Risiko, dass funktionelle Rückenschmerzen länger als drei Monate anhalten oder wiederkehren, ist dann erhöht. Der Sympathikus wird bei Stress aktiviert und gleichzeitig wird dessen Gegenspieler im autonomen Nervensystem, der Parasympathikus, gehemmt. In einer entspannten Situation ist es genau andersherum, der Parasympathikus dominiert, der Herzschlag und die Atmung werden dadurch langsamer und gleichmäßiger, die körpereigene Abwehr gegen Krankheitserreger wird mobilisiert, die Muskeln entspannen sich und der ganze Körper stellt sich auf Kräftetanken und Regeneration ein. Diesen Zustand kann man als Ausgleich zum Stresserleben nutzen.

Entspannung kann man üben

Entspannung, regelmäßige Bewegung oder das Pflegen von Freundschaften fördern den gesunden Umgang mit Stress.

Entspannungsverfahren können dazu dienen, eine andere Haltung gegenüber dem eigenen Körper und dem Schmerz einzuüben, ihn eher anzunehmen, so wie er gerade ist, anstatt sich darüber zu ärgern und so noch mehr Stress und Anspannung zu erzeugen. Für alle Entspannungsverfahren gilt, dass sie regelmäßiges Üben erfordern, anfangs unter Anleitung und später selbstständig. Nach einer gewissen Zeit können die Übungen in Alltagssituationen angewandt werden, um anders mit Stress und mit Schmerzen umzugehen. Man verhindert damit auch überschießende Reaktionen auf Stressoren sowie dauerhaft erhöhte Stresshormonspiegel und Muskelspannung. Unter Entspannungsübungen können Rückenschmerzen zu-

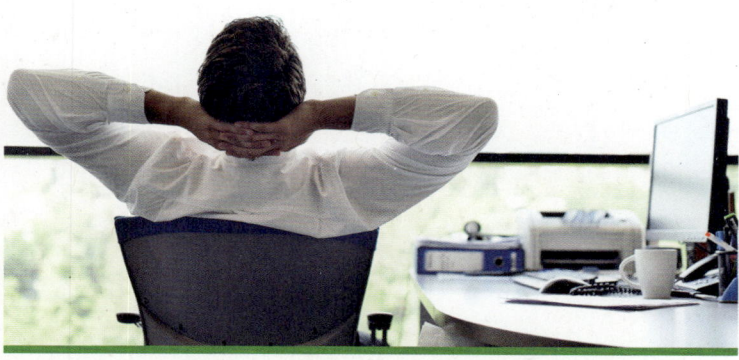

rückgehen, gleich stark bleiben oder in den ersten Übungseinheiten manchmal auch stärker werden. Längerfristig vermindern Entspannungsübungen das Risiko für chronische und wiederkehrende Rückenschmerzen. Es geht bei diesen Übungen nicht nur um unmittelbare Schmerzlinderung, sondern auch darum, langfristig einen Weg zu finden, anders mit den Schmerzen umzugehen, den Körper wahrzunehmen und sich Phasen des Nichtstuns zu gönnen. Entspannend wirken auch einige schmerztherapeutische Methoden, wie Bewegung und Gymnastik, Wärmeanwendungen und Bäder (siehe „Bäder", S. 122). Entspannung sollte nie als Ersatz, sondern immer als Ergänzung zur Bewegung eingesetzt werden.

Finden Sie raus, was Ihnen guttut

Was für den einen entspannend wirkt, ist für den anderen Stress. Denken Sie allein an die unterschiedlichen Gepflogenheiten verschiedener Altersgruppen bei der Erholung von den alltäglichen Pflichten – alleine auf der Wiese oder in der überfüllten Disko, mit lauter Musik oder in der Stille, in der Kraft-

maschine oder auf dem Meditationskissen. Deswegen ist es wichtig, zu wissen, was man selbst zur Entspannung braucht und sich die notwendigen Voraussetzungen dafür zu schaffen. Saunieren, Singen, Malen oder Gärtnern sind nur wenige Beispiele. Finden Sie heraus, was Ihnen guttut, welches Verhältnis von Ruhe und Anregung Sie als angenehm erleben. Machen Sie sich auf keinen Fall zusätzlichen Stress, indem Sie sich ein völlig unrealistisches „Entspannungspensum" auferlegen. Ein übervoller Terminkalender ist für viele Stressor Nummer eins. Wählen Sie bewusst Dinge aus, auf die Sie sich freuen, die sie nicht als weitere Verpflichtung empfinden. Planen Sie genügend Pausen ein, in denen Sie nichts vorhaben. Das gilt ganz besonders auch für Arbeitsphasen, in denen scheinbar keine Zeit für Verschnaufpausen bleibt. Legen Sie Erholungspausen nicht erst ein, wenn Sie alles erledigt haben und dann selbst völlig erledigt sind. Tun Sie das, was Sie tun, möglichst oft mit Muße und ohne Zeitdruck. Manchen gelingt es auf diese Weise, sogar den Abwasch oder den Gang zum Briefkasten als

Entspannungsübung zu nutzen. Derart Geübte erleben ihren Alltag oft in entspannterem Zustand als zuvor. Wer eine der im Folgenden beschriebenen klassischen Entspannungstechniken beherrscht, dem gelingt es leichter, sich seine ganz persönlichen Entspannungsinseln im Alltag zu schaffen und immer wieder aufzusuchen.

Entspannung als Kassenleistung

Die meisten Krankenkassen bieten Kurse in gängigen Entspannungsverfahren an; meist gegen eine Eigenbeteiligung von zehn Prozent der Kursgebühr. Auch für Kurse bei Fremdanbietern, wie Volkshochschulen, Arztpraxen oder ambulante Schmerzzentren, gibt es in der Regel Unterstützung von der Krankenkasse. Nach einer kurzen Einführung können die meisten Entspannungsverfahren ohne fremde Hilfe selbstständig durchgeführt werden.

Progressive Muskelentspannung

Die progressive Muskelentspannung nach Jacobson ist das gängigste und in der Behandlung chronischer Rückenschmerzen wissenschaftlich am besten untersuchte Entspannungsverfahren. Indem man verschiedene Muskelpartien der Reihe nach anspannt und wieder locker lässt, wird die Fähigkeit trainiert, Muskeln gezielt zu entspannen. Dabei wird beispielsweise die Faust geballt und wieder losgelassen, oder das Gesicht zu einer Grimasse verzogen und wieder locker gelassen. So geht man nach

und nach über die Muskelpartien des gesamten Körpers. Geübte können die Methode dann fokussiert auf einzelne Muskeln anwenden.

→ Kurze Entspannungsübung

Mit der folgenden Übung der progressiven Muskelentspannung können Sie Ihre Gesichtsmuskulatur gezielt entspannen. Das lindert seelische und körperliche Anspannung und macht Laune. Die Muskeln werden zunächst angespannt, und zwar so, dass es Ihnen nicht unangenehm wird – es reicht sogar eine minimale Anspannung. Diese wird für acht bis zehn Sekunden gehalten und bewusst wahrgenommen. Atmen Sie dabei ganz normal weiter. Anschließend die Spannung wieder lösen, langsam und bewusst. Entscheidend ist, dass Sie den Unterschied zwischen Anspannung und Lösung erleben und für etwa 30 Sekunden nachspüren. Jeden Vorgang ein-, zweimal wiederholen. Sie können die Übung beim ersten Mal vor dem Spiegel ausprobieren, danach können sie sich ganz auf Ihr Gespür verlassen.

Zunächst legen Sie die **Stirn in Falten**, so als wollten sie erstaunt schauen. Nehmen sie die Anspannung wahr, lösen und entspannen sie dann wieder und spüren Sie bewusst den

Unterschied für mindestens eine halbe Minute – oder länger.

Dann die **Augenbrauen zusammenziehen,** als wollten Sie skeptisch dreinschauen. Bewusst anspannen – langsam lösen – den Unterschied wahrnehmen.

Augen zusammenkneifen, als bissen Sie in eine saure Zitrone. Anspannen…

Nase rümpfen, wie hochnäsig oder abwehrend. Anspannen …

Lippen breit zusammenpressen wie ein „Breitmaulfrosch". Bewusst anspannen …

Kiefer, Zähne leicht (!) zusammenbeißen und Kiefermuskulatur bis in die vordere Halsmuskulatur anspannen …

Zunge innen gegen den Gaumen pressen …

Anschließend: alle mimische Muskulatur **gemeinsam nochmals anspannen** (wie Fratze schneiden) …

Von Dr. Jutta Richter, Bochum

Autogenes Training

Bei den einfachen Grundübungen des Autogenen Trainings suggeriert man sich selbst im Liegen oder Sitzen Eigenschaften von Entspannung, wie Schwere der Glieder, Wärme und ruhige Atmung. Mit zunehmender Übung erreicht man damit immer tiefere und länger anhaltende Entspannungszustände. Übungen für Fortgeschrittene sind meditationsähnlich, umfassen Elemente aus der Psychoanalyse und Visualisierungstechniken – das heißt, man lässt etwas möglichst wirklichkeitsnah vor seinem inneren Auge erscheinen.

In der Behandlung von Rückenschmerzen wurde das Autogene Training bislang kaum in klinischen Studien untersucht. Im Vergleich mit anderen Entspannungsverfahren, Biofeedback (siehe „Verhaltenstherapie …", S. 82) und Hypnotherapie (siehe „Hypnose …", S. 83) hat es sich als unterlegen erwiesen. Ein Vorteil ist, dass es auch in ländlichen Regionen breit verfügbar ist und die Kosten in der Regel durch die Krankenkasse übernommen werden.

Vorstellungsbilder (Imagination)

Was man sich vor seinem inneren Auge vorstellt, wirkt sich vielfältig auf Körper und Psyche aus. In der Behandlung chronischer Rückenschmerzen wird Imagination meist in Kombination mit anderen übenden Verfahren genutzt. So kann beispielsweise beim Biofeedback die Vorstellung, dass die Sonne auf den Rücken scheint, dessen Erwärmung und Entspannung fördern. Ob Imaginationstechniken bei Rückenschmerzen wirksam sind, wurde noch nicht in geeigneten Studien geprüft.

Meditation und Mindfulness

Das Konzept Mindfulness geht auf den Pali-Begriff „sati" in antiken buddhistischen Texten zurück. Damit ist vereinfacht gesagt ein Bewusstseinsaspekt gemeint, der durch nicht wertendes Wahrnehmen sowie eine hohe Sensitivität und Aufmerksamkeit für die eigenen Körperempfindungen, Gedanken und Emotionen gekennzeichnet ist. Eine gängige deutsche Übersetzung für Mindfulness ist „Achtsamkeit", womit die ursprüngliche Bedeutung von „sati" aber nur sehr unvollkommen wiedergegeben wird. Nach buddhistischer Auffassung ist „sati" nichts, was man durch Anstrengung oder durch bestimmte Techniken erzeugt, sondern vielmehr etwas, was uns allen gleichermaßen innewohnt. Meditation wirkt nach dieser Auffassung, indem sie einen Rahmen schafft, in dem „sati" mühelos und spontan zum Zug kommen kann. Damit begibt man sich in einen Zustand entspannter Wachheit. Schmerzen und andere unangenehme Empfindungen werden dann nicht mehr als Feinde erlebt, die es zu bekämpfen gilt. Mit dieser entspannteren, weitgehend absichtslosen Haltung löst sich oft auch der Schmerz oder wird als erträglicher empfunden. Ob das geschehen kann, hängt letztlich nicht von der Meditations- oder Entspannungstechnik ab und ob diese den Begriff Mindfulness oder Achtsamkeit im Namen führt. Ganz ähnliche mentale Prozesse scheinen beispielsweise eine Rolle dabei zu spielen, ob Sport als entspannend und wohltuend erlebt wird. Wer mit Mindfulness-Übungen vertraut ist, tut sich leichter damit, unangestrengte, entspannte Wachheit in den verschiedensten Situationen, etwa bei banalen Alltagsaktivitäten wie Zähneputzen oder Treppensteigen, zu genießen.

Der US-amerikanische Medizinprofessor Jon Kabat-Zinn entwickelte Ende der 1970er Jahre die Mindfulness-basierte Stress-Reduktion (MBSR). Das Übungsprogramm umfasst buddhistische Meditationstechniken sowie Yogaübungen; die Unabhängigkeit von Glaubensrichtung oder Weltanschauung wird jedoch betont. Es gibt auch Varianten der kognitiven Verhaltenstherapie, die Mindfulness-Übungen integrieren. Bei chronischen Rückenschmerzen erwiesen sich Mindfulness-basierte Verfahren als wirksam. In einer Studie war der schmerzlindernde Effekt der MBSR dem von Massagen überlegen.

Die Feldenkrais-Methode

Feldenkraisübungen werden überwiegend auf dem Rücken liegend ausgeführt. Sie bestehen zu einem großen Teil aus sehr langsam und ohne Anstrengung ausgeführten Bewegungen. Dabei geht es vor allem um das bewusste Spüren des Körpers und nicht etwa um das Trainieren bestimmter Muskeln. Durch die Übungen soll das Körperbewusstsein geschult und Bewegungsmuster verändert werden. Das soll auch Psyche, Denken und Handeln positiv beeinflussen.

Beim Gruppenunterricht „Bewusstheit durch Bewegung" gibt der Kursleiter Anweisungen, wie etwa „Drehe dein Becken langsam nach rechts" oder „Achte darauf, welche Teile der Wirbelsäule mit dem Boden Kontakt haben". Beim Einzelunterricht „Funktionale Integration" gibt der Feldenkraislehrer die Bewegungsimpulse – ohne Worte – nur durch sanfte Berührung mit seinen Händen. Auch wenn die Methode ursprünglich nicht zur Behandlung von Erkrankungen entwickelt wurde, können mit ihr gesundheitsfördernde und stressreduzierende Effekte erzielt werden. Es gibt Hinweise darauf, dass die Methode bei chronischen Rückenschmerzen wirksam ist.

Psychotherapie bei „Rücken"?

Seelische und zwischenmenschliche Spannungen sind oft der Grund, wenn funktionelle Rückenschmerzen lange anhalten.

Ein zentraler Bestandteil der Behandlung ist dann die Psychotherapie. Vielleicht haben Sie schon an sich selbst oder anderen beobachtet, wie sich Stimmung und seelisches Befinden auf die Körperhaltung auswirken. Dass Kummer, seelische Belastungen oder zwischenmenschliche Spannungen einem auf den Rücken schlagen können, ist in unserer Sprache tief verankert. Wer vor anderen buckelt, sich verbiegt, kein Rückgrat zeigt, dem sitzt die Angst in den Knochen und mangelndes Selbstvertrauen ist dann das Kernproblem. Einer, dem die Angst im Nacken sitzt, wünscht sich nichts sehnlicher als jemanden, der ihm den Rücken stärkt. Dazu müsste er aber endlich aus der Hüfte kommen, statt sich im Schneckenhaus zu verkriechen. „Kopf hoch" und „Lass dich nicht hängen" sind dann die gängigen, gut gemeinten Ratschläge. Wer nicht einsieht, warum er sich entgegen seinen Prinzipien beugen soll, sagt vielleicht eines Tages „Rutsch mir den Buckel runter".

Solche sprachlichen Spielereien sollte man zwar nicht allzu ernst nehmen, und dennoch haben sie einen wahren Kern. Immerhin sind sich Schmerzforscher mittlerweile einig, dass psychische und zwischenmenschliche Faktoren einen erheblichen Einfluss auf das Risiko für chronische funktionelle Rückenschmerzen haben. Auch psychische Erkrankungen wie Angststörungen oder Depressionen äußern sich häufig in körperlichen Beschwerden, unter anderem auch in Schmerzen des Bewegungssystems. Dabei scheinen ungünstige Stressverarbeitungsmuster eine Rolle zu spielen mit der Folge einer veränderten Schmerzwahrnehmung. Die Schmerzschwelle (siehe „Grundrauschen …", S. 21) ist unter psychischer Anspannung niedriger als in einem entspannteren Zustand. In manchen Fällen beruhen Rückenschmerzen überwiegend auf psychischen Spannungen, äußern sich in der Wahrnehmung des Betroffenen aber ausschließlich körperlich. Man spricht dann von einer somatoformen Schmerzerkrankung. Eine psychotherapeutische Mitbehandlung ist dabei besonders wichtig; ähnlich wie bei einer körperlichen Erkrankung wie Krebs oder Rheuma hilft sie, die Krankheit zu verarbeiten und anders mit den Schmerzen umzugehen. Bei Menschen mit chronischen Rückenschmerzen können unterschiedliche Ziele der Psychotherapie im Fokus sein. Die psychotherapeutische Herangehensweise kann je nach Zielsetzung etwas variieren. Eine häufige Zielsetzung ist es beispielsweise, die Folgen der Erkrankung – Schmerzen, Bewegungseinschränkungen – die als belastend erlebt werden, seelisch zu bewältigen. Oft geht es auch darum, zu erkennen, wie Ängste und eine Neigung dazu, sich Sorgen zu machen, schreckhaft oder panisch auf vermeintliche Bedrohung zu reagieren, zu Muskelverspannungen und Schmerzen führen. Hinter ängstlichen oder vermeidenden Verhaltensmustern können sich auch seelische Belastungen oder traumatische Erlebnisse aus der Vergangenheit verbergen. Dann ist die Psychotherapie vor allem dazu da, einen geschützten Raum zu schaffen, in dem diese Verletzungen endlich heilen dürfen. Wie so etwas im konkreten Fall aussehen kann, erzählt eine Betroffene ab S. 86.

→ Körperliche Züchtigung – der Rücken erinnert sich

Das Recht der Eltern zur körperlichen Züchtigung ihrer Kinder wurde in Deutschland im Jahr 2000 abgeschafft. Seitdem haben Kinder laut Bürgerlichem Gesetzbuch das Recht auf eine gewaltfreie Erziehung. Bis dahin durften Eltern ihre Kinder schlagen, mit der Hand, mit der Rute oder dem Stock. Bis in die 1970er Jahre war es üblich und weitgehend akzeptiert, dass Lehrer ihren Schülern gegenüber handgreiflich wurden. Psychotherapeuten stellen fest, dass Menschen mit chronischen Rückenschmerzen besonders häufig Gewalterfahrungen in ihrer Kindheit gemacht haben. Wenn die damit zusammenhängenden seelischen Verletzungen im Verlauf der Psychotherapie allmählich verheilen, kommt es oft zu einer gleichzeitigen Linderung oder sogar zu einer vollständigen Auflösung der Schmerzen.

Auch wenn eine Abhängigkeit, etwa von Alkohol oder Medikamenten vorliegt, ist die Psychotherapie – gegebenenfalls nach einer erfolgten Entgiftung – ein unverzichtbarer Bestandteil der Schmerztherapie. Der erste Ansprechpartner ist dann eine suchttherapeutische Beratungsstelle oder ein entsprechend qualifizierter niedergelassener Arzt. Ähnliches gilt für die Sportsucht (siehe „Neigen Sie zur Sportsucht?", S. 53) und die oft damit einhergehenden Essstörungen.

Bewertungsmuster erkennen

Wie sehr jemand unter Rückenschmerzen leidet, hat nicht nur mit der Schmerzintensität zu tun, sondern vor allem auch damit, wie er den Schmerz für sich einordnet und bewertet.

Wer seine Rückenschmerzen als bedrohlich, übermächtig oder gar als schicksalhaft und unabänderlich erlebt, die möglichen negativen Folgen seiner Situation auf ewig aufrechnet, „katastrophisiert", der leidet sehr viel mehr darunter als jemand, der – ähnlich wie bei einem Muskelkater – denkt „Aha, das ist wieder dieses und jenes Zipperlein, das kenne ich doch schon und bisher hat es immer nach ein paar Stunden nachgelassen". Natürlich fällt eine solche Einstellung viel leichter, wenn man den Schmerz wirklich schon kennt, wenn man weiß, woher er kommt, dass er keine ernsthaften körperlichen Schäden anzeigt und wenn man ihn wirklich schon als vorübergehend erfahren hat.

Dem Schmerzgeplagten Arbeit abnehmen? Ein Bärendienst!

Die Forscher, die sich damit beschäftigen, wie sich chronische Rückenschmerzen in dem komplexen Zusammenspiel biologischer, seelischer und zwischenmenschlicher Wirkfaktoren nach und nach entwickeln, haben bisher nur kleine Mosaikteile dieses komplexen Gefüges verstanden. Eine der wenigen Erkenntnisse aber, die als gesichert gelten, ist folgende: Wenn ein naher Angehöriger, etwa der Lebenspartner, sehr ängstlich ist, den Betroffenen wegen seiner Schmerzen bedauert und ihm deswegen alltägliche Verrichtungen abnimmt, leistet er ihm damit einen Bärendienst. Er steigert nämlich erheblich das Risiko, dass sich die Rückenschmerzen chronifizieren. Im unbewussten Wettstreit zwischen dem Bedürfnis nach Selbstständigkeit und dem Wunsch nach Versorgtwerden bekommt dann Letzteres die Oberhand. Die Schmerzen bleiben bestehen, um dieser so angenehm fürsorglichen Haltung des Partners einen ständigen Grund zu liefern. Das sind unbewusste Prozesse; der Betroffene ist also keineswegs ein Simulant, sondern er erlebt echte Rückenschmerzen und leidet darunter. Zusammen mit dem Partner einen Psychotherapeuten aufzusuchen, hilft dann oft weiter. So kann man gemeinsam Schritt für Schritt besser verstehen, wie bestimmte Verhaltens- und Denkgewohnheiten die Schmerzerkrankung nähren und gesundheitsförderliches Verhalten behindern. Oft sind solche Gespräche ein Plus für die Paarbeziehung oder die Eltern-Kind-Beziehung, etwa die Beziehung zwischen krankem Vater und pflegender Tochter.

Wahrnehmen ohne Bewertung

Auch unter schwierigen Bedingungen ist es möglich, nach und nach eine gelassenere Einstellung gegenüber Rückenschmerzen einzuüben und damit zu erreichen, dass diese sehr viel erträglicher werden. Es mag ein bisschen widersprüchlich erscheinen: Je eher ich mich traue, mich meinem Schmerz zuzuwenden, ihn bewusst wahrzunehmen ohne ihn zu bewerten, ihn als eine Körperempfindung anzunehmen, die einfach da ist, desto eher erlebe ich den Schmerz als etwas Erträgliches. Es geht dabei darum, den Schmerz weder zu katastrophisieren, noch ihn zu bagatellisieren.

Hilfreich ist dagegen die Einstellung, „Ich kann trotz Rückenschmerzen etwas für mich tun". Es gibt eine ganze Reihe von Methoden, mit denen Sie eine andere Einstellung zu Ihren Rückenschmerzen einüben können und die Ihnen helfen, besser damit umzugehen. Oft führt das sogar dazu, dass die Schmerzen nachlassen, manchmal innerhalb kurzer Zeit, manchmal nach längerem Üben. Mit Entspannungsverfahren, Mindfulness-Training (siehe „Meditation und Mindfulness", S. 76) und Bewegung (siehe „Bewegung ist Trumpf", S. 37) können Sie selbst zu so einer positiven Entwicklung beitragen. Viele Menschen mit lang anhalten-

den Rückenschmerzen erleben dabei die Anleitung und Begleitung durch einen in der Schmerztherapie erfahrenen Psychotherapeuten als hilfreich. Manchmal können neue Denk- und Verhaltensmuster erst dann eingeübt werden, wenn die alten, stress- und schmerzfördernden Muster im Rahmen einer Psychotherapie verstanden und überwunden wurden. Der Therapeut gibt Ihnen Hilfestellungen, damit Sie selbst herausfinden können, wie Sie sich immer wieder selbst im Weg stehen und was das mit Ihrer persönlichen Lebensgeschichte zu tun hat.

Kurz genügt oft

Der Psychotherapeut bespricht in den ersten Sitzungen mit Ihnen, welche Behandlung angezeigt ist, ob eher eine Gruppen- oder Einzeltherapie infrage kommt, eher eine ambulante oder stationäre Behandlung, welchen Beitrag Sie durch eigene Einstellungs- und Verhaltensänderungen leisten und wie Sie diese in Ihren Alltag einbauen können. In welcher Zahl und Frequenz Psychotherapiesitzungen notwendig sind, variiert sehr. Dabei spielt unter anderem die seelische Gesamtsituation des Betroffenen eine wichtige Rolle, eventuelle Begleiterkrankungen, etwa eine Depression oder Angststörung. In manchen Fällen sind wenige Stunden ausreichend, ergänzt und fortgeführt durch selbstständiges Üben. Nur bei wenigen Menschen mit chronischen Rückenschmerzen erfordern die Erkrankung

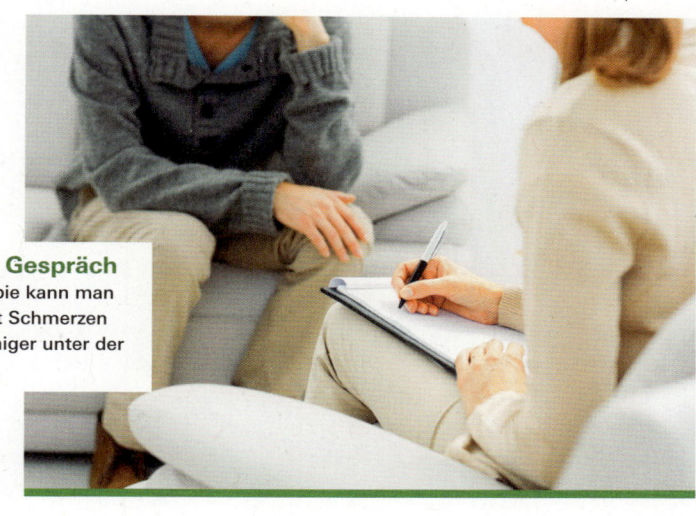

Ein vertrauensvolles Gespräch
Mithilfe einer Psychotherapie kann man einen anderen Umgang mit Schmerzen lernen und leidet dann weniger unter der Erkrankung.

und deren Umstände eine jahrelange psychotherapeutische Behandlung mit mehreren Sitzungen pro Woche.

Zahlt die Kasse?

Ob die Kosten für ambulante Psychotherapie in der Behandlung von Schmerzen von den gesetzlichen Krankenkassen übernommen werden, hängt sehr von der vorliegenden Erkrankung und der geplanten Stundenzahl ab. Grundsätzlich kann eine Psychotherapie bei psychischen Erkrankungen einschließlich Suchterkrankungen bewilligt werden, aber auch psychische Beeinträchtigungen aufgrund chronischer körperlicher Erkrankungen, also auch aufgrund chronischer Rückenschmerzen, können als Behandlungsgrund angeführt werden. Nur verhaltenstherapeutische und psychodynamische Verfahren sowie die analytische Psychotherapie sind erstattungsfähig. Psychotherapeutische Maßnahmen im Rahmen einer Krankenhausbehandlung werden in der Regel von den zuständigen Kostenträgern – nach Bewilligung der stationären Maßnahme – erstattet. Bei den privaten Krankenver-

sicherungen sind die Regelungen sehr unterschiedlich. Bei manchen geht der Bewilligungsrahmen weit über den der gesetzlichen Kassen hinaus. Andere schließen in bestimmten Tarifen die Erstattung von Psychotherapiekosten gänzlich aus.

Drei weitverbreitete Psychotherapie-Mythen

▶ **Mythos 1:** „Psychotherapie ist nur etwas für eingebildete Kranke und Neurotiker."
Klarstellung: Im Rahmen der Therapie chronischer Rückenschmerzen können psychotherapeutische Elemente helfen, einen anderen Umgang mit den Schmerzen zu lernen und letztlich weniger unter der Erkrankung zu leiden. Das trifft nicht nur auf überwiegend psychisch bedingte Schmerzen zu, sondern auch auf Schmerzen infolge einer Organerkrankung, etwa auf Krebsschmerzen oder auch chronische Rückenerkrankungen, wie rheumatische Erkrankungen oder Knochenschwund der Wirbelsäule.

▶ **Mythos 2:** „Durch die Behandlung sollte ich innerhalb kurzer Zeit absolut schmerzfrei werden."
Klarstellung: Das ist zwar wünschenswert, aber oft unrealistisch. Wer weniger hohe Ansprüche an die Therapie stellt, ist eher dazu in der Lage, auch längerfristig am Ball zu bleiben und sich durch Rückschläge nicht gleich entmutigen zu lassen. Ein realistisches Ziel wäre etwa, „Ich möchte lernen, mich trotz Rückenschmerzen zu entspannen und mich wieder mehr am Leben zu freuen".

▶ **Mythos 3:** „Der Therapeut macht mich wieder gesund. Ich selbst muss dabei nichts tun."
Klarstellung: Der Psychotherapeut ist kein Mechaniker, der die Seele repariert. Bei einer Psychotherapie geht es vielmehr darum, sich aktiv eine andere Haltung zu sich selbst, zu seiner Krankheit und zu seinen Mitmenschen zu erarbeiten. Dabei wirkt der Psychotherapeut über weite Strecken vor allem unterstützend. Die Hauptarbeit in diesem Prozess leisten Sie selbst, indem Sie sich einlassen, in sich hineinspüren, neue Denk- und Verhaltensweisen ausprobieren und Fähigkeiten, die Sie als hilfreich erkennen, durch beharrliches Üben zu stabilisieren und auszubauen. Das ist immer wieder mit einer gewissen Anstrengung verbunden, bedeutet aber auch einen spannenden Prozess der Begegnung mit sich selbst, kann mit Wei-

nen, aber auch mit Lachen einhergehen und sogar Spaß machen.

Im Folgenden sind die in der Behandlung chronischer Rückenschmerzen gängigsten Psychotherapieverfahren kurz beschrieben.

Verhaltenstherapie und Biofeedback

Bei der Verhaltenstherapie konzentriert man sich überwiegend darauf, schmerz- und stressbegünstigende Verhaltensweisen zu erkennen und durch beharrliches Üben zu verändern.

Die Variante der kognitiven Verhaltenstherapie ist dabei besonders der Überwindung ungünstiger Denk- und Bewertungsmuster gewidmet. Aus der Verhaltenstherapie hervorgegangen ist das Biofeedback, eine der wirksamsten psychologischschmerztherapeutischen Behandlungsmethoden. Sie beruht darauf, dass man während der Behandlung körperliche Zustände, etwa die Spannung von Rückenmuskeln, von einem Messgerät laufend zurückgemeldet bekommt und dann schrittweise lernt, diese bewusst zu beeinflussen.

Psychodynamische Verfahren

Mit dem Begriff „psychodynamisch" werden Psychotherapieverfahren zusammengefasst, die aus der Psychoanalyse hervorgegangen sind. Psychodynamisch orientierte Schmerzpsychotherapie basiert in aller Regel auf Elementen aus der tiefenpsychologisch fundierten Psychotherapie, die an die besonderen Erfordernisse chronischer Schmerzpatienten angepasst sind.

Die klassische Psychoanalyse, heute analytische Psychotherapie genannt, dauert meist mehr als hundert Therapiestunden lang. Sie spielt in der Behandlung von Rückenschmerzen nur selten eine Rolle. Im Rahmen der psychodynamischen Therapie geht es darum, wie man Beziehung gestaltet, etwa die Beziehung zu sich selbst, zu seinem Körper und zu anderen. Dabei lernt man schrittweise, besser zu verstehen, wie die eigenen unbewussten Konflikte die Befriedigung von Grundbedürfnissen verhindern.

Hypnose als Schmerztherapie

Die Hypnotherapie bedient sich der Hypnose als psychotherapeutisches Verfahren. Die klassische Hypnose arbeitet dabei mit den wirksamen psychologischen Instrumenten von Suggestion und Trance. Diese sind bei der Hypnotherapie aber – anders als bei der riskanten Showhypnose – in den Händen eines ausgebildeten Psychotherapeuten. Die Hypnotherapie basiert auf der Grundannahme, dass im Unbewussten das Wissen gespeichert ist, das zur seelischen Heilung notwendig ist; man spricht dabei auch von Körperwissen, das durch die Hypnose zugänglich gemacht und aktiviert wird. Je nach Ausrichtung des Therapeuten wird die Hypnotherapie mit Elementen aus anderen Psychotherapieverfahren kombiniert.

In der Behandlung chronischer Rückenschmerzen werden unterschiedliche Formen der Hypnose verwendet. Bei manchen steht die Suggestion durch den Therapeuten im Vordergrund, bei anderen eher das Erlernen von Techniken zur Selbsthypnose – ähnlich dem Autogenen Training (siehe „Autogenes ...", S. 75). In der Behandlung akuter und chronischer Schmerzen ist die Wirksamkeit hypnotherapeutischer Techniken gut belegt.

Jenseits der Worte

Nonverbale – nichtsprachliche – Psychotherapietechniken werden in der Regel nicht als eigenständige Verfahren angewandt, sondern als Ergänzung einer gesprächsgestützten Psychotherapie. Manchen Patienten mit chronischen Rückenschmerzen fällt es zumindest zu Beginn der Behandlung leichter, sich auf eine nonverbale psychotherapeutische Arbeit einzulassen als auf eine rein gesprächsgestützte.

Viele Verfahren der Körperpsychotherapie, kurz Körpertherapie, machen sich die enge Wechselwirkung zwischen körperlichen Haltungs- und Bewegungsmustern und psychischer Verfassung zunutze. Oft wird dabei wie in der Hypnotherapie von Erfahrungen und einem Wissen ausgegangen, die im Körper gespeichert vorliegen und die man therapeutisch nutzen kann. Da Rückenschmerzen oft mit Bewegungseinschränkungen und Fehlhaltungen einhergehen, kann es dabei besonders hilfreich sein, das Wechselspiel zwischen körperlichen und seelischen Mustern zu beachten. Der Betroffene kann dabei nachspüren, welche Emotionen, Gedanken oder Erinnerungen er etwa mit seiner schmerzvermeidenden Körperhaltung in Verbindung bringt. An der Schnittstelle zur Bewegungstherapie können neue Bewegungsmuster und Körperhaltungen ausprobiert und eingeübt werden.

Auch zwischen Körpertherapie und Entspannungsverfahren (siehe „Entspannung kann man üben", S. 72) gibt es breite Überschneidungsbereiche. Im Rahmen der künstlerischen Therapieverfahren können Musizieren, Tanzen, Malen, Bildhauen und andere kreative Ausdrucksformen helfen, den Schmerz und die damit zusammenhängenden Gefühle auszudrücken.

→ Schmerz-Verbindung – eine kurze Hypnose-Übung für Sie

Mit dieser Übung verbinden Sie Ihre „Schmerzstelle" am Rücken mit einer „Wohlfühlstelle". Diese Verbindung hilft Ihnen, sich dem Schmerz, den Sie sonst eher vermeiden, bewusst zuzuwenden, mit ihm in Kontakt zu treten. Wenn Sie gleichzeitig in eine Stelle Ihres Körpers hineinspüren, die sich für Sie angenehm anfühlt, dann bekommen Sie damit eine Ahnung, eine Perspektive, wie sich Ihr Rücken anfühlen kann, wenn es ihm

wieder gut geht. Das stärkt Ihr Vertrauen, dass Veränderung möglich ist, und dass Sie selbst entscheidend dazu beitragen können.

Ziehen Sie sich für die Übung zunächst an einen **ungestörten Ort** zurück.

Nehmen Sie eine möglichst **entspannte Haltung** ein, je nach Möglichkeit im Liegen oder Sitzen.

Entspannen Sie Ihren Körper so gut es geht.

Konzentrieren Sie sich jetzt auf die schmerzende Stelle an Ihrem Rücken. Nehmen Sie Kontakt mit Ihrem Schmerz auf.

Nehmen Sie wahr, wie **stark** dort gerade der Schmerz ist. Wenn Sie wollen, können Sie die Schmerzintensität auf einer Skala von 0 für schmerzfrei bis 10 für stärksten, unerträglichen Schmerz einschätzen.

Spüren Sie die **Schmerzqualität**: Ist der Schmerz, der Sie quält, dumpf, brennend, spitz, drückend, stechend, pochend oder elektrisierend oder noch ganz anders?

Schätzen Sie ab, wie **groß** das Schmerzgebiet ist. Stellen Sie sich vor, Sie würden dessen Umrisse ummalen.

Welche **Farbe** würde als Symbol zu Ihrem Schmerz passen?

Welche **Stimmung** bringen Sie damit in Verbindung – nervend, beängstigend, traurig und was Ihnen noch dazu einfällt.

Legen Sie möglichst eine Hand auf den **Schmerzort** und verweilen Sie so einen Moment. Sitzt der Schmerz an einer schwer zugänglichen Stelle des Rückens, die Sie nur schwer erreichen, dann können Sie dazu auch Ihren Handrücken verwenden.

Finden Sie nun eine Körperstelle, die sich – gemessen am Schmerz – viel **besser** anfühlt. Versuchen Sie einzuschätzen, um wie viele von maximal möglichen zehn Punkten sich diese Stelle besser anfühlt als die schmerzende.

Wie genau fühlt sich diese Stelle an – weich, elastisch, warm oder ganz anders?

Wie **groß** ist diese Stelle?

Welche **Stimmung** bringen Sie damit in Verbindung – wohlig, leicht, stark, ruhig oder anders.

Welche **Farbe** hätte dieses Gebiet?

Was fällt Ihnen noch dazu ein?

Legen Sie möglichst eine Hand auf

diese **Wohlfühlstelle**, verweilen Sie einen Moment und genießen Sie das angenehme Gefühl.

Gibt es nach Ihrem Empfinden einen Weg, Ihre Wohlfühlstelle mit Ihrem Schmerzgebiet zu **verbinden**, etwa durch einen inneren Faden, durch einen Lichtstrahl?

Wenn Sie die Verbindung hergestellt haben und sie „spüren" können, dann fahren Sie diese mental mehrmals ab, also **vom Wohlgefühl zum Schmerz und wieder zurück**. Können Sie jeweils etwas mitnehmen von den positiven Eigenschaften des guten Körpergefühls – wie Wärme, Leichtigkeit, Stärke – hin zum Schmerzort, sodass dieser quasi damit getränkt, genährt, gestärkt wird?

Verweilen Sie noch einen Augenblick in diesem stärkenden Gefühl, spüren Sie unter Ihren Händen und in Ihrem Körper nach.

Was hat sich **verändert**, wie fühlt sich meine Schmerzstelle jetzt an?

Wie **stark** ist der Schmerz auf der Skala von 0 bis 10?

Wie ist die **Schmerzqualität**?

Von Dr. Jutta Richter, Bochum

Wenn der Schmerz tiefer sitzt

Eine 50-jährige Frau erzählt, wie sie die Wurzel ihrer Schmerzen erkannte und einen großen Teil ihrer Beschwerden überwand.

Was habe ich nicht alles probiert gegen meine Rückenschmerzen! Ich kann schon nicht mehr zählen, bei wie vielen Physiotherapeuten ich war. Mein Orthopäde hat mich immer wieder „eingerenkt". Ich gehe walken, schwimmen und ins Yoga. Zu Hause mache ich tapfer meine Rückenübungen. Außerdem habe ich beim Verhaltenstherapeuten Techniken gelernt, um zu entspannen, besser mit den Schmerzen klarzukommen und mich nicht so sehr in meine Ängste hineinzusteigern. Wegen der Schmerzen war ich zeitweise depressiv, hatte auf nichts mehr Lust und zog mich zurück. Die psychotherapeutischen Gespräche haben mir gutgetan, wie alles half das aber nicht lang gegen die Schmerzen. Am Anfang der Behandlungen ging die Schmerzstärke von neun oder zehn auf sieben oder sechs zurück. Bald wurden die Schmerzen aber wieder schlimmer. Seit einem halben Jahr leide ich unter einem Dauerschmerz der Stärke sieben bis acht. Dabei habe ich doch alles richtig gemacht, oder?

So ging es los

Starke Schmerzen im unteren Rücken kenne ich schon seit meiner Jugend. Die Orthopäden sagen, das sind Blockierungen der Wirbelgelenke und des Ileosakralgelenks. Ich habe das Gefühl, dass etwas blockiert ist. Dann kann ich mich auch nicht mehr bewegen. Das ist unerträglich, aber ich reiße mich zusammen. Die Schmerzen allein sind schon schlimm. Es kommt aber noch die Schlaflosigkeit dazu. Seit Jahren komme ich nicht mehr ohne Schlafmittel aus. Außerdem habe ich Angst, wenn es zu eng wird. In überfüllten Zügen und Fahrstühlen ist es am schlimmsten. Obendrein leide ich unter Verstopfungen; dazu kommen Blähungen. Der Arzt sagt, er habe nichts gefunden, ich solle mir keine Sorgen machen. Meist fühle ich mich total erschöpft. Dann geht gar nichts mehr, dann muss ich mich hinlegen. Dabei gehe ich nicht mehr arbeiten, unsere Tochter ist schon groß und zieht nun zum Studieren in eine andere Stadt und mein Ehemann ist sehr lieb und hilfsbereit; neben seinem Beruf übernimmt er viel im Haushalt. Seit ein paar Wochen habe ich nicht nur Rücken-, sondern auch dumpfe, drückende Kopfschmerzen und mir wird leicht schwindelig. Das beunruhigt mich und macht mich sehr unsicher. Das habe ich gleich beim Neurologen abklären lassen, der hat nichts gefunden. Ich weiß nicht, ob ich mich darüber freuen soll. Eine Freundin hat mir eine psychologische Schmerztherapeutin empfohlen. Ob sie mir helfen kann? Vielleicht bin ich ein hoffnungsloser Fall.

Zehn Monate später

Sie werden es kaum glauben: Ich fühle mich wie neu geboren! Es war keine leichte Geburt, aber eine geglückte. Aber der Reihe nach: Ich hatte Ihnen doch erzählt, dass ich zu der psychologischen Schmerztherapeutin wollte. Ich fand sie auf Anhieb sympathisch. „Die versteht mich und nimmt mich ernst", dachte ich schon im ersten Gespräch. Sie war immer so zuversichtlich und das hat mir unglaublich Mut gemacht. In den ersten Gesprächen merkte ich dann, dass ich mehr in die Tiefe gehen will als mit den Techniken, die ich bei dem Verhaltenstherapeuten gelernt hatte. Ich war bereit, an die Wurzel meiner Schmerzen zu gehen, auch weil ich Vertrauen zu der Therapeutin hatte. Sogar vor der Hypnosetherapie hatte ich schnell keine Angst mehr. Was dann passierte, darüber könnte ich nun ein ganzes Buch schreiben. Auf den Punkt gebracht, habe ich mich in der Zeit wohl besser kennengelernt: Ich verstehe nun besser, warum ich so schnell Angst bekomme, warum ich immer alles richtig machen und niemanden vor den Kopf stoßen will. Es ist mir klarer geworden, warum ich alles tue, um nicht die Kontrolle zu verlieren, warum es mir schwerfällt, mal lauter zu werden, meinen Unmut, meine Wut zu zeigen. Unter Tränen habe ich eine Ahnung davon bekommen, was das alles damit zu tun hat, dass mein Vater mich immer wieder geschlagen hat, dass meine Mutter hilflos danebenstand und so oft krank war, dass ich in der Besenkammer eingesperrt wurde, wenn ich unartig war. Mit Unterstützung der Therapeutin konnte ich ein Gefühl dafür entwickeln, auf welche Weise diese traumatischen Erfahrungen in meinem Körper gespeichert sind und sich in Form körperlicher Beschwerden zu Wort melden. In Lauf der Therapie habe ich gelernt, mich von diesen negativen Erfahrungen abzulösen. Nach und nach konnte ich mir selbst mit mehr Wertschätzung begegnen, war nicht mehr so streng mit mir selbst und gewann ein Selbstvertrauen. Die Therapeutin hat mir Übungen beigebracht, die mir helfen, in konkreten Situationen, z. B. wenn ich in einen ICE steige, Ängste zu überwinden. Ich habe in solchen Situationen zwar immer noch ein mulmiges Gefühl, aber ich komme klar. Diese Übungen mache ich regelmäßig. Nach 17 Therapiesitzungen und reiflicher Überlegung habe ich der Therapeutin gesagt, dass ich ab hier alleine zurechtkomme. Die Rückenschmerzen – fast hätte ich sie vergessen – halten sich in einem Bereich zwischen zwei und vier Punkten auf der Schmerzskala. Ich fühle mich freier, entspannter und lebensfroher als früher. Da, wo ich früher Konflikten ausgewichen wäre und vieles des lieben Friedens willen geschluckt habe, kann ich nun meine Meinung sagen, mein Mann und manche Freunde können ein Lied davon singen ...

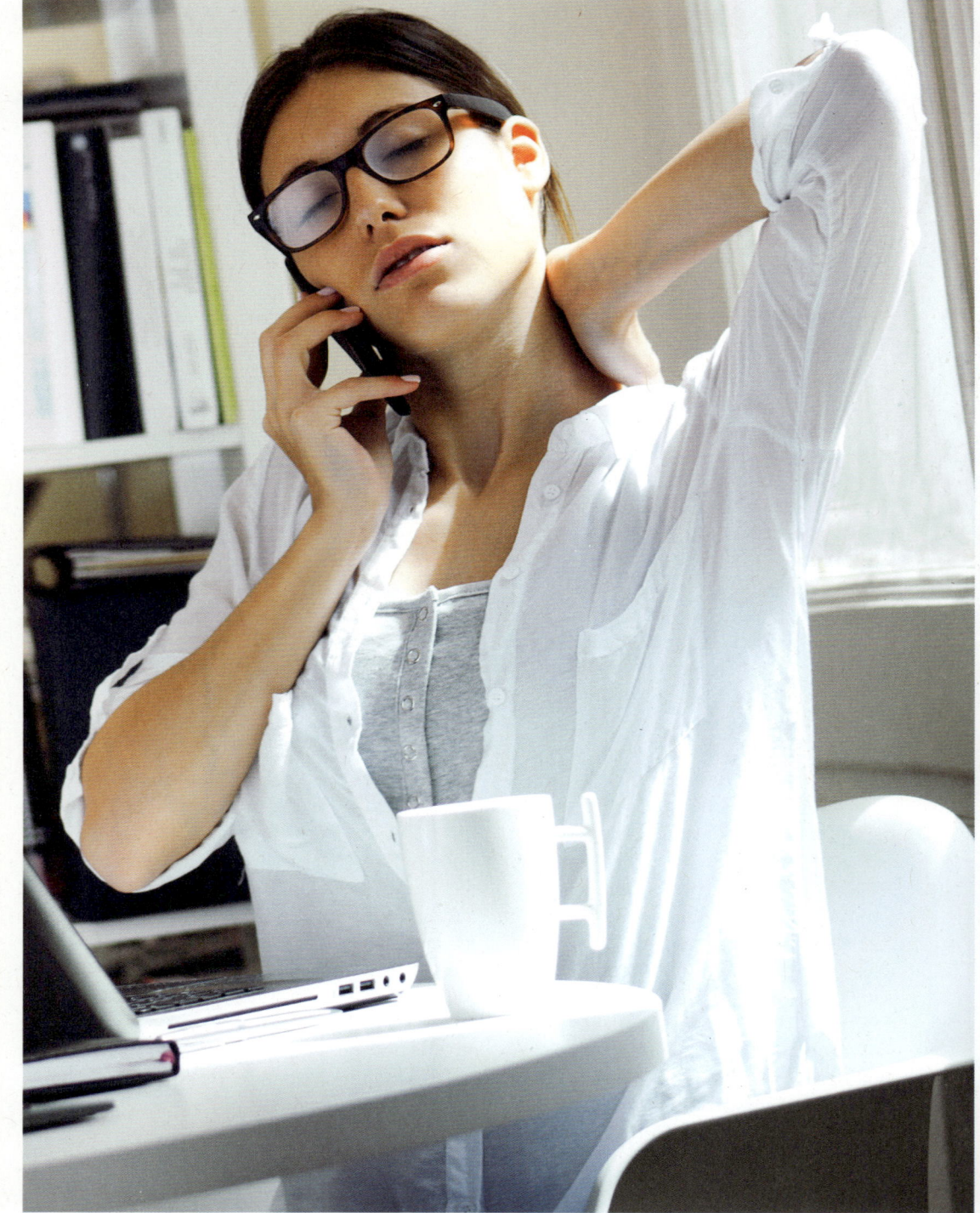

Tipps für den Alltag

Vielleicht denken Sie, nachdem Sie längere Zeit von Rückenschmerzen geplagt waren, Sie müssten nun, um weitere Schmerzepisoden zu vermeiden, rund um die Uhr eine Vielzahl von Verhaltensregeln einhalten, perfekt sitzen, stehen, gehen und schlafen. Entspannen Sie sich.

In den vorhergehenden Kapiteln haben Sie sich mit den wichtigsten Grundprinzipien vertraut gemacht, mit denen Sie wiederkehrenden und chronischen Rückenschmerzen wirksam vorbeugen können: Bewegung, Entspannung und Stressreduktion. In diesem Kapitel finden Sie Tipps für rückenfreundliches Sitzen, Liegen, Stehen, Gehen bei der Arbeit und in Ihrer Freizeit. Auch dort werden Sie die Grundprinzipien in Variationen wiederfinden. In der Tat ist es viel wichtiger, z.B. beim Sitzen am Schreibtisch immer wieder die Haltung zu wechseln, mal aufzustehen (Bewegung) und auf eine lockere Sitzweise zu achten (Entspannung), als eine vermeintlich ideale Körperstellung perfekt einzuhalten. Machen Sie sich keinen zusätzlichen Stress durch angeblich rückenschonende Verhaltensmaßregeln (Stressreduktion). Erstens ist es fraglich, ob man das Risiko für Rückenschmerzen überhaupt nennenswert beeinflussen kann, indem man sich strikt an solche Regeln hält. Zweitens erhöhen Stress und Anspannung das Risiko für länger anhaltende und wiederkehrende Rückenschmerzen.

Rückenfreundliches Sitzen

Wenn Sie im Sitzen arbeiten, dann sollten Sie nicht zu lange in ein und derselben Stellung verharren.

Sorgen Sie für Abwechslung und vergessen Sie dabei ruhig mal alle Benimmregeln. Dass eine sitzende Tätigkeit grundsätzlich mit einem erhöhten Rückenschmerzrisiko einhergehe, ist eine häufig geäußerte, aber unbewiesene Behauptung. Die Studien kamen zu widersprüchlichen Ergebnissen. Vor Kurzem wurde zwar festgestellt, dass eine lange Sitzdauer mit stärkeren Rückenschmerzen einhergeht; einen ursächlichen Zusammenhang zwischen Sitzdauer und Schmerzen kann man daraus aber nicht ableiten. Menschen, die im Sitzen arbeiten, können etwas zur Rückengesundheit beitragen, vor allem indem sie auf ausreichende Bewegung und eine gut trainierte Rumpfmuskulatur achten. Manche Firmen bieten daher für ihre Mitarbeiter sportliche Pausen an. Falls es an Ihrem Arbeitsplatz noch kein solches Angebot gibt: Vielleicht haben Sie Lust, sich mit Kollegen zusammenzutun und zu kurzen rückenfreundlichen Pausen zu verabreden. Das Lockerungsprogramm (siehe „Lockerungsübungen", S. 58–67) ist dafür bestens geeignet.

Recken, Strecken, Lümmeln

Vielleicht ist Ihnen aus alten Zeiten noch ein strenges „Sitz gerade!" im Ohr. Was noch bis weit in die zweite Hälfte des 20. Jahrhunderts als ehernes Gesetz im Namen von Anstand und Disziplin verfochten wurde, wird heute selbst in Chefetagen lockerer gehandhabt – und damit rückenfreundlicher. Auch beim Sitzen gilt die grundsätzliche Empfehlung, nicht lange in ein und derselben Haltung zu verharren, sondern immer wieder die Position zu wechseln. Strecken und recken Sie sich immer wieder mal zwischendurch, lehnen Sie sich zurück oder stützen Sie sich auf den Armlehnen Ihres Schreibtischstuhls ab. Legen Sie – wenn es Ihre Firmenetikette erlaubt und Sie gerade keinen Kundenkontakt haben – zwischendrin ruhig mal beim Telefonieren die Beine auf den Tisch oder stehen Sie dazu auf. Ein Stehpult – wenn nötig mit Zusatzmonitor und Tastatur – kann ebenfalls helfen, steife Sitzmonotonie zu überwinden.

Stuhleinstellung ändern

Um das aktive, abwechslungsreiche Sitzen zu fördern, sind Schreibtischstühle zu bevorzugen, bei denen Rückenlehne, Sitzhöhe, Kippung der Sitzfläche und Höhe der Armlehnen individuell einstellbar sind. Die Sitzfläche sollte entweder waagerecht oder leicht nach vorne gekippt und auf eine Hö-

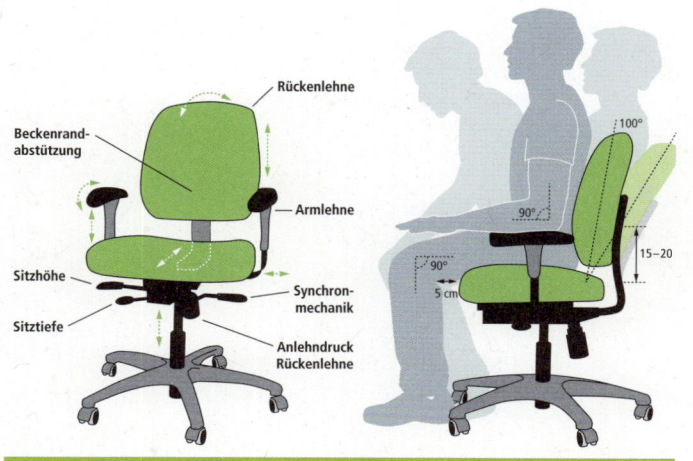

Rückenlehne

Beckenrand-abstützung

Armlehne

Sitzhöhe

Sitztiefe

Synchron-mechanik

Anlehndruck Rückenlehne

100°

90°

90°

5 cm

15–20

Gut sitzen
Einstellungen und
Sitzpositionen

he eingestellt sein, in der Ober- und Unterschenkel im rechten Winkel zueinander stehen. Die Arme ruhen locker auf den Armstützen, sodass sie in den Ellbogen etwa 90° angewinkelt sind. Die Rückenlehne ist als Standardhaltung nur leicht nach hinten geneigt, darf aber zum entspannten Lümmeln zwischendrin auch mal weiter nach hinten gekippt werden. Wer für zu Hause einen neuen Schreibtischstuhl braucht, kann unter www.test.de Empfehlungen finden..

Auch der Monitor sollte leicht verstellbar sein, damit er schnell an die jeweilige Sitzhaltung angepasst werden kann. Welchen Anforderungen Büromöbel genügen müssen, um Beschwerden im Bewegungssystem zu vermeiden, hat die Bundesanstalt für Arbeitsschutz und Arbeitsmedizin auf www.baua.de/de/Themen-von-A-Z/Bueroarbeit/Ergonomische-Anforderungen.html zusammengestellt. Ähnliches wie für Schreibtischstühle gilt auch für andere langfristig verwendete Sitzmöbel. Wenn Sie sich fragen, ob die Gegebenheiten in Ihrer Firma dem aktuellen Standard entsprechen, dann können Sie sich an Ihren Betriebsrat, Ihren

Arbeitsschutzbeauftragten oder Betriebsarzt wenden. Auch die Berufgenossenschaften bieten – angepasst an die jeweilige Branche – Handreichungen zum rückenfreundlichen Arbeitsplatz an.

Entspannt Auto fahren
Längere Autofahrten sind eine Herausforderung für des Fahrers Rücken. Dass die Füße ständig an den Pedalen, die Hände am Lenkrad sein müssen, begrenzt den Bewegungsspielraum und auch der mit dem Autofahren verbundene Stress begünstigt Muskelverspannungen. Wie Sie den Sitz richtig einstellen, steht in der Betriebsanleitung Ihres Fahrzeugs. Sie können es auch auf den Seiten des ADAC nachlesen. Gewöhnen Sie sich einen entspannten, defensiven Fahrstil und ein moderates Reisetempo an. Planen Sie von vornherein genügend Zeit für eine Fahrt ein, um nicht durch unvorhergesehene Verzögerungen zusätzlich unter Druck zu geraten. Nutzen Sie unfreiwillige Pausen wie im Stau oder an der Ampel, um sich zu strecken, alles zu bewegen und zu lockern, was während der Fahrt in Habachtstellung

bleiben muss – Zehen, Füße, Beine, Kreuz, Nacken, Schultern und Arme. Legen Sie ausreichend Pausen ein und gönnen Sie sich dabei einen kurzen Lauf übers Feld oder legen Sie dieses Buch ins Handschuhfach und machen mal wieder das „Lockerungsprogramm für zwischendurch" (S. 180–185). Wenn Sie müde sind, dann erlauben Sie sich ein Nickerchen; das baut Stress ab und senkt das Unfallrisiko.

Stehen und Gehen

Weil Bewegung Trumpf ist, geht Gehen über Stehen.

→ **Nutzen Sie Wartepausen** am Bahnhof oder an der Bushaltestelle, um sich noch ein wenig die Füße zu vertreten. Wenn Sie auf längeren Zugfahrten oder Flügen hin und wieder aufstehen und ein paar Schritte auf und ab gehen, dient das – zusammen mit ausreichender Flüssigkeitszufuhr – nicht nur Ihrem Rücken, sondern senkt auch das Risiko für lebensbedrohliche Lungenembolien. Auch im Supermarkt beim Stehen in der Warteschlange können Sie Ihrem Rücken und Ihrem Herz-Kreislauf-System etwas Gutes tun, indem Sie immer wieder Ihre Haltung verändern, das Gewicht vom einen Bein aufs andere verlagern und die Schultern lockern, etwa mit Übung 3 aus dem „Lockerungsprogramm für zwischendurch" (siehe S. 182). Wenn Sie sich zwischendrin mal anlehnen, an eine Wand oder eine Tischkante, oder wenn Sie einen Fuß auf einer Erhebung abstellen, etwa einer Kiste oder Treppenstufe, entlastet das ebenfalls den Rücken.

Gepufferte Sohlen nur beim Sport
Ob Sie beim Gehen Schuhe tragen und wenn ja, welche, scheint nach neueren Erkenntnissen kaum Einfluss auf die Belastung der Wirbelsäule einschließlich Bandscheiben zu haben. Erst bei sportlichen Betätigungen, etwa Joggen, bei denen die Ferse mit höherer Wucht auf den Boden aufprallt als beim Gehen, fällt die Beschaffenheit der Sohle mit anderen Faktoren – etwa der Härte des Bodens – ins Gewicht. Auch für Gehen und Stehen gilt: Die damit verbundenen Belastungen steckt ein trainierter Rücken wesentlich besser weg als ein untrainierter.

Vom kleinen Unterschied
Rechtes und linkes Bein sind selten genau gleich lang. Bei etwa zwei von drei Men-

schen macht die Längendifferenz der Beine 10 mm oder mehr aus. Unter 15 mm bleibt der Unterschied meist unbemerkt und bedarf keiner Behandlung – die Stellung von Becken und Wirbelsäule gleichen diesen kleinen Unterschied problemlos aus. Im Erwachsenenalter kann eine Beinlängendifferenz von 20 mm oder mehr Fehlbelastungen von Wirbelsäule, Hüft- und Kniegelenken sowie Fußfehlstellungen nach sich ziehen. In der Regel genügt eine Absatzerhöhung zum Ausgleich. Sollte die Beinlänge bei Ihnen noch nie gemessen worden sein und Ihre Beschwerden anhalten, empfiehlt es sich, das von einem Orthopäden nachholen zu lassen.

Heben und Tragen

Sie wissen schon, was kommt? Wetten, Sie wissen es nicht?

Vielleicht denken Sie, was unter der Überschrift „Tipps zum rückenfreundlichen Heben und Tragen" kommt, kennen Sie schon längst. All das, was nun auf vielen Seiten mit detaillierten Anleitungen und Bildern zum „richtigen" Heben und Tragen kommen würde, wenn dies hier ein gewöhnlicher Ratgeber wäre. Dabei wäre vom Abstand der Last zum Körperschwerpunkt die Rede, vom Bewegungssektor, innerhalb dessen Sie Lasten heben sollten, und von beinachsengerechter Beinstellung. Manche Ratgeber vermitteln den Eindruck, sie seien Fachliteratur für Biomechanik-Ingenieure und das Anheben einer Getränkekiste dürfe man sich nur noch mithilfe eines Winkelmessers, eines Maßbands und im Beisein eines staatlich geprüften Ergotherapeuten zumuten. Sie dürfen sich nun aber entspannen und all diese schlauen Ratschläge getrost in den Wind schlagen: Für keinen davon ist jemals auch nur der geringste messbare Nutzen in geeigneten Studien nachgewiesen worden.

Das Einzige, was wir Ihnen zu Heben und Tragen sowie zu allen anderen alltäglichen Arbeiten und Bewegungsabläufen raten können: Bewegen Sie sich, und zwar so locker und abwechslungsreich wie möglich. Haben Sie keine Angst, etwas falsch zu machen. Bewegen Sie sich so, dass Sie sich gut dabei fühlen. Denken Sie möglichst wenig darüber nach und freuen Sie sich einfach an Ihrer Beweglichkeit, an Ihren Lieblingsaktivitäten und daran, wie sich Ihr Körper dabei anfühlt. Vertrauen Sie darauf, dass der Rücken von Natur aus extrem stabil und belastbar ist, dass Sie ihn dafür nicht erst lang im Fitnessstudio stählen müssen. Auch was eine auf Rückenfitness spezialisierte Kette verspricht, „ein starker Rücken kennt keinen Schmerz", wurde wissenschaftlich bislang nicht bewiesen. Was gegen diese kategorische Behauptung spricht, ist, dass selbst durchtrainierte Sportprofis nicht vor Rückenschmerzen gefeit sind.

Liegen

Die waagerechte Körperlage – nachts im Bett oder mittags auf der Couch – ist Balsam für den Rücken.

Etwa ein Drittel unseres Lebens verbringen wir im Bett. Beim Schlafen erholt sich der gesamte Organismus. Um die Wirbelsäule optimal zu entlasten, ist eine flache, waagerechte Schlafposition ideal. Auf den Bandscheiben lastet den ganzen Tag über ein Teil des Körpergewichts und bei manchen Tätigkeiten, wie Heben oder Tragen, sogar ein Vielfaches davon. Im Liegen – ob auf dem Rücken, der Seite oder dem Bauch – werden die Bandscheiben entlastet. Sie ziehen dabei Flüssigkeit aus der Umgebung, werden gewissermaßen aufgepumpt, gewinnen damit an Volumen und Festigkeit und können ihre Aufgabe als Stoßdämpfer wieder besser erfüllen. Schlafen hilft zudem, Stress abzubauen und die Muskulatur zu entspannen. Auch wenn Sie sich tagsüber mal hinlegen, ist das Balsam für Ihre Wirbelsäule.

Wie man sich bettet …

Oft wird behauptet, eine gute Matratze, die die Wirbelsäule gleichmäßig stützt, trage während der Nachtruhe zusätzlich zu deren zur Regeneration bei; das wurde aber nie in geeigneten Studien bewiesen. Das gilt auch für Lattenroste: Flexible Modelle zeigten in Bezug auf die Rückengesundheit keinen Vorteil gegenüber einfachen, selbst gezimmerten Rosten.

Gegen die Vermutung, es komme nur auf die richtige Liegeunterlage an, spricht die Tatsache, dass sich je nach Kultur sehr unterschiedliche Schlafstätten über viele Jahrhunderte bewährt haben, vom japanischen Futon in Japan über die Hängematte in Süd- und Mittelamerika, das Ofenbett in Nord- und Ostasien, bis zum indischen Charpai, einem mit Bändern oder Schnüren bespannten Rahmen.

Das half einer Zahnärztin

Das folgende Beispiel zeigt, wie körperbewusstes Alltagsverhalten Rückenschmerzen lindern kann. Denken Sie aber daran, dass jeder Mensch anders ist und ein Beispiel nie für alle gilt.

Na prima! Erst vor einem Vierteljahr die Kreuzbandoperation am Knie und jetzt schon wieder ein Tag nach dem andern diese fiesen Schmerzen im unteren Rücken. Ausgerechnet jetzt, wo mir die Patienten die Bude einrennen und ich kaum dazu komme, mich zwischendurch mal hinzusetzen, wenigstens kurz, um was zu essen oder einen Kaffee zu trinken. Bei meinem Job mit dem ständigen vornübergeneigten Stehen ist es ja kein Wunder, wenn ich Rückenschmerzen bekomme. Ich bin mir ganz sicher, dass es mit meiner der Arbeit zu tun hat; je länger ich in der Praxis stehe, desto schlimmer werden die Schmerzen, und im Urlaub wird es ja gleich viel besser.

„Funktionelle Rückenschmerzen" und Besuch der Rückenschule

O.k., jetzt habe ich kapiert, wie ich meinem Rücken was Gutes tun kann. Ich muss mich noch ein bisschen dran gewöhnen und manchmal falle ich in alte Gewohnheiten zurück, aber es klappt schon immer besser. Immer schön den Rücken stabilisieren beim Vorbeugen, möglichst viel Haltungswechsel und zwischendurch mal lockern, die Patienten und meine Instrumente immer auf optimale Arbeitshöhe fahren. Meine Helferinnen wissen Bescheid, die erinnern mich sogar an die Kaffeepause, was wäre ich nur ohne die. Ich kümmere mich nun täglich um ausreichend Bewegung und Entspannung: Montag Pilates, Mittwoch und Freitag geht's ins Fitnessstudio, Dienstag, Donnerstag und Samstag mache ich zu Hause Übungen oder einfach Sockendisko mit meinem Mann. Wenn es besonders anstrengend war bei der Arbeit, dann mache ich die Übungen zur progressiven Muskelentspannung; die kenne ich aus der Reha. Morgen ist schon die zehnte und damit letzte Stunde Physiotherapie. Aber mein Rücken ist schon deutlich entspannter und die Hinweise, wie Stress, psychische Anspannung, Muskelverspannungen und Schmerzen bei mir zusammenhängen, waren Gold wert.

Sechs Wochen später

Puuh, bin ich froh, dass ich damit nun die Kurve gekriegt habe. Schmerzen habe ich nur noch ab und zu, an besonders langen und heftigen Arbeitstagen. Der Schmerz ist mein Warnsignal, so werde ich immer wieder mal dran erinnert, dass es sich lohnt, am Ball zu bleiben und gut für mich zu sorgen.

Lässt der Schmerz nicht nach

Nicht immer bedürfen Rückenschmerzen, die länger als sechs Wochen anhalten, einer Behandlung. Viele haben sich mit den Restschmerzen arrangiert und kommen klar. Sollte das nicht der Fall sein, kommt es auf den richtigen Therapiemix an.

Sie haben nun bereits seit sechs oder mehr Wochen Rückenschmerzen, obwohl Sie damit so verfahren sind, wie in diesem Buch empfohlen? Sie sehen keinen Weg, sich mit den Schmerzen, die Sie jetzt noch haben, zu arrangieren und fühlen sich in Ihrer Aktivität eingeschränkt? Dann ist es jetzt an der Zeit, die Diagnose zu überprüfen, und zwar, was das komplexe Zusammenspiel körperlicher, seelischer und zwischenmenschlicher Faktoren betrifft. Um diesen biopsychosozialen Aspekt angemessen zu berücksichtigen, empfehlen wir Ihnen das Gespräch mit einem psychologischen Psychotherapeuten oder mit einem Arzt, der in diesen Dingen geschult ist – einem Hausarzt, Orthopäden oder Neurologen mit Zusatzbezeichnung Psychotherapie, einem Facharzt für Psychosomatische Medizin und Psychotherapie oder einem Facharzt für Psychiatrie und Psychotherapie. Ideal ist, wenn Sie sich an eine interdisziplinäre Schmerzpraxis oder an die Schmerzambulanz einer Klinik wenden. Nach dem eingehenden Gespräch mit Ihnen und der Auswertung Ihrer Befunde setzen sich dort Spezialisten für Wirbelsäulenerkrankungen, Schmerztherapie und Psychotherapie an einen Tisch und beraten, was es in Ihrem Fall braucht, um einer Chronifizierung Ihrer Schmerzen vorzubeugen. Bestätigt sich dabei die Diagnose „funktionelle Rückenschmerzen", dann liegt jetzt der Schwerpunkt der Behandlung auf der Bewegungstherapie unter Anleitung eines Physiotherapeuten sowie auf Entspannungsübungen und weiteren Gesprächen mit dem Psychotherapeuten.

Multimodale Therapie

Je länger funktionelle Rückenschmerzen anhalten, desto eher heißt es nicht kleckern, sondern klotzen: Alle Register der aktiven Maßnahmen müssen gezogen werden, und zwar gleichzeitig: Bewegung, Stressreduktion und Psychotherapie. Eventuell kommt das Team aus orthopädischen, schmerz- und psychotherapeutischen Experten, das Sie zurate gezogen haben, zur Überzeugung, dass bei Ihnen eine intensive multimodale Behandlung angezeigt ist. Multimodal heißt, dass viele Methoden miteinander

Multimodale Therapie

Wenn funktionelle Rückenschmerzen länger anhalten als sechs Wochen, dann müssen mehrere aktive Maßnahmen gleichzeitig zum Zug kommen.

Ärztliche Behandlung:

Die meisten Betroffenen nehmen beim Eintritt in ein multimodales Behandlungsprogramm bereits seit Wochen Schmerzmittel. Sie brauchen jetzt einen Arzt, der Sie zur Eigeninitiative ermutigt, denn alles hängt nun von Ihnen ab: von Ihrer Bereitschaft, aktiv zu werden, körperlich (S. 37) und mental.

Psychotherapeutische Methoden:

Entspannungs- und Stressbewältigungstechniken, Gruppen- oder Einzeltherapie. Ziel ist es, die Erfahrung zu machen, dass Sie durch eigenes Zutun und auf Ihre persönliche Weise Ihr Wohlbefinden entscheidend verbessern können.

Arbeitsorientiertes Training:

Um eine möglichst frühzeitige Rückkehr an Ihren Arbeitsplatz zu fördern, üben Sie unter Anleitung eines Ergotherapeuten gezielt Bewegungs- und Handlungsabläufe, die typisch für Ihre berufliche Tätigkeit sind.

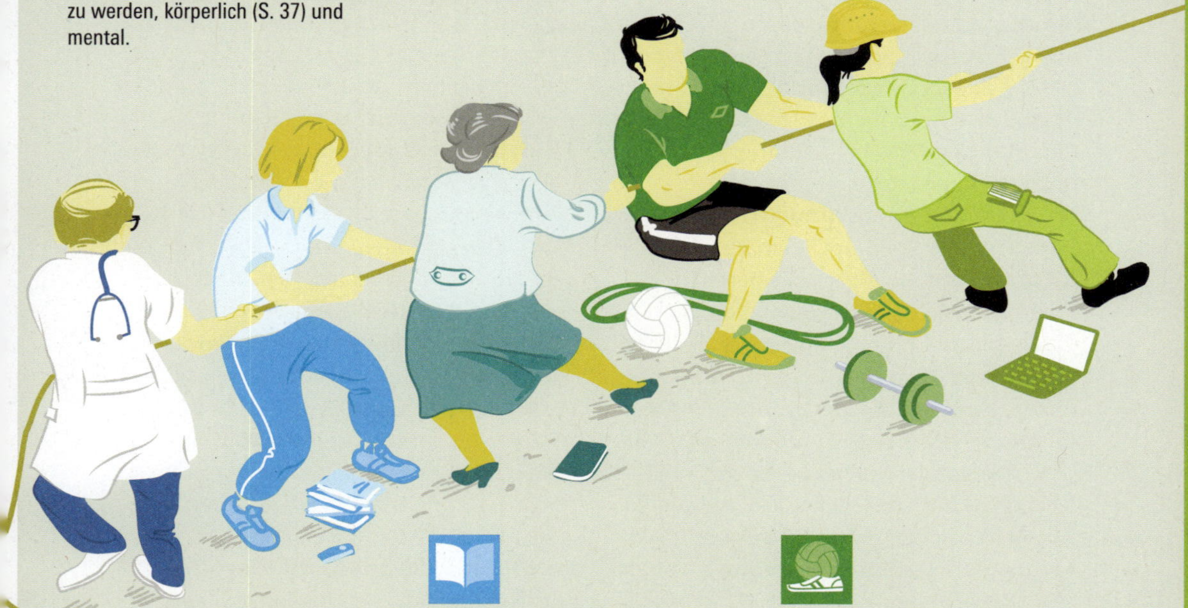

Information und Schulung:

In einem Kurs können Sie lernen, wie die Wirbelsäule aufgebaut ist und funktioniert (S. 12), wie Schmerzen entstehen (S. 18), warum aktive Bewegung (S. 37) und Entspannung (S. 69) so wichtig und welche Tipps für den Alltag wirklich sinnvoll sind.

Sport- und Bewegungstherapie:

Dazu gehören in der Regel Rückenübungen nach Anleitung durch einen Physiotherapeuten aber auch Sport in der Gruppe, einschließlich Ausdauer- und Krafttraining, oft auch Ballsport, etwa Volleyball.

kombiniert werden. Intensive multimodale Therapieprogramme mit über 100 Stunden wirken nachweislich besser als weniger intensive. Daher geht ein solches Behandlungsprogramm meist über mehrere Wochen und erfolgt in einer Akut- oder Rehaklinik, oder auch teilstationär, ähnlich einer Tagesklinik, in der Sie sich nur tagsüber aufhalten; geschlafen wird zu Hause. Manche ambulante Einrichtungen bieten zwar auch multimodale Behandlungsprogramme an, das therapeutische Spektrum kommt dabei aber in der Regel nicht an das einer stationären oder teilstationären Einrichtung heran. Ein multimodales Behandlungsprogramm umfasst folgende Kernelemente:

- **ärztliche Behandlung:** Die meisten Betroffenen nehmen beim Eintritt in eine multimodale Therapie bereits seit Wochen Schmerzmittel und das als einzige Maßnahme. Dann geht es nicht darum, die Dosis der Medikamente weiter zu erhöhen, denn das erhöht nicht nur das Nebenwirkungs- und Abhängigkeitsrisiko, sondern bleibt bei länger anhaltenden funktionellen Rückenschmerzen auch meistens erfolglos. Ähnliches gilt für andere passive Maßnahmen, vor allem, wenn diese als einzige Therapie eingesetzt werden. Wenn sich die Arztbesuche darauf beschränken, dass Ihnen ein weiteres Rezept und eine weitere Krankschreibung ausgestellt werden, kommen Sie aus der Inaktivitäts-Sackgasse nicht heraus.

- **Information und Schulung:** In einem Kurs können Sie sich in Erinnerung rufen und vertiefen, was Sie in hier lesen können: wie die Wirbelsäule aufgebaut ist und funktioniert, wie Schmerzen entstehen, warum Bewegung und Entspannung so wichtig und welche Tipps für den Alltag sinnvoll sind.

- **Sport- und Bewegungstherapie:** Dazu gehören in der Regel Rückenübungen nach Anleitung durch einen Physiotherapeuten, aber auch Sport in der Gruppe, einschließlich Ausdauer- und Krafttraining, oft auch Ballsport.

- **psychotherapeutische Methoden:** Dazu kann das Erlernen von Entspannungs- und Stressbewältigungstechniken gehören oder auch psychotherapeutische Einzel- oder Gruppensitzungen.

- **arbeitsorientierte Trainingsprogramme:** Um eine möglichst frühe Rückkehr an den Arbeitsplatz zu fördern, üben Sie gezielt Bewegungs- und Handlungsabläufe, die typisch für Ihre Tätigkeit sind. In der Regel sind es Ergotherapeuten, die Sie dabei anleiten.

Reha und Wiedereingliederung

Zufriedenheit am Arbeitsplatz ist einer der wirksamsten Schutzfaktoren gegen wiederkehrende Rückenschmerzen. Es geht also bei einer Reha-Maßnahme nicht nur darum, möglichst schnell wieder zu arbeiten, sondern auch mit mehr Freude und Sinnerfüllung. Ein multimodales Therapieprogramm kann im Rahmen der Krankheitsbehandlung oder einer Rehabilitationsmaßnahme erfolgen. Die Kosten übernimmt im ersten Fall die Krankenversicherung. Eine Rehabilitationsmaßnahme beantragen erwerbsfähige Patienten beim zuständigen Rentenversicherungsträger. Bei Nichterwerbstätigen ist meistens die Krankenversicherung zuständig. Bewilligt werden in der Regel drei Wochen. Die Kosten werden übernommen, abzüglich 10 Euro Eigenanteil pro Tag.

Sind Sie an einer Klinik operiert worden, dann kann diese Klinik einen Antrag auf eine Anschlussheilbehandlung (AHB) stellen. Andere Formen der Rehabilitationsbehandlung können auch vom niedergelassenen Vertragsarzt gestellt werden. Da Sie die Rehaklinik meist frei wählen können, macht es Sinn, sich vor dem Aufenthalt in der Akutklinik über die infrage kommenden Kliniken zu informieren. Achten Sie dabei vor allem darauf, ob das therapeutische Angebot der Klinik die genannten Kernelemente einer multimodalen Therapie umfasst.

Berufliche Situation überdenken

Rehabilitation stellt die berufliche Wiedereingliederung in den Vordergrund. Neben den Kernelementen der multimodalen Therapie umfasst sie Beratungsgespräche, in denen Sie Ihre berufliche Situation überdenken können und in denen Sie bei Bedarf Hilfestellungen zu einer beruflichen Neuorientierung erhalten. Zufriedenheit am Arbeitsplatz ist ein wirksamer Schutzfaktor gegen wiederkehrende Rückenschmerzen. Deswegen ist das Überdenken der Arbeitsplatzsituation eines der wichtigsten Elemente einer Reha-Maßnahme bei funktionellen Rückenschmerzen. Ob der Behandlungserfolg, den Sie im Rahmen der Rehabilitation erreicht haben, anhält, hängt vor allem davon ab, ob Sie herausfinden konnten, wie Sie aktiv auf Ihren Schmerz einwirken können. Die entscheidende Frage, wie Sie ein Zurückfallen in alte Verhaltensmuster nach der Heimkehr vermeiden können, wird in Beratungsgesprächen bearbeitet.

Wiedereingliederungsplan

Wenn Sie seit längerer Zeit arbeitsunfähig gemeldet und noch nicht voll belastbar sind, kann Ihr Arzt in Rücksprache mit Ihrem Arbeitgeber und Ihrer Krankenkasse einen Wiedereingliederungsplan erstellen. Das heißt, dass Sie zunächst mit einer reduzierten Stundenzahl wieder ins Arbeitsleben einsteigen. In der Übergangszeit von maximal 26 Wochen erhalten Sie weiterhin Krankengeld von Ihrer Krankenkasse.

Wer wegen einer schweren Rückenerkrankung und trotz aller therapeutischen Bemühungen seine bisherige berufliche Tätigkeit nicht mehr ausüben kann, für den bleibt noch der Weg, bei seiner Rentenversicherung einen Antrag auf Teilhabe am Arbeitsleben, auch berufliche Rehabilitation, zu stellen. Auf diesem Weg können Sie finanzielle Unterstützung für eine Umschulung oder Weiterbildung erhalten.

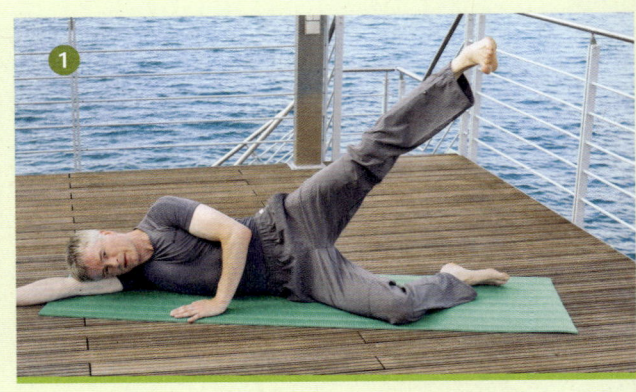

Übungsprogramm zu Hause

Hier finden Sie einfache Kraft- und Beweglichkeitsübungen, die sich als „Basisprogramm" eignen.

→ Stabilisieren

Wichtig ist, dass Sie alle Übungen langsam und präzise ausführen. Achten Sie darauf, Ihre Wirbelsäule durch Anspannung der Bauch- und Beckenbodenmuskulatur zu stabilisieren. Ziehen Sie dazu Ihren Bauchnabel nach innen zur Wirbelsäule und spannen Sie Ihre Schließmuskeln an.

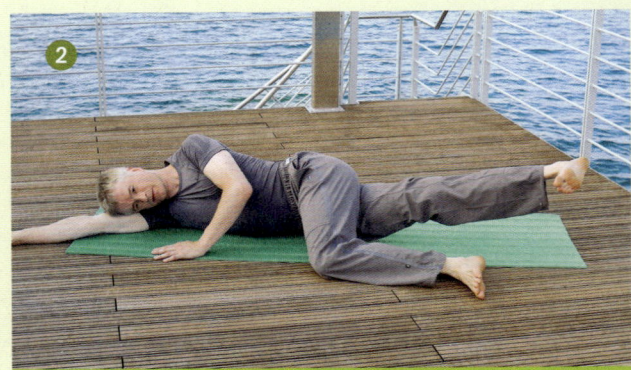

Übung 1: Beinheber

Der Beinheber kräftigt die Hüft-, Po- und Oberschenkelmuskulatur.
Wichtig: Während der gesamten Übung den Rumpf mit den Bauchmuskeln stabil halten und gleichmäßig atmen.

▸ Legen Sie sich auf die rechte Seite. Der Kopf ruht auf dem rechten ausgestreckten Arm, mit der linken Hand stützen Sie sich vor der Brust ab. Das obere Bein ist ausgestreckt, das untere idealerweise im 90°-Winkel angezogen, bei wackeliger Stabilität auch etwas flacher.

▸ Ziehen Sie beim Ausatmen den Nabel ein und machen Sie die Wirbelsäule lang. Die Lendenwirbelsäule liegt nicht auf dem Boden auf.

▸ Heben und senken Sie nun das linke Bein achtmal so hoch Sie können, ohne die Rumpfstabilität zu verlieren. Die Füße sind angezogen.

▸ Danach Seite wechseln und das rechte Bein achtmal heben und senken.

▸ Legen Sie sich nun wieder auf die rechte Seite, diesmal mit ausgestrecktem unteren und angewinkeltem oberen Bein.

▸ Heben und senken Sie jetzt das untere (rechte) Bein – so hoch Sie können, ohne die Rumpfstabilität zu verlieren – achtmal und wechseln Sie danach die Seite.

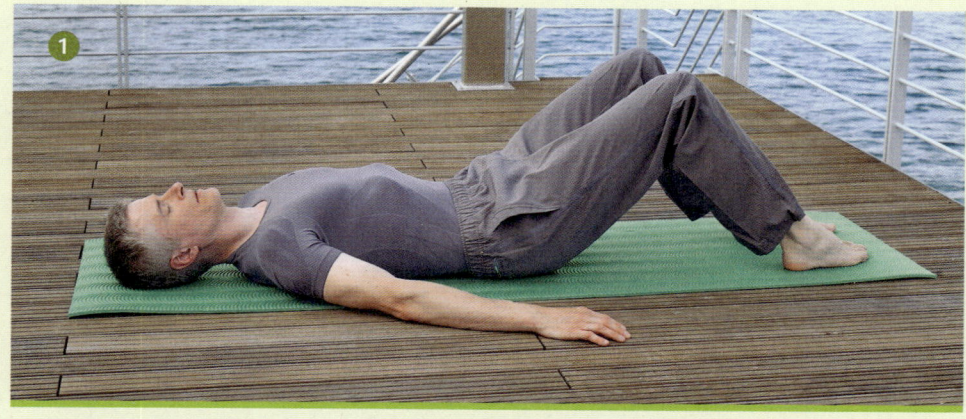

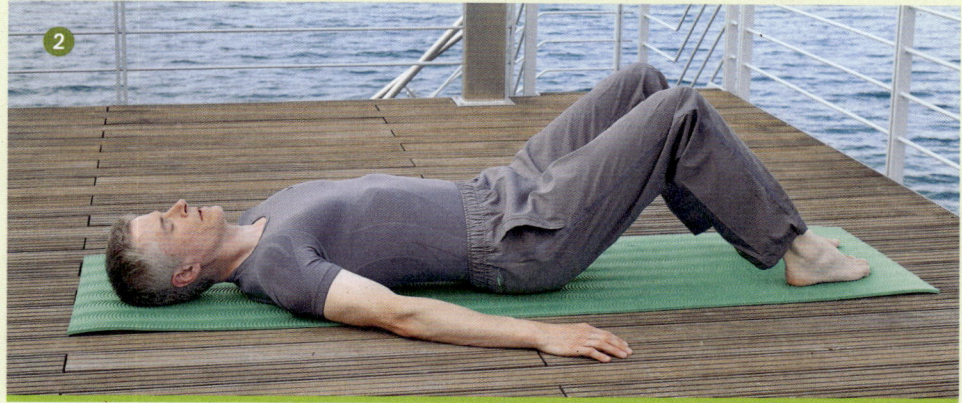

Übung 2: Becken kippen

Eine gute Vorübung zur Entspannung und Einstimmung ist das „Beckenkippen im Liegen" von Seite 59:

Wichtig: Die Bewegung soll vom Becken ausgehen, nicht von der Lendenwirbelsäule. Kontrollieren Sie die Beckenbewegung mit den Händen.

▶ Legen Sie sich in Rückenlage auf eine Matte oder warme Decke und stellen Sie die Beine hüftbreit geöffnet auf. Die Arme liegen entspannt seitlich neben dem Körper, der Blick ist zur Decke gerichtet.

▶ Atmen Sie langsam aus, spannen Sie dabei die Bauch- und Gesäßmuskeln an und drücken Sie die Lendenwirbelsäule nach unten, bis sie flach auf dem Boden liegt. Dabei kippt das Becken automatisch nach oben.

▶ Atmen Sie nun langsam wieder ein und senken das Becken nach unten ab; dabei wölbt sich die Lendenwirbelsäule leicht, ohne ein Hohlkreuz zu bilden.

▶ Wiederholen Sie die Übung fünfmal und konzentrieren Sie sich dabei auf die sanfte Bewegung im Becken.

Beginnen Sie Ihr Programm am besten immer mit dieser einfachen Übung zur Beckenmobilisation, und fahren Sie dann fort mit der „Schulterbrücke".

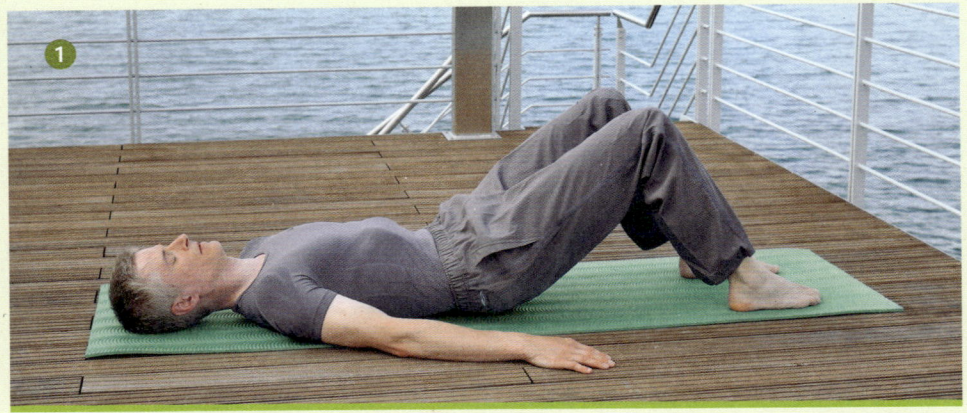

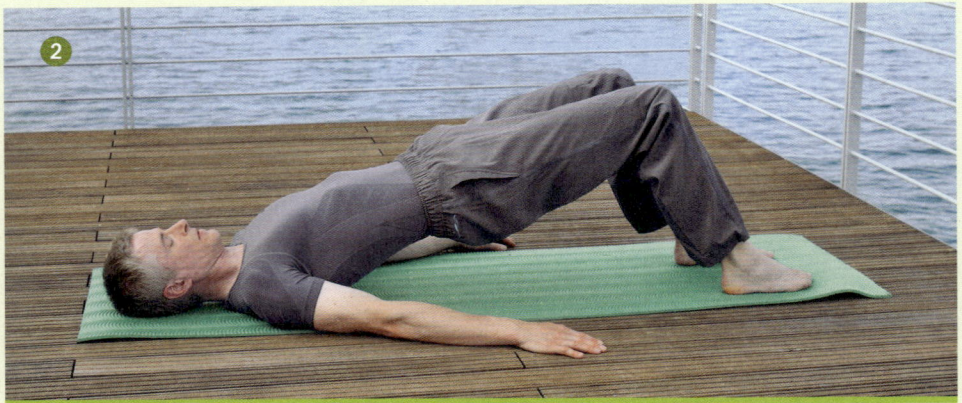

Übung 3: Schulterbrücke

Diese Übung hält Ihre Wirbelsäule beweglich und trainiert die Rumpf-, Gesäß- und Oberschenkelmuskulatur.

▶ Legen Sie sich in Rückenlage auf den Boden und stellen Sie die Beine hüftbreit geöffnet auf. Die Arme liegen entspannt seitlich neben dem Körper, der Blick ist zur Decke gerichtet. Die Füße bleiben während der gesamten Übung parallel auf dem Boden.

▶ Sie spannen die Bauch- und Gesäßmuskeln an und drücken die Lendenwirbelsäule zum Boden.

▶ Mit dem Ausatmen rollen Sie Ihre Wirbelsäule nun von unten nach oben Wirbel für Wirbel langsam vom Boden ab, bis nur noch Ihre Schulterblätter Bodenkontakt haben.

▶ Atmen Sie ein und ziehen Sie das Becken noch ein wenig nach oben, sodass Ihr Körper zwischen Knien und Schultern eine gerade Linie bildet. Dabei ruht das Gewicht auf den Schulterblättern (nicht auf dem Nacken!).

▶ Mit dem Ausatmen rollen Sie nun zuerst die Brustwirbel, dann die Lendenwirbel langsam wieder zurück.

▶ Fünfmal wiederholen.

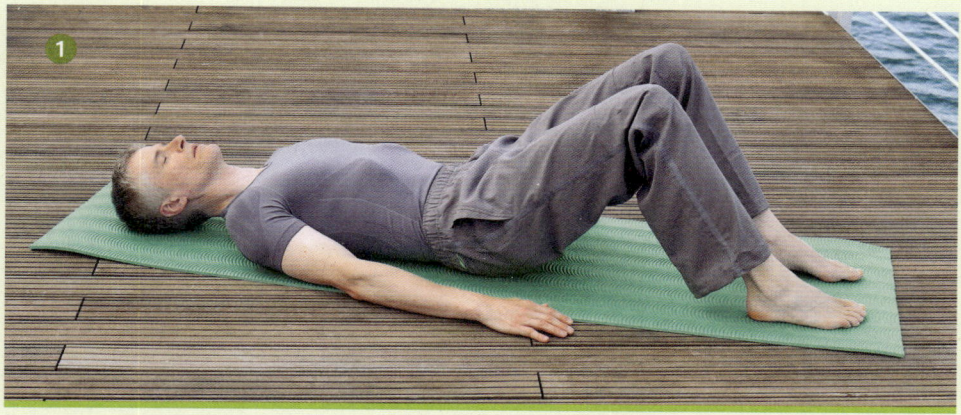

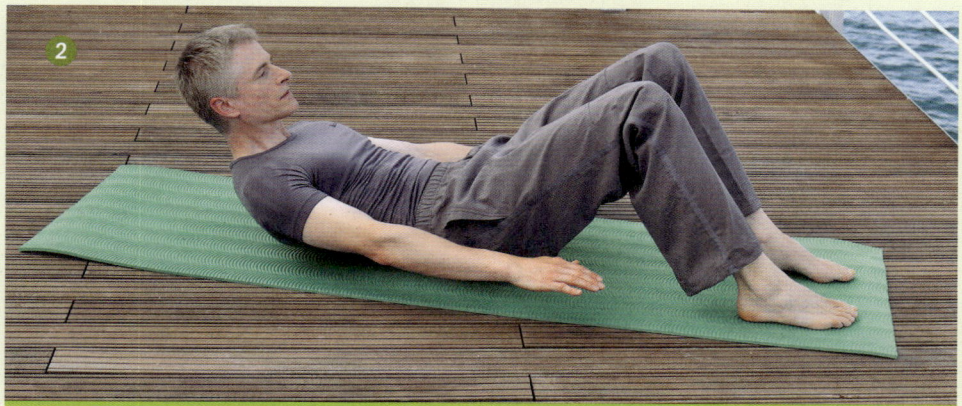

Übung 4: Gerade Bauchpresse

Mit dieser Übung kräftigen Sie Ihre gerade Bauchmuskulatur.

Wichtig: Die Bauchmuskulatur bleibt während der gesamten Übung angespannt, die Lendenwirbelsäule bleibt am Boden.

▶ Stellen Sie in der Rückenlage die Beine auf. Die Arme liegen neben dem Körper. Ziehen Sie den Bauchnabel ein und drücken Sie die Lendenwirbelsäule zum Boden. Mit dem Ausatmen heben Sie zuerst den Kopf, dann die Brustwirbelsäule Wirbel für Wirbel an, möglichst bis sich die Schulterblätter vom Boden gelöst haben. Schultern und Arme bewegen sich dabei nur leicht mit nach vorn und oben. Der Blick ist auf die Knie gerichtet.

▶ Atmen Sie ein und halten Sie die Spannung einige Sekunden. Dann wieder ausatmen und den Oberkörper „wirbelweise" abrollen.

▶ Fünfmal wiederholen.

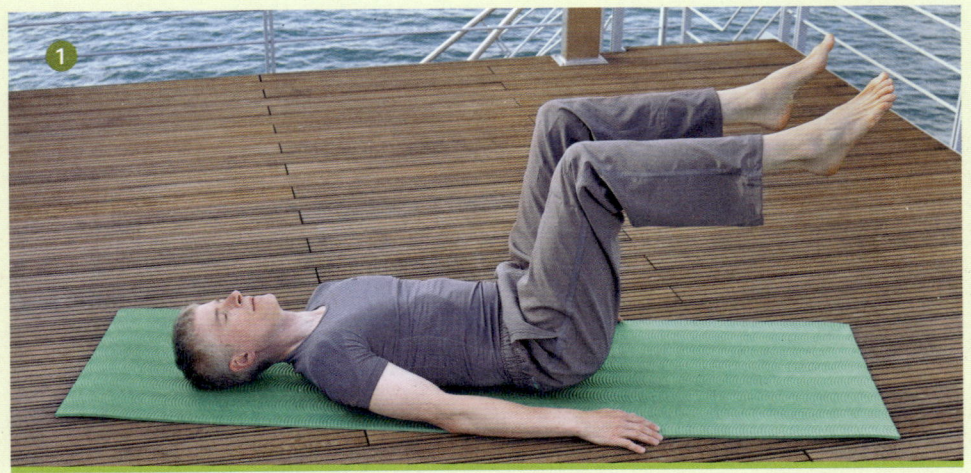

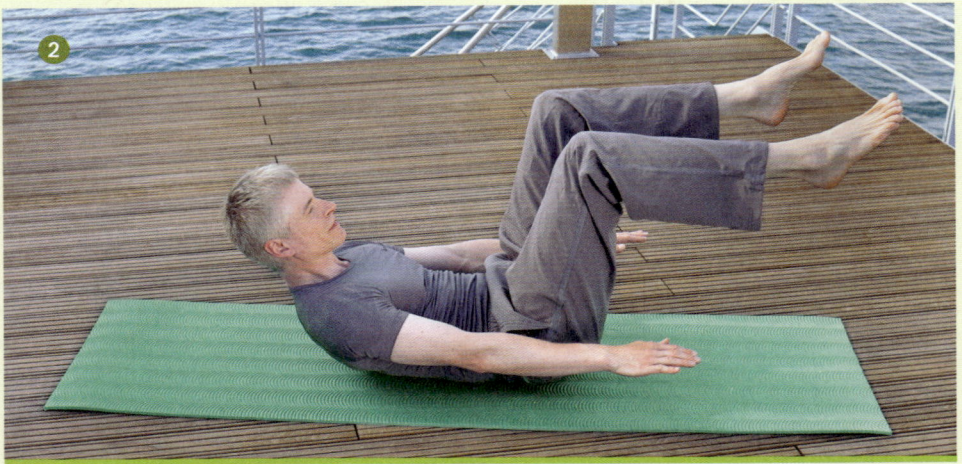

Variante 1: Sie steigern die Trainingswirkung, wenn Sie die Beine während der Übung ohne Aufstützen im 90°-Winkel oben halten.

Variante 2: Diese Übung können Sie auch in der Stufenlagerung ausführen.

→ **Besser trainieren**

Sie können die Trainingswirkung aller Übungen verstärken, wenn Sie nach einer gewissen Zeit des Trainings die Zahl der Wiederholungen steigern.

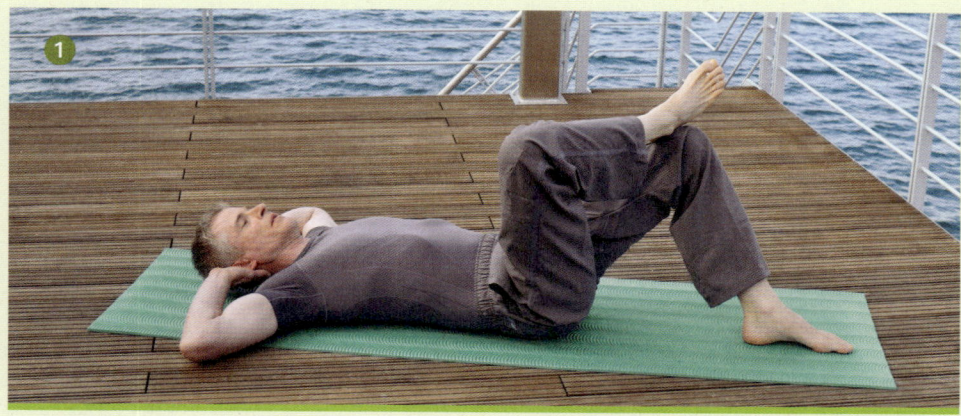

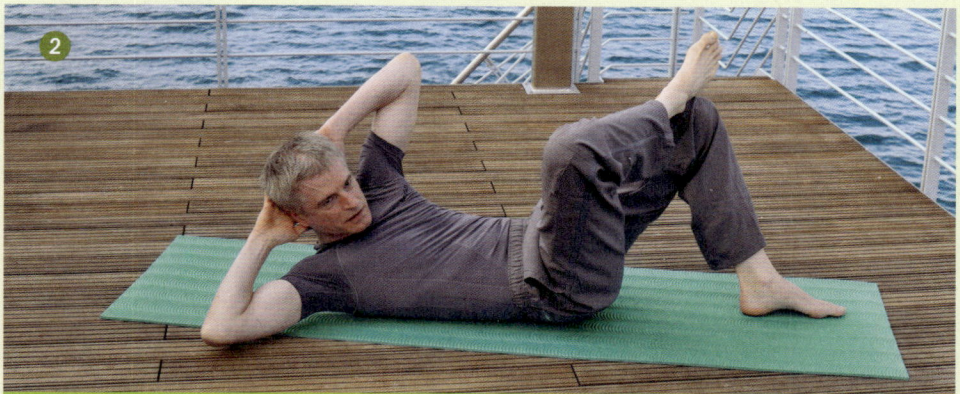

Übung 5: Diagonale Bauchpresse

Mit dieser Übung kräftigen Sie Ihre schräge Bauchmuskulatur.

Wichtig: Die Lendenwirbelsäule mithilfe der Bauchmuskulatur am Boden halten, den linken beziehungsweise rechten Fuß jeweils kräftig in den Boden drücken. Den Kopf nur leicht stützen, nicht mit den Händen nach vorn ziehen. Die Ellbogen bleiben nach hinten, die Schulterblätter nach unten gerichtet.

▶ Stellen Sie in der Rückenlage das linke Bein auf und legen Sie den rechten Fuß mit dem Außenknöchel auf das linke Knie. Verschränken Sie die Hände unter dem Hinterkopf.

▶ Mit dem Ausatmen ziehen Sie den Nabel ein, drücken die Lendenwirbelsäule zum Boden und heben den Oberkörper an, bis sich die Schulterblätter vom Boden gelöst haben. Dabei drehen Sie ihn nach rechts: Der linke Ellbogen zeigt zum rechten Knie, Sie blicken am rechten Oberschenkel vorbei in den Raum.

▶ Einatmen und Spannung halten, beim Ausatmen den Oberkörper langsam wieder zurückrollen.

▶ Zu jeder Seite dreimal wiederholen.

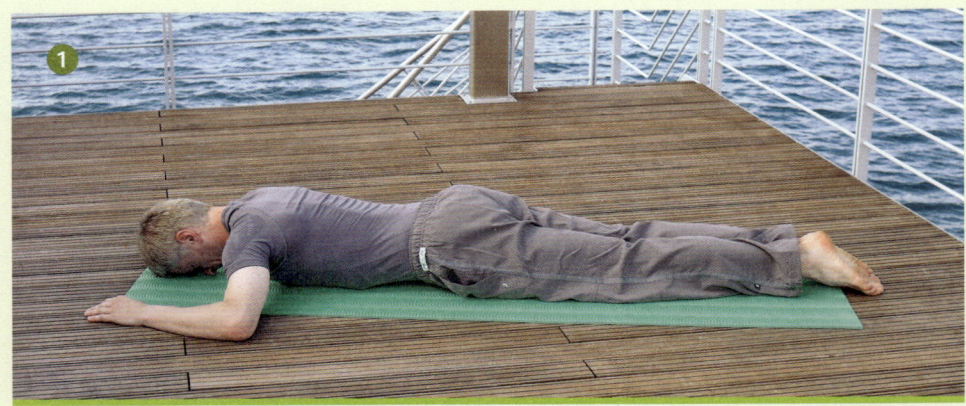

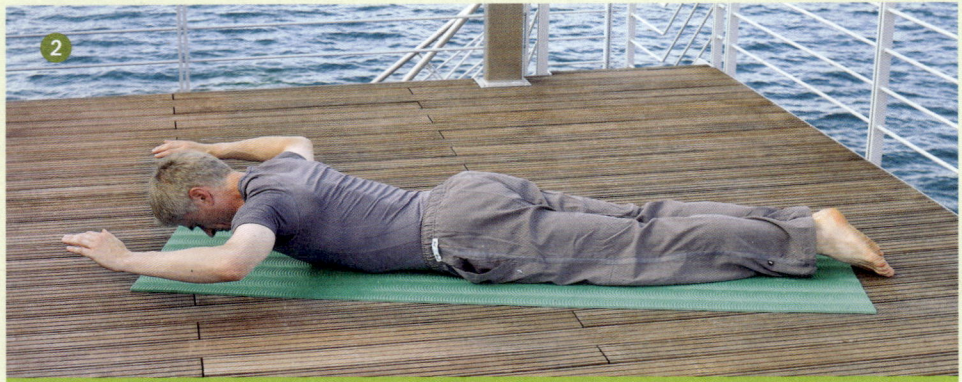

Übung 6: Rumpfheber

Mit dem Rumpfheber trainieren Sie Ihre tiefen Rückenmuskeln. Wichtig: Der Bauch und das Becken bleiben während der gesamten Übung flach am Boden.

▶ Legen Sie sich flach auf den Bauch, die Arme ruhen angewinkelt neben dem Körper, die Hände neben dem Kopf. Die Stirn ist auf den Boden gesenkt, die Bauch- und Gesäßmuskeln sind angespannt.

▶ Langsam ausatmen, dabei den Nabel zur Wirbelsäule ziehen und zuerst die Arme, dann den Oberkörper um wenige Zentimeter anheben. Dabei weiter nach unten blicken. Spannung kurz halten.

▶ Mit dem Einatmen Arme und Oberkörper langsam absenken, locker lassen.

▶ Sechsmal wiederholen.

Übung 7: Katze

Um Ihre Wirbelsäule sanft zu mobilisieren und zu entspannen, gehen Sie nach dem Rumpfheber in den Vierfüßlerstand und üben Sie fünfmal „Die Katze".

Wichtig: Bewegen Sie stets nur Ihren Rücken, nicht die Arme. Den Kopf nicht in den Nacken werfen. Führen Sie die gesamte Bewegungsfolge möglichst fließend und ohne Pause durch.

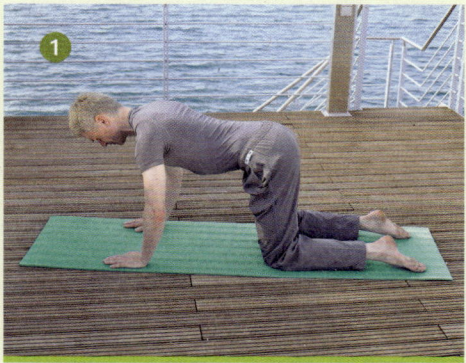

- Gehen Sie in den Vierfüßlerstand. Stützen Sie sich auf Händen und Knien ab, dabei stehen die Knie unter der Hüfte und die Hände unter den Schultern. Die Wirbelsäule ist gerade, die Arme sind leicht gebeugt, der Blick ist auf den Boden gerichtet.

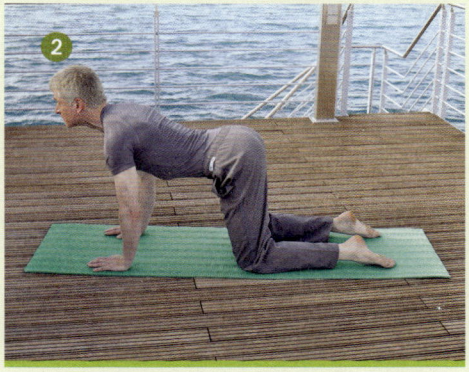

- Spannen Sie Ihre Bauchmuskeln an, indem Sie den Bauchnabel zur Wirbelsäule ziehen.

- Atmen Sie tief ein, heben Sie den Kopf und senken Sie gleichzeitig den Rücken etwas ab. Ihr Blick ist jetzt nach vorn gerichtet.

- Mit dem Ausatmen wölben Sie den Rücken kräftig nach oben, dabei senken Sie den Kopf und blicken auf Ihre Oberschenkel.

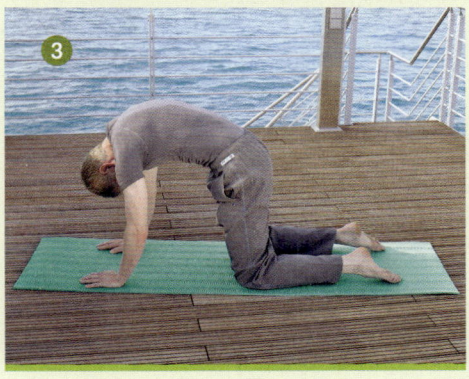

- Danach wieder einatmen, Rücken absenken und beim Einatmen erneut einen Buckel machen.

- Fünfmal wiederholen, anschließend nach hinten auf die Füße setzen und der Bewegung im Rücken nachspüren.

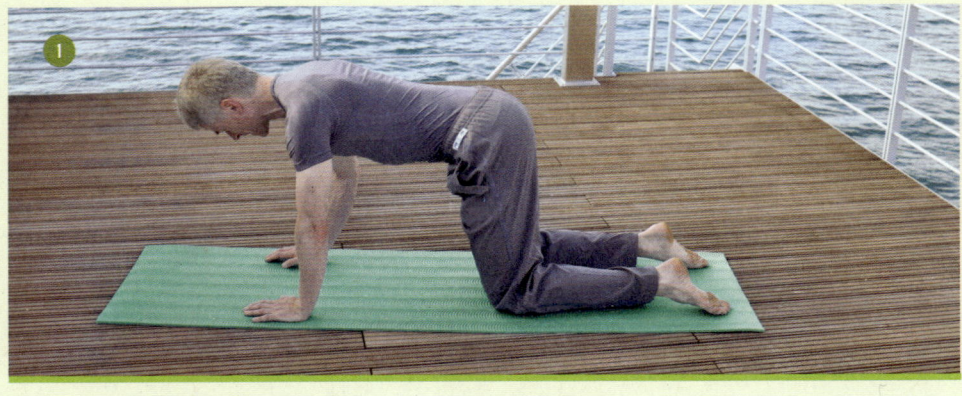

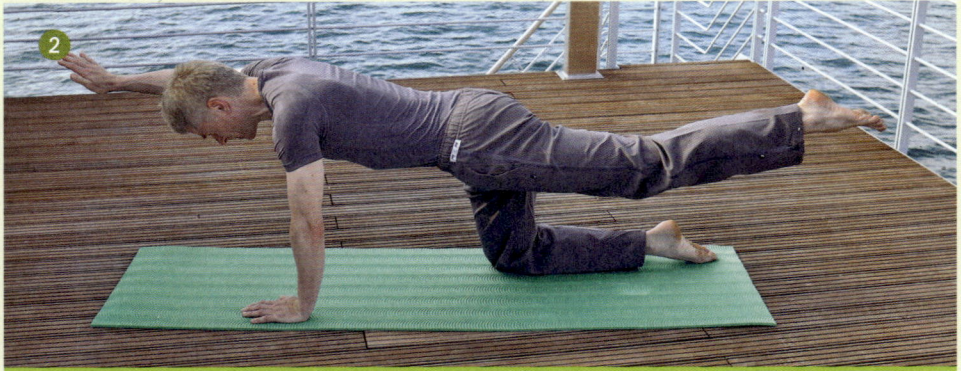

Übung 8: Kniewaage

Bei der Kniewaage werden Ihre Bauch- und
Rückenmuskeln gefordert, um den Rumpf
stabil zu halten. Die Bewegungen der Arme
und Beine kräftigen die Gesäß-, Oberschen-
kel- und Oberarmmuskeln.

Wichtig: Den Rumpf ruhig und gut ausba-
lanciert zu halten ist wichtiger als die Arme
und Beine besonders hoch zu heben. Wenn
Ihnen die Übung zu Anfang noch nicht gelingt, können Sie zuerst nur die Arme im
Wechsel anheben, danach die Beine im
Wechsel nach hinten schieben, ohne sie an-
zuheben.

▶ Sie bleiben im Vierfüßlerstand, mit den
Knien unter der Hüfte und den Händen
unter den Schultern. Die Wirbelsäule ist
gerade, die Arme sind leicht gebeugt,
der Blick ist auf den Boden gerichtet.

▶ Ziehen Sie mit dem Ausatmen den
Bauchnabel zur Wirbelsäule und heben
Sie gleichzeitig den rechten Arm und
das linke Bein vom Boden ab. Heben Sie
Arm und Bein nur so weit an, wie Sie Ih-
ren Rumpf dabei stabil halten können.

▶ Spannung kurz halten, mit dem Einatmen wieder absenken.

▶ Mit dem Ausatmen jetzt den linken
Arm und das rechte Bein abheben,
Spannung wieder kurz halten, mit dem
Einatmen absenken.

▶ Auf jeder Seite fünfmal wiederholen.

Übung 9: Rückendehnung

Diese Übung entspannt und dehnt Ihre Rückenmuskeln.

▶ Setzen Sie sich mit leicht geöffneten Knien auf die Fersen.

▶ Ziehen Sie beim Ausatmen den Nabel ein, runden Sie Ihren Rücken und beugen Sie sich langsam nach vorn, bis Ihre Stirn auf dem Boden liegt.

▶ Schieben Sie die schulterbreit geöffneten Arme möglichst weit nach vorn, bis Sie eine Dehnung im Rücken spüren.

▶ Atmen Sie in dieser Position sechsmal tief ein und aus. Verstärken Sie dabei die Dehnung, indem Sie den Po mit jedem Ausatmen noch ein wenig mehr nach hinten schieben.

▶ Rollen Sie Ihren Oberkörper nun mithilfe der Bauchmuskulatur Wirbel für Wirbel wieder auf, bis Sie aufrecht auf den Fersen sitzen.

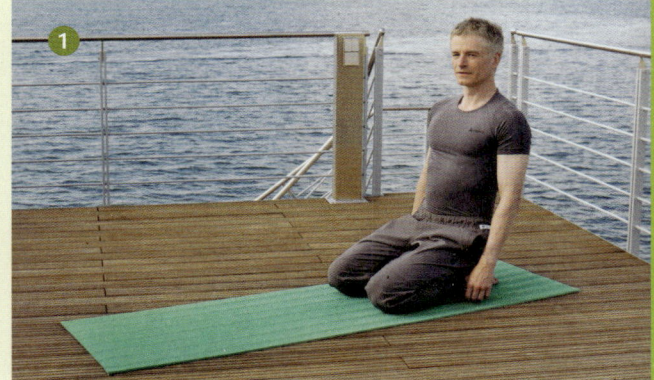

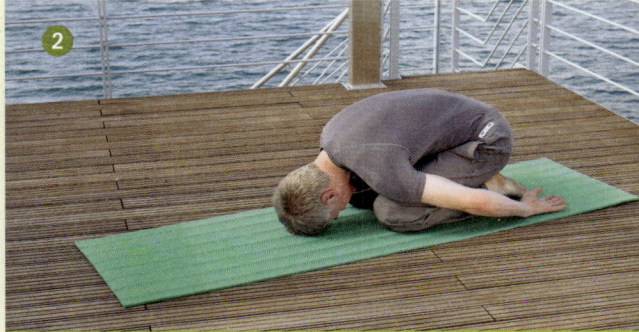

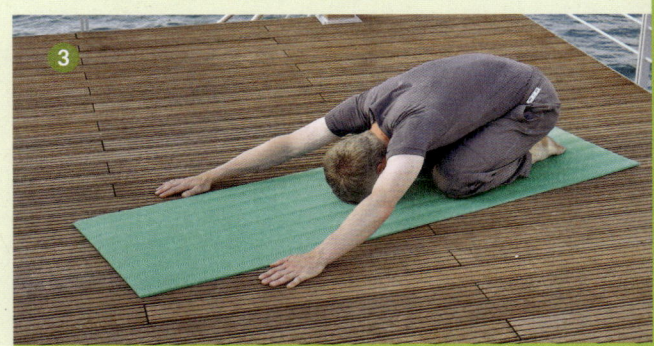

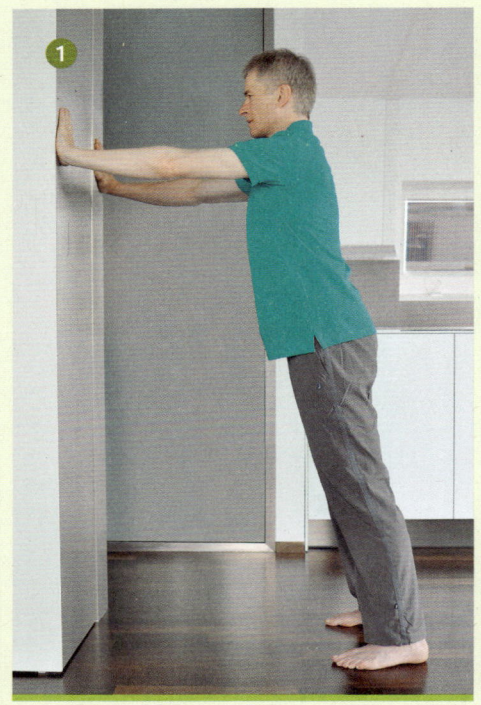
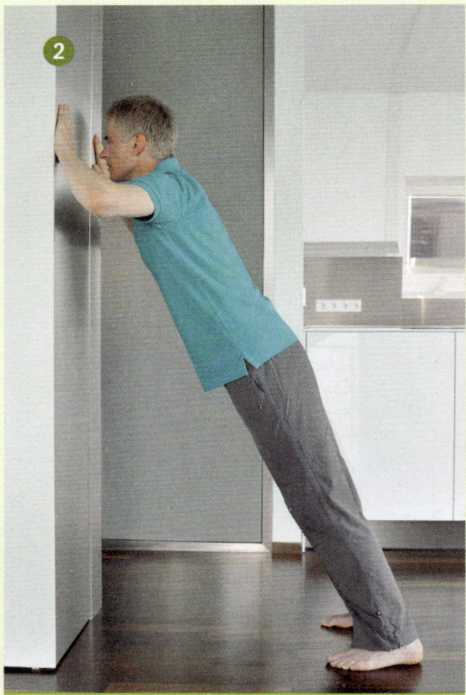

Übung 10: Schulterstütz

Mit dem „Liegestütz im Stehen" kräftigen Sie Ihre Schulter- und Nackenmuskeln sowie die Oberarme. Wichtig: Halten Sie den ganzen Körper während der gesamten Übung stabil und gerade. Die Füße bleiben auf dem Boden, dadurch spüren Sie eine leichte Dehnung in den Waden. Je weiter Sie mit den Füßen von der Wand stehen, desto größer ist die Trainingswirkung.

▶ Stellen Sie sich etwa einen Meter vor eine Wand oder geschlossene Tür und stützen Sie Ihre Hände in Schulterhöhe dagegen. Die Finger zeigen etwas einwärts nach oben, die Arme sind gestreckt.

▶ Ziehen Sie beim Ausatmen den Nabel ein und straffen Sie Ihren Körper, so dass er eine gerade Linie bildet. Der Kopf ist aufrecht, Sie blicken nach vorn.

▶ Beim Einatmen beugen Sie die Ellbogen und bringen Kopf und Brustkorb bis kurz vor die Wand.

▶ Mit dem Ausatmen strecken Sie die Arme langsam wieder.
Acht- bis zehnmal wiederholen.

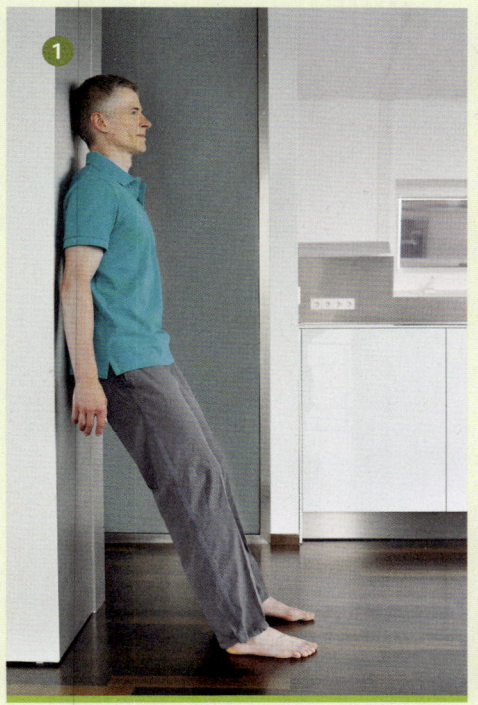

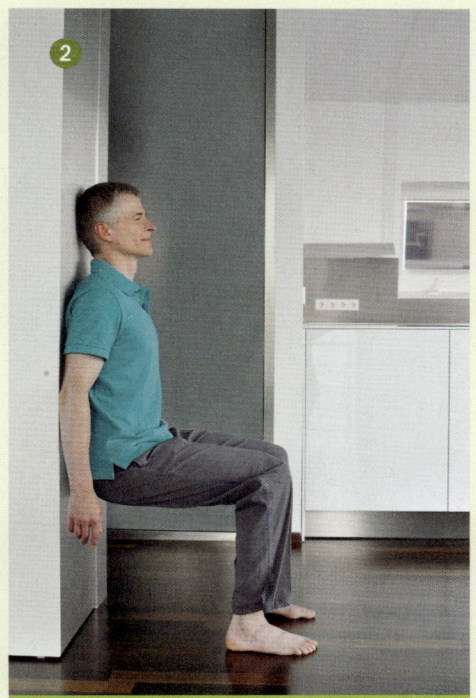

Übung 11: Wandsitz

Mit dieser einfachen, aber durchaus anstrengenden Übung kräftigen Sie Ihre Beinmuskulatur. Vorsicht: Bei geschädigten Knien ungeeignet!

▶ Lehnen Sie sich mit dem Rücken an eine glatte Wand oder geschlossene Tür. Die Füße stehen etwa einen halben Meter vor der Wand, die Knie sind leicht gebeugt, die Arme hängen locker herab.

▶ Atmen Sie aus, spannen Sie Ihre Bauch- und Gesäßmuskulatur an und drücken Sie Ihre Lendenwirbelsäule flach an die Wand.

▶ Mit dem Einatmen gleiten Sie langsam an der Wand hinunter, bis sich Ihre Hüften und Knie im rechten Winkel zueinander befinden.

▶ Bleiben Sie einige Sekunden auf dem imaginären Stuhl an der Wand „sitzen" und schieben Sie sich dann mit der Kraft der Oberschenkel wieder hoch.

▶ Fünfmal wiederholen.

Zum Abschluss der Übungen stellen Sie sich aufrecht hin, strecken sich, schütteln Arme und Beine aus und lassen die Arme locker zu den Seiten schwingen.

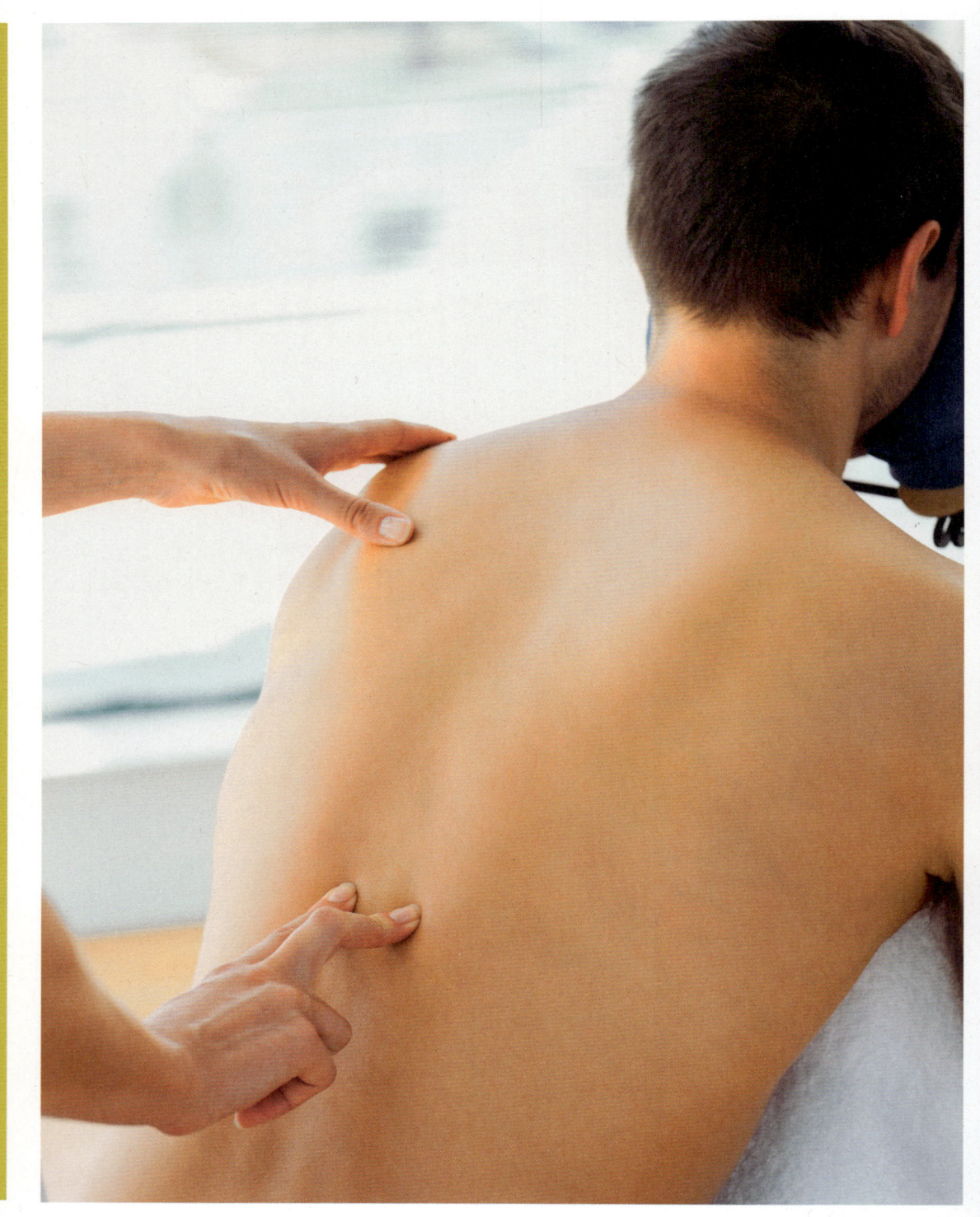

Physikalische und manuelle Behandlung

Schmerzmittel sind keine Alternative zu aktiven Maßnahmen – Bewegung, Entspannung, Stressreduktion, können diese aber vorübergehend unterstützen und ergänzen.

In diesem Kapitel erfahren Sie etwas über nebenwirkungsarme nichtmedikamentöse Schmerzmittel. Um zu vermeiden, dass aus neu aufgetretenen funktionellen Rückenschmerzen ein langwieriges Problem wird, ist die wichtigste Maßnahme, die gewohnten Aktivitäten nicht zu unterbrechen. Bei länger anhaltenden Schmerzen steht zudem die Bewegungstherapie an erster Stelle. Um beides zu ermöglichen, sind mitunter schmerzlindernde Maßnahmen notwendig. Als Alternative zu Medikamenten steht eine breite Palette an Verfahren zur Verfügung, die auf physikalischen Effekten beruhen, etwa Wärme, Kälte, Druck oder Zug, auf der Berührung mit den Händen oder auf der Stimulation von Haut und darunterliegendem Gewebe – mit Nadeln (Akupunktur) oder Schröpfköpfen. Für die meisten Verfahren ist unklar, ob sie stärker wirken als eine Scheinbehandlung. Eventuell beruht ein großer Teil der Effekte darauf, dass Berührung und Stimulation als wohltuend und entspannend erlebt werden. Je nebenwirkungsärmer und preisgünstiger ein Verfahren ist, desto weniger spricht da-

---

① **Gleich danach bewegen?** Die schmerzlindernde Wirkung von Wärme- oder Kälteanwendungen ist meist während und direkt danach am stärksten und klingt langsam ab. Nutzen Sie die schmerzarme Phase im Anschluss für Rückenübungen. Nach manuellen Verfahren, insbesondere nach Mobilisationen der Wirbelsäule, kann allerdings eine ein- bis zweitägige Sportpause angezeigt sein. Fragen Sie nach.

---

gegen, auszuprobieren, ob es einem guttut. Und was guttut, hat das Zeug dazu, Schmerzen zu lindern. Angesichts der großen Mengen an Schmerzmitteln, die wegen Rückenschmerzen verordnet werden, oft gegen alle Vernunft, lohnt es sich, die nichtmedikamentösen Alternativen zu kennen und de-

ren meist sehr niedriges Nebenwirkungsrisiko. Aber nicht vergessen: Auch diese Verfahren taugen nicht als – nichtmedikamentöse – Schmerzmittel, nicht zur Dauerbehandlung und können aktive Maßnahmen – Bewegung, Entspannung, Stressreduktion – nur unterstützen, nie ersetzen.

Massage – mehr als Kneten

Massagen können Rückenschmerzen lindern; sie tun Körper und Seele gut.

→ **Eine Rückenmassage** löst schmerzhafte Muskelverspannungen, regt die Durchblutung an und wirkt entspannend und beruhigend. Die wohlwollende Zuwendung eines Menschen, getragen von der Absicht, zu helfen und Schmerz zu lindern, kann auch auf seelischer Ebene Linderung, Trost und Unterstützung vermitteln. Manche rührt eine Massage zu Tränen, weil sie

nicht nur auf der körperlichen Ebene Berührung und Wärme erfahren, weil es nicht nur der körperliche Schmerz ist, der sich löst. Eine Massage kann durchaus körperpsychotherapeutische Aspekte haben. Manche Formen integrieren bewusst Elemente aus unterschiedlichen Formen der Körperarbeit und Körperpsychotherapie. Bei funktionellen Rückenschmerzen, die bereits seit mehr als sechs Wochen anhalten, haben sich Massagen in Kombination mit Bewegung als wirksam erwiesen.

→ Mit Wärme vorbehandeln

Besonders bei ausgeprägtem Muskelhartspann eignet sich Wärme als Vorbereitung für die Massage. Das Gewebe wird dadurch deutlich weicher, der Masseur kommt leichter in die Tiefe und die durchblutungsfördernden Effekte von Wärme und Massage begünstigen sich gegenseitig (siehe unter „Wärmeanwendungen" S. 125).

Vielfalt an Massageformen

In der hierzulande klassischen Massage (auch schwedische Massage) unterscheidet man fünf verschiedene Griffarten:

1. Streichen (Effleurage)
2. Kneten (Petrissage)
3. Reiben (Friktion)
4. Klopfen (Tapotement)
5. Erschüttern (Vibration).

Die französischen Bezeichnungen in Klammern zeugen davon, dass im 19. Jahrhundert neben der schwedischen Heilgymnastik prägende Einflüsse von französischen Ärzten kamen. Diese waren von antiken griechischen Massagebeschreibungen und einem naturphilosophischen Weltbild inspiriert. Deutsche Mediziner entwickelten die Massage, die bis Ende des 19. Jahrhun-

derts noch als Außenseitermethode galt, mithilfe des wachsenden Wissens über Körperbau und -funktion maßgeblich weiter. In Deutschland werden heute viele unterschiedliche Massagesysteme, teilweise als Ergänzung, teilweise als Alternative zur klassischen Massage, praktiziert. Da es kaum vergleichende Forschung zu den verschiedenen Formen gibt, lässt sich derzeit nicht pauschal beurteilen, ob die Varianten im Vergleich zur klassischen Massage schlechter, besser oder genauso gut für die Behandlung von Rückenschmerzen geeignet sind.

Reflexzonen und Segmente

Diese Formen machen sich die Nervenverschaltung zwischen inneren Organen und bestimmten Hautarealen – Reflexzonen – zunutze. Dabei sollen durch gezielte Stimulation der Reflexzonen in der Haut, dem Unterhautgewebe, den Muskelumhüllungen oder der Knochenhaut heilsame Effekte erzielt werden. Zu dieser Kategorie zählen folgende Massagetechniken:

▶ **Bindegewebsmassage:** Dabei werden gezielte und wohldosierte Zugreize auf das Unterhautbindegewebe und die Muskelumhüllungen ausgeübt. Der Behandelte erlebt ein – nicht unangenehmes – Ziehen, Ritzen oder Schneiden.
▶ **Muskelreflexzonenmassage:** Diese wird überwiegend zur Behandlung von Schmerzzuständen verwendet. Der Massierende stimuliert gezielt bestimmte Reflexzonen der Muskeln (Myotome).

▶ **Periost(Knochenhaut)-Massage:** Dabei behandelt man über knöcherne Stellen, die direkt durch die Haut erreichbar sind, bestimmte Punkte am Hinterkopf, Ellbogen, Schien- oder Kreuzbein. Ähnlich wie bei der Akupressur werden die Punkte entweder ein paar Minuten lang gedrückt oder massiert. Diese Methode kann leicht erlernt und als Selbstbehandlung ausgeführt werden.

Asiatische Formen

▶ **Akupressur** ist eine Behandlungsform aus der chinesischen Medizin. Dabei werden Akupunkturpunkte und Leitbahnen gedrückt und massiert. Akupressur wird als Fremd- oder als Selbstmassage praktiziert. Eine westliche Weiterentwicklung ist die Akupunktmassage nach Penzel. Bei sechs Wochen oder länger anhaltenden Rückenschmerzen ist die Wirksamkeit dieser Verfahren durch Studien belegt.

▶ **Tuina** oder **Anmo** heißt die traditionelle chinesische Massage mit vielen verschiedenen Grifftechniken, die teilweise unserer klassischen Massage ähneln.

▶ **Shiatsu** ist eine japanische Behandlungsform, die in den 1920er Jahren entwickelt wurde und auf Techniken aus der traditionellen chinesischen Heilkunde aufbaut. Zu den Grundtechniken zählen Druck mit der Hand oder den Fingern, Dehnungen, passive schwingende oder rotierende Bewegungen.

▶ **Ayurvedische Massagen** dienen vorrangig dem Einmassieren angewärmter Arzneiöle und Essenzen in die Haut. Streichmassagen überwiegen; ausgefeilte Grifftechniken sind eher untypisch.

▶ **Thaimassage:** Dabei gibt es sehr unterschiedliche Formen, die Elemente aus der chinesischen und ayurvedischen Massage sowie den Medizintraditionen Zentralasiens beinhalten.

Weitere Formen

▶ **Rolfing** ist eine Kombination einer tiefen Bindegewebsmassage mit einer Art Haltungstherapie. In der zugrunde lie-

Lassen Sie sich nicht mit Füßen treten! Bei manchen asiatischen Massagen geht es rabiat zur Sache. Mitunter steigt der Massierende auf den Patienten und bearbeitet ihn mit den Füßen. Je weiter er die Wirbelsäule hochklettert, desto riskanter ist es. Unentdeckte Defekte an Bandscheiben, Wirbelkörpern oder Blutgefäßen können gefährlich werden. Weisen Sie darauf hin, dass Sie damit nicht einverstanden sind.

genden Theorie werden Erkenntnisse zur Anatomie und Physiologie des Bewegungssystems und des Bindegewebes auf sehr eigenwillige Art umgedeutet.

▶ **Esalen®-Massage** integriert u. a. Elemente aus Gestalttherapie, Feldenkraismethode, Kraniosakraltherapie, Akupressur und Rolfing in eine Ganzkörpermassage.

▶ **Fußreflexzonenmassage** ist keine Reflexzonenmassage im engeren Sinn, sie beruht nicht auf der Einteilung in Nervenversorgungsgebiete nach anatomischen Gesichtspunkten. William Fitzgerald lernte die Methode zu Beginn des 20. Jahrhunderts von den Ureinwohnern Mittel- und Nordamerikas und entwickelte sie weiter. Die Vorstellung, krankhafte Veränderungen innerer Organe würden sich an bestimmten Stellen der Fußsohle niederschlagen und wären dort zu erspüren, konnte mit den diagnostischen Methoden unserer heutigen Medizin nicht bestätigt werden. Dass sich entspannte Fußsohlen günstig auf Körperhaltung und Rumpfmuskulatur auswirken, erscheint einleuchtend. Inwiefern die Massage der Fußsohlen zu einer Linderung von Rückenschmerzen beitragen kann, lässt sich wegen des Mangels an aussagekräftigen Studien nicht abschließend beurteilen.

▶ **Triggerpunktmassage** beruht auf der Theorie der myofaszialen Schmerzentstehung, die von vielen Schmerzthera-

peuten propagiert, jedoch noch nicht hinreichend durch geeignete wissenschaftliche Untersuchungen gesichert wurde. Als myofasziale Schmerzen werden Schmerzen bezeichnet, die in der Muskulatur entstehen und durch druckschmerzhafte kleine Knötchen gekennzeichnet sind. Diese Triggerpunkte sollen in der Muskulatur als bandartige Muskelverhärtungen tastbar sein. Zur Behandlung myofaszialer Schmerzen werden Triggerpunkte ähnlich der Akupunktur genadelt, mit Spritzen betäubt, mit Stoßwellen erschüttert oder quer zur Muskelfaserrichtung massiert, was schmerzhaft sein kann. Für die Methode gibt es bei Rückenschmerzen keinen systematischen Wirksamkeitsnachweis.

▶ **Rhythmische Massage** nach Ita Wegmann basiert auf der anthroposophischen Medizin. Dabei werden die Griffe der klassischen Massage ergänzt, unter anderem durch kreis- oder schleifenförmige, rhythmische Streichungen.

▶ **Massage mit Hilfsmitteln:** Damit kann die physikalische Wirkung der Massage auf den Körper variiert werden. Sind sie mit einem ausreichend langen Stiel versehen, erleichtert das die Selbstanwendung – etwa einer Bürstenmassage – am Rücken. Die Vielfalt der Werkzeuge erscheint schier unerschöpflich, z. B. Bürsten, Handschuhe, aus Sisal oder Flachs, Schwämme, Rollen, Bälle mit verschiedenen Härtegra-

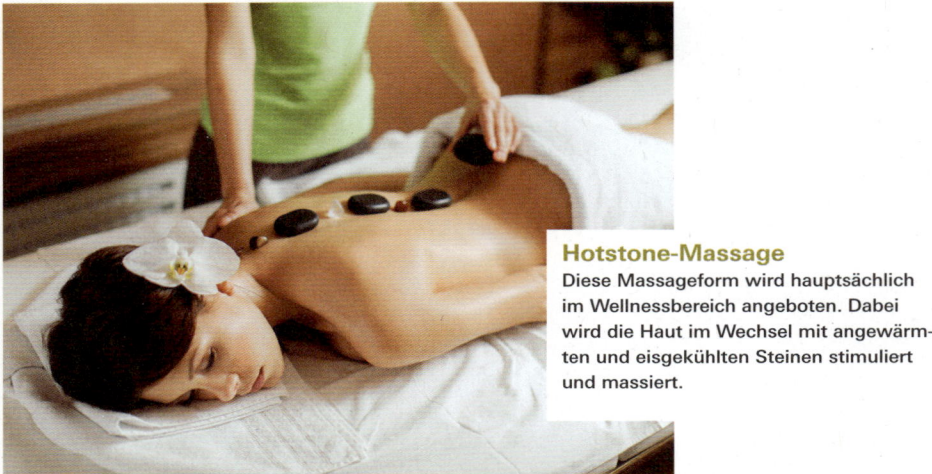

Hotstone-Massage
Diese Massageform wird hauptsächlich im Wellnessbereich angeboten. Dabei wird die Haut im Wechsel mit angewärmten und eisgekühlten Steinen stimuliert und massiert.

den und Oberflächen, mit oder ohne Noppen, Stifte/Stäbe aus verschiedensten Materialien von Holz bis Edelstein

▶ **Heiße und kalte Steine:** Überwiegend im Wellnessbereich wird die Hotstone-Massage eingesetzt. Dabei werden im Wechsel angewärmte und eisgekühlte Steine eingesetzt.

▶ **Klangschalenmassage:** Die aus Asien stammenden, ursprünglich als Meditationsgong eingesetzten Metallschalen werden auf den Körper gelegt und angeschlagen. Die Vibration der klingenden Schale wird auf den Körper übertragen und soll zur Entspannung beitragen.

Gerätegestützte Massagen

Echte Handarbeit können gerätegestützte Massagen nicht ersetzen, nicht zuletzt weil ein Masseur Verspannungen und Verhärtungen ertastet und seine Behandlung danach ausrichtet. Trotzdem erleben manche Menschen sie als hilfreich. Manche mögen es nicht, von fremden Menschen angefasst zu werden. Andere freuen sich, mit dem Massagesessel oder -kissen öfter an

wohltuende Vibrationen zwischendurch zu kommen.

▶ **Vibrierendes Inventar:** Massierende Geräte vom Massagesessel über den Schreibtischstuhl bis zum Massagekissen. Je nach Ausstattung variiert der Preis für einen Massagesessel von 140 bis über 5000 Euro. Bevor Sie viel Geld ausgeben, sollten Sie das Gerät in Ruhe testen. Bei den Hightech-Luxusvarianten sind nicht nur Vibrationsmassagen möglich, sondern auch andere „Griff"-Techniken, wie Schieben, Drücken oder Pulsieren. Es gibt sogar Sessel, die eine Shiatsu-Behandlung nachempfinden. Solche Massagemaschinen scheinen, ebenso wie die echte Massage, ein relativ risikoarmer Weg zur Entspannung zu sein. In Einzelfällen lockerten sich unter der Behandlung Nierensteine oder wurden vorgeschädigte Kopf- oder Halsadern verletzt. Ob diese seltenen Ereignisse mit der Behandlung in Zusammenhang standen, ist jedoch ungeklärt.

▶ **Unterwassermassage:** Dabei liegt oder sitzt man in einem Becken oder einer Wanne mit Wasser- oder Druckluftdüsen. In vielen Bädern kann man sich so selbst eine Druckstrahlmassage verpassen. Der Masseur verwendet dafür bewegliche Düsen oder Schläuche.

Wenn Sie an einer Erkrankung des Herz-Kreislaufsystems, der inneren Organe oder des Bewegungssystems leiden, fragen Sie bei Ihrem Arzt nach, ob diese Art der Behandlung für Sie geeignet ist.

Zahlt die Kasse?

Medizinische Massagen dürfen als Heilmittel nur auf ärztliche Verordnung erfolgen. Bei Rückenschmerzen werden die Kosten dafür in der Regel von den Krankenversicherungen mit getragen. Üblich ist eine Serie von zehn Behandlungen. Die Selbstbeteiligung beträgt bei den gesetzlichen Kassen in der Regel zehn Prozent der Kosten plus zehn Euro pro Rezept für maximal sechs Behandlungen. Je nach Behandlungszeit und Methode variieren die Kosten für eine Massage zwischen 10 und über 40 Euro (Stand: Mai 2015). Masseur/Masseurin und medizinischer Bademeister/medizinische Bademeisterin sind in Deutschland geschützte Berufsbezeichnungen. Nur staatlich geprüfte Masseure oder Physiotherapeuten dürfen ärztlich verordnete Massagen durchführen. Die Kosten für Wellnessmassagen werden meist nicht von den gesetzlichen Kassen übernommen. Bei den privaten Versicherungen gibt es dazu sehr unterschiedliche Gepflogenheiten, am besten erkundigen Sie sich im Voraus bei Ihrer Versicherung.

Manuelle Therapie

Unter manueller Therapie oder Chiropraktik versteht man die Behandlung durch gezielte Handgriffe, manchmal ruckartig und kraftvoll, manchmal ruhig und sanft.

Ein Griff, ein Ruck, ein Knacks, und der Kreuzschmerz ist wie weggeblasen. Manuelle Therapie, auch Chiropraktik genannt, kann beeindrucken. Dennoch erwies sich die Wirksamkeit bei funktionellen Rückenschmerzen in Studien eher als ernüchternd. Demnach ist die manuelle Therapie im Durchschnitt nicht wirksamer als eine Scheinbehandlung oder verschiedene Formen der physikalischen Therapie, wie Wärme-, Kältebehandlungen oder Massagen. Es gibt jedenfalls keine Erfolgsgarantie und die Dauer des Erfolgs scheint davon abzuhängen, wie konsequent danach aktiv geübt wird, z. B. bei der Physiotherapie.

„Knacken" ist kein Einrenken

Die ruckartigen Manipulationen heißen im Fachjargon „Mobilisation mit Impuls". Dabei wird nicht etwa ein ausgerenktes Gelenk eingerenkt, sondern durch eine schnelle Dehnung des Muskel- und Bandapparats das komplexe Zusammenspiel von Nerven, Muskeln und Gelenkkapseln in ein neues Gleichgewicht gebracht. Was genau knackt, ist unklar. Impulsmobilisationen dürfen nur entsprechend ausgebildete Ärzte und Heilpraktiker vornehmen.

Manuelle Medizin

Manuelle Therapeuten „knacken" nicht nur Gelenke, sondern sie arbeiten auch mit – je nach Verfahren – unterschiedlichen Dehnungs- und Bewegungsübungen. Bei bestimmten Übungen werden Atmung und Blickrichtung des Patienten einbezogen, um Fehlhaltungen aufzulösen und muskuläre Verspannungen zu lockern. Die manuelle Therapie wird häufig von Physiotherapeuten und Masseuren praktiziert. Zusammen mit der manuellen Diagnostik, also dem Erkunden von Krankheitszuständen mit den Händen, spricht man von manueller Medizin. Die Kosten für manuelle Therapie werden von den gesetzlichen Krankenkassen nur übernommen, wenn die Behandlung von einem Arzt mit Zusatzbezeichnung „Manuelle Medizin/Chirotherapie" oder auf ärztliche Verordnung von einem entsprechend ausgebildeten Physiotherapeuten durchgeführt wird.

→ Risikofaktoren ausschließen

Das Komplikationsrisiko manueller Therapieverfahren ist insgesamt niedrig – niedriger als das von gängigen Schmerzmitteln. Das gilt grundsätzlich auch für Impuls-Mobilisationen der Wirbelsäule, wenn eine Reihe von Vorsichtsmaßnahmen beachtet wird. So sollte die Indikation von einem Arzt gestellt werden, der vorher eine Reihe von Gegenanzeigen durch entsprechende Untersuchungen ausgeschlossen hat (z. B. Instabilitäten von Knochen oder Bandscheiben). Wie hoch das Risiko für schwerwiegende Komplikationen bei Mobilisationen der Halswirbelsäule ist, kann derzeit nicht genau beziffert werden und ist umstritten. Bei vorgeschädigten Gefäßen kam es unter der Behandlung bereits zu Schlaganfällen mit Behinderungs- oder Todesfolge. Manche Experten raten daher von Impuls-Mobilisationen der Halswirbelsäule generell ab, andere empfehlen, diese nur bei jungen Erwachsenen vorzunehmen, die keinerlei Anhalt für knöcherne Instabilitäten oder für eine Schädigung der Kopf- und Halsgefäße aufweisen.

Letztere kann man allerdings ohne aufwendige apparative Diagnostik nie vollständig ausschließen.

Osteopathie – die Urform

Ein Vorläufer der heutigen manuellen Medizin ist die Osteopathie, die in den 70er Jahren des 19. Jahrhunderts von dem US-Amerikaner Andrew Taylor Still (1828–1917) entwickelt wurde. Ein Grundkonzept der Osteopathie ist, dass die verschiedenen Strukturen und Funktionen des Körpers in einem komplexen Zusammenspiel stehen, das bei einer Erkrankung gestört ist. Eine hohe Bedeutung wird dabei den Faszien beigemessen, das heißt den Bindegewebshüllen, die Organe und alle Muskeln umgeben. Durch spezielle Grifftechniken, teilweise mit Impuls, Fingerdrucktechniken und Massagen soll das Zusammenspiel wieder ins Lot gebracht und so die Heilung begünstigt werden. Nur ein Teil der osteopathischen Theorie lässt sich ohne Weiteres mit den heutigen Erkenntnissen der Medizin in Einklang bringen. Wissenschaftliche Studien zur Wirksamkeit liefern widersprüchliche Ergebnisse. In manchen Studien wurde die Osteopathie mit Scheinbehandlungen verglichen, d. h. mit Berührungen und Grifftechniken, die der echten Behandlung ähnelten, ohne die entscheidenden osteopathischen Impulse auszuüben. In diesen Studien erwies sich die Scheinosteopathie in der Schmerztherapie von Erkrankungen des Bewegungssystems als genauso wirksam wie die echte Osteopathie und beide waren wirksamer als keine Behandlung. Ähnliches wurde in der Akupunkturforschung gefunden und ist ein Hinweis darauf, dass psychologische Wirkkomponenten und seelisch-körperliche Wechselwirkungen eine wichtige Rolle dabei spielen. Möglicherweise ist das zugewandte Berühren durch den Therapeuten entscheidend.

Kraniosakraltherapie

Die Kraniosakraltherapie wurde vom US-amerikanischen Osteopathen William Garner Sutherland in den 1930er Jahren entwickelt. Die Methode basiert auf Vorstellungen vom menschlichen Körper, die dem heutigen medizinischen Wissen widersprechen. So gehen Kraniosakraltherapeuten davon aus, dass der Liquor, das ist das Nervenwasser, das die Hohlräume im Schädel und Wirbelkanal ausfüllt, wie Ebbe und Flut pulsiert, und zwar zwischen 6- und 14-mal pro Minute. Eine Blockade oder Asymmetrie des pulsierenden Liquorflusses würde, so die Vorstellung, Krankheitszustände anzeigen und der Therapeut könne das Problem durch äußerst sanfte Bewegungen mit seinen Händen ausgleichen und damit Selbstheilungskräfte freisetzen. Die Behandlung findet in einer ruhigen Atmosphäre statt und dauert etwa eine Stunde. Der Patient liegt dazu auf dem Rücken. Möglicherweise sind es auch bei dieser Methode eher Aspekte von Entspannung, Mindfulness und Beziehungsaspekte, die schmerzlindernd wirken, als die mechanischen Wirkungen der Hände auf den Körper. Wissenschaftliche Studien, die zuverlässige Aussagen zur Wirksamkeit der Methode erlauben würden, fehlen bislang. Nicht alle gesetzlichen und privaten Krankenversicherungen erstatten die Kosten für Osteopathie und Kraniosakraltherapie. Erkundigen Sie sich im Vorfeld, unter welchen Umständen eine Kostenerstattung möglich ist und ob Ihr Therapeut über Ihre Kasse abrechnen kann.

Bäder

Bäder wirken schmerzlindernd sowie körperlich und seelisch entspannend. Lassen Sie schon mal das Wasser einlaufen.

Bereits seit der Antike empfehlen die Ärzte Bäder zum Zweck der Gesundheitspflege. Dass Bäder Rückenschmerzen lindern können, wurde durch Studien inzwischen belegt. Vermutlich tragen physikalische und chemische Eigenschaften des Wassers sowie psychische Wirkungen dazu bei. Fachleute unterscheiden:

1. **Hydrotherapie** heißt Wassertherapie und ist ein Überbegriff für alle Techniken des therapeutischen Einsatzes von Wasser, einschließlich Bäder, Bewegungstherapie im Wasser, Druckstrahlmassagen etc.
2. **Balneotherapie** heißt Bädertherapie und meint medizinische Bäder in Thermal- oder Mineralquellen.
3. **Thalassotherapie** heißt Meerestherapie und schließt die therapeutische Anwendung von Meerwasser und -produkten wie Tang oder Schlick ein.
4. **Hydroelektrische Bäder** kombinieren die schmerzlindernden Eigenschaften von Balneo- und Elektrotherapie.

Physikalische Eigenschaften

Temperatur: Wärme- oder Kälteanwendungen können wirksam Schmerzen lindern (siehe „Wärme und Kälte", S. 125).

▶ **Druck:** Die Stimulation von Druckrezeptoren in der Haut verändert möglicherweise die Reizweiterleitung und Schmerzverarbeitung im Nervensystem. Ungeklärt ist, ob dafür bereits der hydrostatische Druck genügt, das heißt der Druck, der durch das Eigengewicht des Wassers bedingt ist und mit zunehmender Wassertiefe ansteigt. Eine stärkere Stimulation ist z B. bei der Druck-strahlmassage möglich. Druck wirkt durch das gleichmäßige Zusammen-pressen von Venen und Lymphgefäßen in Beinen und Armen, wodurch sich der Abtransport von schmerzrelevanten Bo-tenstoffen verbessert. Bei einem Voll-bad wird mehr als ein Liter Blut, über-wiegend aus den Beinen, in Richtung Herz verschoben. Dadurch verbessert sich die Pumpleistung des Herzens und die Blutversorgung der Muskulatur, was zu deren Entspannung und Funktions-verbesserung beitragen kann.

▶ **Turbulenzen:** Bei jeder Bewegung im Wasser kommt es zu einer sanften me-chanischen Stimulation der Haut. Ob diese zu einer schmerztherapeutisch re-levanten Stimulation von Druckrezepto-ren ausreicht, ist unklar. Der Effekt kann unterstützt werden, etwa mit Massage-düsen oder durch kohlensäurehaltiges Badewasser.

▶ **Auftrieb:** Das ist die Kraft, die ein Boot, ein Schiff und auch einen Schwimmer über Wasser hält. Sie wirkt dem Körper-gewicht entgegen und ermöglicht da-durch Bewegung bei entlasteter Wirbel-säule. Für Rückenschmerzgeplagte mit Übergewicht ist dieser entlastende Ef-fekt besonders deutlich spürbar.

▶ **Widerstand:** Damit sind die Kräfte ge-meint, die alle Bewegungen im Wasser abbremsen und z. B. das Gehen im Was-ser erschweren. Je schneller die Bewe-gung, desto größer der Widerstand. Bei der Wassergymnastik können damit die Kräfte fein dosiert und die Belastung betroffener Körperteile begrenzt wer-den. Dadurch, dass das Wasser alle Be-wegungen abpuffert, ist die Verlet-zungsgefahr bei Bewegungstherapien im Wasser niedriger als an Land. Das ist besonders für ältere Menschen mit er-höhter Sturzneigung oder mit erhöh-tem Knochenbruchrisiko bei Knochen-schwund (Osteoporose) von Vorteil.

Chemische Zusammensetzung des Wassers

Mineralquellen enthalten verschiedene Mi-neralien wie Kalzium-, Kalium- und Na-triumsalze und Spurenelemente wie Schwe-fel, Eisen, Jod. Ob die biochemischen Effekte dieser Substanzen schmerztherapeutisch bedeutsam sind, ist ungeklärt. In den weni-gen bislang durchgeführten Vergleichsstu-dien zwischen Mineral- und Leitungswasser konnten solche Effekte nicht nachgewiesen werden. Auftrieb und Widerstand steigen mit dem Salzgehalt des Wassers. Ab welcher Konzentration das für die therapeutischen Effekte von Bedeutung ist, ist unklar.

Psychische Wirkungen

Wie bei vielen anderen physikalischen Be-handlungsverfahren sind auch bei den Bä-dern eine Vielzahl von Wechselwirkungen zwischen Psyche und Körper im Spiel. Hier nur ein paar Beispiele:

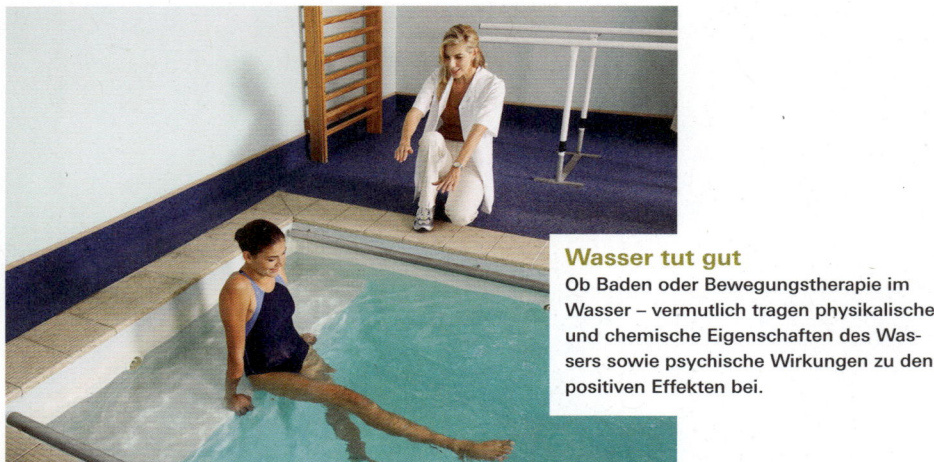

Wasser tut gut
Ob Baden oder Bewegungstherapie im Wasser – vermutlich tragen physikalische und chemische Eigenschaften des Wassers sowie psychische Wirkungen zu den positiven Effekten bei.

1 Wer sich körperlich entspannt, macht sich in der Regel auch weniger Sorgen. Es ist wissenschaftlich erwiesen, dass Bäder beruhigend und angstlösend wirken können.

2 Die Berührung mit dem Wasser fördert eine bewusste Körperwahrnehmung und begünstigt damit eine positive Einstellung zum eigenen Körper. Das hilft manchen Menschen, mit Schmerzen anders umzugehen, und nicht selten bewirkt es sogar eine Schmerzlinderung.

3 Heilbäder und Kureinrichtungen nutzen die positive Wirkung einer ruhigen, hellen, ästhetischen Umgebung auf die Stimmung und psychische Verfassung. Mancherorts werden solche Effekte durch verschiedenfarbiges Licht oder leise, meditative Musik unterstützt. Auch der angenehme Duft eines Badezusatzes kann dazu beitragen.

Was zahlt die Krankenkasse?
Verschiedene Wasseranwendungen spielen im Rahmen einer Kur oft die zentrale Rolle.

Die Regelungen zur Kostenübernahme sind allerdings sehr unterschiedlich und hängen unter anderem von der Form der Kur ab. Auch in der ambulanten Schmerztherapie werden Bäder eingesetzt. Wenn eine ärztliche Verordnung vorliegt, übernehmen die Krankenkassen in der Regel 90 Prozent der Kosten.

→ Nicht immer ist Baden ratsam

Bäder sind eine sehr nebenwirkungsarme Behandlungsform und können grundsätzlich auch zur allgemeinen Entspannung und Vorbeugung dienen. Ältere, Menschen mit Herz- und Gefäßerkrankungen, Bluthochdruck oder Anfallsleiden und Schwangere sollten aber unbedingt vorher ihren Arzt zurate ziehen. Beim heißen Vollbad gilt: Langsam und vorsichtig aussteigen und sich gleich noch einmal kurz hinsetzen, bis sich der Kreislauf angepasst hat. Bei manchen allergischen Erkrankungen sollten Badezusätze vermieden werden.

Wärme und Kälte

Wärme- und Kälteanwendungen können Rückenschmerzen lindern, Wärme entspannt und regelmäßige Kälteanwendungen verbessern die Stressabwehr.

Unser Körper verfügt über ein komplexes System zur Temperaturregulation, neben dem jede Hightech-Klimaanlage wie eine Klapperkiste erscheint. Durch Kälte- oder Wärmeeinwirkungen wird das Zusammenspiel von Temperaturfühlern, Nerven, biochemischen Botenstoffen, Blutgefäßen, Hautporen und Schweißdrüsen in einen anderen Betriebszustand gebracht, und das wirkt sich erheblich auf die Durchblutung der Muskulatur und anderer Gewebe sowie auf die Verarbeitung von Schmerzreizen im Nervensystem aus. Einige Verfahren beinhalten die Anwendung von Wärme oder Kälte als Teilkomponenten, z. B. die Bädertherapie oder Massagen mit warmem Öl.

→ Wärme oder Kälte?

Die Wirksamkeit von Wärme ist am besten belegt für funktionelle Rückenschmerzen, deren Beginn weniger als zwölf Wochen zurückliegt. Kälteanwendungen bei Rückenschmerzen haben zwar eine lange Tradition, wurden aber bislang kaum systematisch erforscht. Ob eher Wärme oder Kälte hilft, ist individuell sehr unterschiedlich. Als grobe Faustregel gilt: Je akuter ein Schmerz, desto eher wirkt Kälte. Bei ausgeprägten Muskelverspannungen und chronischen Schmerzen tendiert man eher zu Wärmeanwendungen. Ausnahmen bestätigen jedoch die Regel. Wenn keine Gegenanzeigen (s. u.) vorliegen, können Sie selbst ausprobieren, was Ihnen guttut.

Wärmeanwendungen

Woran denken Sie, wenn Sie das Wort Wärme hören? Die meisten Menschen bringen damit Behaglichkeit und menschliche Nähe in Verbindung; sie denken an eine Tasse Tee am offenen Kaminfeuer oder an eine warmherzige Person. Bei der Anwendung von Wärme gegen Rückenschmerzen scheinen psychische Faktoren eine bedeutsame Rolle zu spielen. Manche Menschen brauchen sich ein heißes Bad nur vorzustellen und schon tritt eine gewisse Entspannung ein. Vermutlich liegt wie bei allen anderen physikalischen und manuellen Verfahren eine Mischung aus psychischen und körperlichen Wirkkomponenten vor. Hier eine Auswahl der gängigsten Wärmeanwendungen einschließlich Tipps zur richtigen und sicheren Anwendung:

▶ **Ganzkörperanwendungen:** Vollbäder, Sauna, Dampfbad. Dabei werden Herz und Kreislauf besonders gefordert. Deswegen gilt hier wie beim Bewegungstraining: Start low, go slow, also sanft beginnen und in kleinen Schritten steigern. Insbesondere Ältere und Menschen mit Herz-Kreislauf-Erkrankungen sollten vorher ihren Arzt um Rat fragen.

▶ **Hausmittel**, z. B. Wärmflaschen, Heizkissen, Körnerkissen: Füllen Sie Wärmflaschen mit heißem, nie kochendem Wasser und verschließen Sie diese sorgfältig. Um einen Wohnungsbrand zu vermeiden, Körnerkissen mit Alufolie umwickeln und nur zehn bis fünfzehn Minuten in den Herd bei maximal 100–130° C, in die Mikrowelle nur eine Minute bei maximal 600 Watt. Wärme vor dem Auflegen auf den Rücken erst vorsichtig am Handrücken prüfen.

▶ **Wärmepflaster und -cremes:** wärmeerzeugende Pflaster, Pflaster und Cremes mit hautreizenden und durchblutungsfördernden Wirkstoffen

▶ **Wärmepackungen:** Schlamm-, Torf- oder Fangopackungen; heiße Wickel, Kompressen, „heiße Rolle"; Heublumensack. Dazu werden Heublumen in ein Leinensäckchen gefüllt, mit heißem Wasser übergossen, ausgedrückt und – sobald eine verträgliche Temperatur erreicht ist – auf die schmerzende Stelle gelegt. Ob die Inhaltsstoffe der Heublumen zusätzlich einen schmerzlindernden Effekt haben, ist unklar. Torf oder Schlamm wirken isolierend und halten die Wärme länger im Körper als Wärmflaschen oder heiße Wickel.

▶ **Infrarottherapie** mit entsprechenden Strahlern, auch für den Hausgebrauch.

▶ **Hochfrequenztherapie**, auch Diathermie; Bestrahlung mit Kurzwellen, Dezimeterwellen, Mikrowellen. Achtung! Hochfrequenzgeräte können die Funktion von Herzschrittmachern stören.

▶ **Ultraschall:** Behandlung mit speziellen Geräten, nicht zu verwechseln mit der diagnostischen Ultraschall-Bildgebung.

Wegen der Gefahr von Hautverbrennungen sollte lokale Wärme nie in gefühlsgestörten Arealen – etwa bei Wurzelkompressionssyndromen – angewandt werden. Das gilt für alle lokalen Wärmeanwendungen, auch für Wärmflaschen oder Heizkissen. Mit Infrarot-, Hochfrequenz- oder Ultraschallbehandlung kann eine stärkere Erwärmung in der Tiefe der Muskulatur erreicht werden als mit anderen Wärmebehandlungen. Schwangere, Kinder und Menschen mit schweren Herz-Kreislauf-Erkrankungen sollten keine Ultraschall- oder Hochfrequenztherapie erhalten. Wegen der Gefahr einer Linsentrübung des Auges ist bei Infrarot- und bestimmten Formen der Hochfrequenztherapie eine Schutzbrille Pflicht!

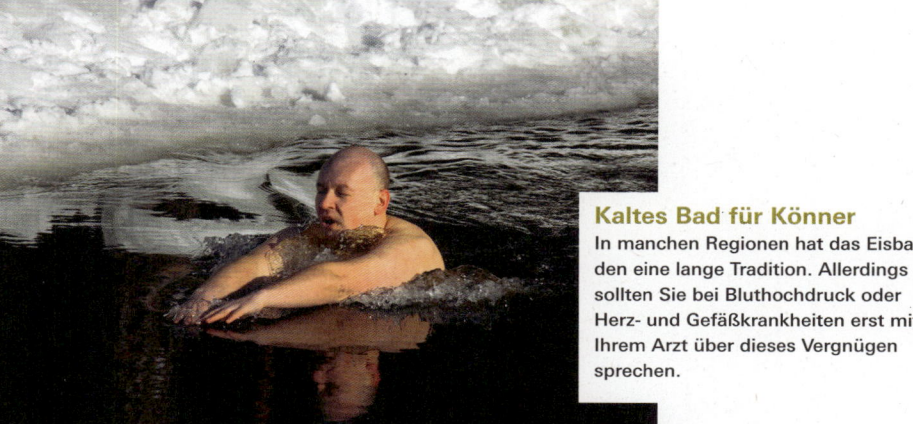

Kaltes Bad für Könner
In manchen Regionen hat das Eisbaden eine lange Tradition. Allerdings sollten Sie bei Bluthochdruck oder Herz- und Gefäßkrankheiten erst mit Ihrem Arzt über dieses Vergnügen sprechen.

Kälteanwendungen

Vielleicht haben Sie schon einmal in der Sommerhitze eine Tageswanderung gemacht und abends Ihre schmerzenden Füße in einen eiskalten Gebirgsbach gehalten? Oder Sie erinnern sich noch an die Mandeloperation in ihrer Kindheit und wie wohltuend das Eisschlecken danach war? Die schmerzlindernden Eigenschaften von Kälte, das heißt – physikalisch korrekt – von Wärmeentzug, können sowohl bei akuten als auch bei chronischen Rückenschmerzen zum Zug kommen. Besonders geeignet sind sie vermutlich dann, wenn eine entzündliche Komponente der Erkrankung vorliegt, oder auch bei Wurzelkompressionsschmerzen (siehe „Nerven ...", S. 20). Wer sich regelmäßig kaltem Wasser aussetzt – in der alltagstauglichsten Variante durch kalte Duschen –, den lässt aber auch manch anderes kalt. Auch auf psychische Herausforderungen reagieren solchermaßen Abgehärtete nachweislich gleichmütiger: Sie schütten weniger Stresshormone aus als Warmduscher und haben damit möglicherweise auch ein niedrigeres Risiko für chronische funktionelle Rückenschmerzen. Hier eine Auswahl der gängigsten Kühlverfahren:

▶ **Kalte Vollbäder:** Nach einer gewissen Gewöhnungszeit eine Wonne. Der gewünschte Kältereiz ist erst ab einer Temperatur unter 15° C zu erzielen, also für Ungeübte lieber kürzer als wärmer. Mit nur wenige Minuten dauernden Kurzbädern anfangen und bei regelmäßiger Anwendung langsam steigern. Die Meisterklasse mit langer Tradition und vielen begeisterten Anhängern in allen geografischen Regionen, in denen man mit Frost vertraut ist: Eisbaden im Winter. Menschen mit Herz- und Gefäßerkrankungen oder Bluthochdruck sollten dies mit ihrem Arzt abklären.

▶ **Druckstrahlmassagen:** Für die Rückenbehandlung hilft Ihnen dabei der Masseur oder Bademeister.

▶ **Eisbeutel:** Dazu können Sie sich einen wasserdicht verschließbaren Beutel besorgen, den Sie mit Eis aus dem Tiefkühlfach oder mit Eiswasser füllen.

▶ **Gelpackung:** Solche Kompressen sind wiederverwendbar. Einfach im Gefrierfach aufbewahren und bei Bedarf auf die schmerzende Stelle legen.

▶ **Wickel:** Das Hausmittel hilft auch bei Rückenschmerzen. Der Kühleffekt eines mit Eiswasser getränkten Frotteehandtuchs hält ca. eine Minute. Für eine länger und stärker kühlenden Variante werden Handtücher mit Salzwasser getränkt und tiefgefroren.

▶ **Eis am Stiel:** Sie können dazu eine handelsübliche Kunststoff-Eisform statt mit Fruchtsaft mit Wasser füllen. Die schmerzende Stelle wird mit dem Eis berührt oder auch massiert. Das geht auch mit Eiswürfeln, allerdings flutschen die einem leicht aus der Hand und die Person, die sie hält, bekommt mit der Zeit kalte Finger.

▶ **Kältespray:** Dieses Spray kennen Sie eventuell aus der Sportschau. Um örtliche Erfrierungen zu vermeiden, darf ein Sprühabstand von 30–40 cm nicht unterschritten werden und der Sprühstoß nur wenige Sekunden dauern. Als Kältemittel enthalten die Sprays meist Chlorethylen. Weil bisher nicht sicher ausgeschlossen werden kann, dass dieses Gas krebserregend ist, sollte das Einatmen der Sprühwolke sorgfältig vermieden werden.

▶ **Kältekammer:** Dabei geht man wenige Minuten in einen Raum, in dem eine Temperatur von minus 110° C herrscht. Die Kältekammer wird überwiegend bei entzündlich-rheumatischen Erkrankungen eingesetzt.

Akupunktur und Moxa

Diese zwei Methoden aus der alten chinesischen Heilkunde haben sich auch in der westlichen Welt weit verbreitet. In der Behandlung von Rückenschmerzen sind sie besonders beliebt.

Rund 30 000 Ärzte in Deutschland praktizieren Akupunktur. Gut drei Viertel aller Schmerzkliniken, fast die Hälfte aller niedergelassenen Orthopäden, rund ein Drittel der Allgemeinmediziner und eine unbestimmte Zahl von Heilpraktikern bedienen sich dieser chinesischen Methode, deren Ursprünge über 2 000 Jahre zurückliegen. In Studien gingen Rückenschmerzen, die seit mindestens zwölf Wochen bestanden, unter Akupunktur zurück. Zur Wirksamkeit der Behandlung bei kürzer bestehenden Rückenmerzen wurden noch keine geeigneten Studien durchgeführt.

Behandlungsablauf und -technik

Bei der klassisch chinesischen Methode sticht der Akupunkteur spezielle Nadeln in bestimmte Punkte der Haut. Die Nadeln sind viel dünner als die gängigen Kanülen, die Sie von Blutentnahmen oder Betäubungsspritzen beim Zahnarzt kennen. Der Gestochene empfindet die Behandlung deswegen kaum als unangenehm und oft gelingt der Einstich sogar schmerzlos. Je nach Akupunkturschule kommen während einer Behandlung nur eine, maximal 5, 10, 20 oder im Ausnahmefall bis zu 40 Nadeln zur Anwendung. Darauf folgt eine 20- bis 30-minütige Ruhephase. Der Patient liegt dabei in der Regel auf dem Rücken oder auf dem Bauch. Die Nadeln verbleiben währenddessen an Ort und Stelle. Die meisten Patienten empfinden diese Ruhephase als angenehm entspannend. Die Zahl der Behandlungen variiert, je nach Akupunkturschule und Krankheitsbild.

→ **Varianten der Akupunktur**

Außer der Verwendung von – in diesem Fall meistens besonders dünnen – Nadeln haben diese erst in jüngster Zeit entwickelten Behandlungstechniken der Mikrosysteme nichts mit der klassisch chinesischen Methode gemein. Wie die Fußreflexzonenmassa-ge (siehe „Weitere Formen", S. 116) beruhen sie auf der Annahme, dass alle Teile des Körpers – unter anderem auch die Wirbelsäule – in Kleinformat etwa auf dem Ohr oder der Hand repräsentiert sind und darüber behandelt werden können. Zu den Mikrosystemen der Akupunktur zählen Ohr-, Schädel-, Mund- und Handakupunktur.

Varianten der Stimulation: Neben den beiden klassischen Techniken – Nadeln und Moxa (s. u.) können Reizpunkte auch auf anderem Weg stimuliert beziehungsweise erwärmt werden, etwa durch Akupressur, Schröpfen, Massage, wie beim Shiatsu, Elektroakupunktur: mit Nadeln, durch die ein schwacher elektrischer Strom fließt, Laserakupunktur mit Softlaserlicht, Stoßwellen oder Infrarotlicht.

Informationen zu der aktuellen wissenschaftlichen Beweislage bei Akupressur, Schröpfen und Massage finden Sie in den jeweiligen Kapiteln. Zu allen anderen genannten Varianten gibt es mangels aussagekräftiger Studien bislang keine zuverlässigen Wirksamkeitsnachweise.

Glühende Zigarren und Kegel

Die alten chinesischen Schriften erwähnen die Akupunktur immer in einem Atemzug mit der Moxibustion, auch Moxa. Dabei erwärmt man bestimmte Akupunkturpunkte durch das Abbrennen von Beifußkraut. Da-

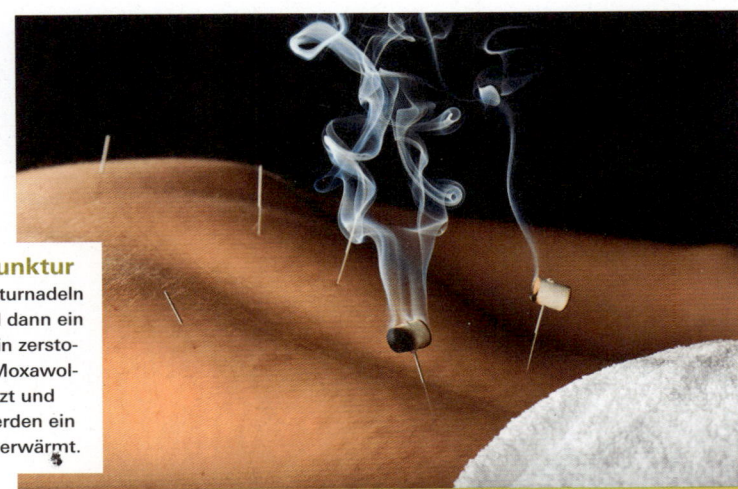

Moxa und Akupunktur
Erst werden Akupunkturnadeln in die Hat gesetzt und dann ein kleiner Bausch aus fein zersto-ßenem Beifußkraut (Moxawolle) auf den Griff gesetzt und abgebrannt. Dabei werden ein oder mehrere Punkte erwärmt.

zu dienen entweder brennende Moxazigarren, die man in die Nähe der Haut hält, oder Kräuterkegel, die auf einer untergelegten Ingwerscheibe abgebrannt werden. Moxa wird oft als Alternative zum Nadeln eingesetzt. Es kann aber auch mit der Akupunktur kombiniert werden, indem man eine kleine Menge Beifußkraut am Metallgriff der Nadel befestigt und dort abbrennt. Bei Rückenschmerzen ist Moxa eine beliebte Methode.

Worüber wirkt Akupunktur?

Die Lage der Akupunkturpunkte wurde in der traditionellen chinesischen Heilkunde bestimmt. Im westlichen medizinischen Wissen findet sich dafür keine Entsprechung. Der Wirkmechanismus der Akupunktur ist ungeklärt:

▸ Die Stimulation von Schmerzrezeptoren im Bereich der Einstichstelle verändert die Aktivität verschiedener Teile des Nervensystems. Das könnte über ähnliche Mechanismen zu einer Schmerzlinderung führen wie bei anderen Formen der Reizbehandlung (Re-

flexzonenmassage, Wärmeanwendungen, hautreizende Mittel). Im Rückenmark werden reflexartige schmerzhemmende Mechanismen aktiviert und im Gehirn werden körpereigene Schmerzmittel, Endorphine, freigesetzt.

▸ Im Bereich der Einstichstelle werden vermehrt durchblutungsfördernde und schmerzdämpfende Botenstoffe ausgeschüttet.

▸ Bei der Moxibustion könnten zudem ähnliche Effekte im Spiel sein wie bei den Wärmeanwendungen.

▸ Mechanismen, bei denen psychische und körperliche Faktoren auf komplexe Art zusammenwirken. Der Anteil der Effekte an der Gesamtwirkung der Akupunktur scheint beträchtlich zu sein.

Sicher und nebenwirkungsarm

Akupunktur und Moxa sind generell sehr nebenwirkungsarme und sichere Behandlungsverfahren. Die häufigsten Nebenwirkungen der Akupunktur sind Schmerzen beim Setzen der Nadeln, geringfügige Blutergüsse und Blutungen. Schwerwiegende

Komplikationen wie Infektionen, Organverletzungen und Todesfälle wurden zwar bereits berichtet, sind aber extrem selten und beruhen in der Regel auf unsachgemäßer Handhabung der Nadeln. Vorsicht ist geboten bei Menschen mit Blutgerinnungsstörungen und bei der Einnahme blutgerinnungshemmender Arzneimittel. Für die Elektroakupunktur gelten ähnliche Einschränkungen wie bei anderen Formen der Elektrotherapie (siehe „Elektro- ...", S. 136).

Zahlt die Kasse?

Unter bestimmten Voraussetzungen übernehmen die gesetzlichen Krankenversicherungen die Kosten für eine Akupunkturserie bei chronischen Schmerzen der Lendenwirbelsäule. Eine dieser Voraussetzungen ist, dass der akupunktierende Arzt drei bestimmte Zusatzbezeichnungen führt, nämlich Akupunktur, spezielle Schmerztherapie und psychosomatische Grundversorgung. Bei privaten Krankenversicherungen sind die Regelungen sehr unterschiedlich.

→ Akupunktur ein Hyperplazebo?

Um den Anteil psychisch vermittelter Effekte an der Wirkung der Akupunktur einzuschätzen, dienen u. a. Studien, in denen Scheinakupunktur eingesetzt wird. Dabei verwendet man präparierte Nadeln, die nicht die Haut durchdringen und die in einem Röhrchen versteckt sind, sodass der Patient die Behandlung meist nicht von einer echten Akupunktur unterscheiden kann. Erstaunliches Ergebnis solcher Studien: Die Scheinakupunktur wirkt genauso gut gegen Schmerzen wie die echte Akupunktur und – jetzt kommt das eigentlich Verblüffende: Sowohl die echte als auch die Scheinakupunktur wirken besser gegen Schmerzen als die Behandlung mit Medikamenten. Diese wiederum sind bekanntlich wirksamer als identisch aussehende Scheinmedikamente, Plazebos. Manche Forscher halten die Akupunktur aufgrund solcher Ergebnisse für ein „Hyperplazebo", das heißt für eine besonders potente Scheinbehandlung. Andere nehmen die Ergebnisse zum Anlass, infrage zu stellen, ob plazebokontrollierte Studien überhaupt ein geeignetes Instrument sind, um die Wirksamkeit der Akupunktur und anderer nichtmedikamentöser Verfahren zu untersuchen. Begründung: Der Gesamtkontext der Behandlung spiele bei solchen Verfahren die entscheidende Rolle und nicht nur ein einzelner Wirkfaktor, wie ein bestimmter Arzneimittel-Wirkstoff. Beide Sichtweisen sprechen dafür, dass bei der Akupunktur nicht unmittelbar körperliche, sondern komplexe psychisch-körperliche Effekte die Hauptrolle spielen.

Schröpfen, Aderlass, Blutegel

Verfahren aus der medizinischen Mottenkiste? Das letzte Wort ist hier noch nicht gesprochen.

Seit der Antike gibt es in praktisch allen Kulturen der Welt Behandlungsverfahren, die auf der Annahme beruhen, man müsse bei Krankheit ein schädliches Agens, verdorbenes Blut, üble Säfte, Dämpfe oder – noch früher in der Medizingeschichte – böse Geister und Dämonen aus dem Körper entfernen. Vorstellungen von einem Ungleichgewicht der vier Körpersäfte, das heißt Blut, gelbe Galle, schwarze Galle und Schleim, das es durch ausleitende Verfahren zu beheben gelte, lassen sich zum Urvater der abendländischen Medizin, Hippokrates v. Kos (460–377 v. Chr.) zurückverfolgen. Erst im 19. Jahrhundert mit den Fortschritten von Physiologie und mikroskopischer Anatomie wurde die Säftelehre von der Zellularpathologie abgelöst. Seitdem geht die Medizin davon aus, dass Schädigungen und Fehlfunktionen der Körperzellen und nicht etwa ein verschobenes Säftegleichgewicht den körperlichen Krankheiten zugrunde liegen. Kann man aus dieser Entwicklung schließen, alle „ausleitenden" Verfahren seien wirkungslos, weil sie auf einem längst überholten Krankheitsverständnis basieren? Das wäre eine vorschnelle und wissenschaftlich nicht korrekte Schlussfolgerung. Behandlungsverfahren wie Schröpfen und Aderlass sind älter als die Humoralpathologie; daher kann man nicht ohne Einschränkung behaupten, sie würden darauf basieren. Es gibt viele Hinweise, dass diese Verfahren eher auf ärztlichem Erfahrungswissen begründet sind, als auf komplexen Theoriegebäuden – die kamen erst später dazu. Andererseits beweist das natürlich auch nicht die Wirksamkeit dieser Verfahren; die ist weitgehend ungeklärt, wenn man die heute für medizinische Forschung geltenden Qualitätsstandards ansetzt.

Welche Wirkfaktoren sind im Spiel?

Man weiß, dass blutige Behandlungsverfahren eine starke Wirkung auf das Zusammenspiel von Psyche und Körper haben, und zwar unabhängig davon, ob sie einen direkten heilenden Effekt auf körperlicher Ebene erzielen oder nicht. Das trifft auf Operationen zu sowie auf die Akupunktur und vermutlich auch auf blutiges Schröpfen, Aderlass und Blutegeltherapie.

Die unmittelbar körperlichen Effekte, die bei den genannten Verfahren zu einer Schmerzlinderung beitragen könnten, ähneln denen, die bei Reizbehandlungen diskutiert werden, bei der Reflexzonenmassage

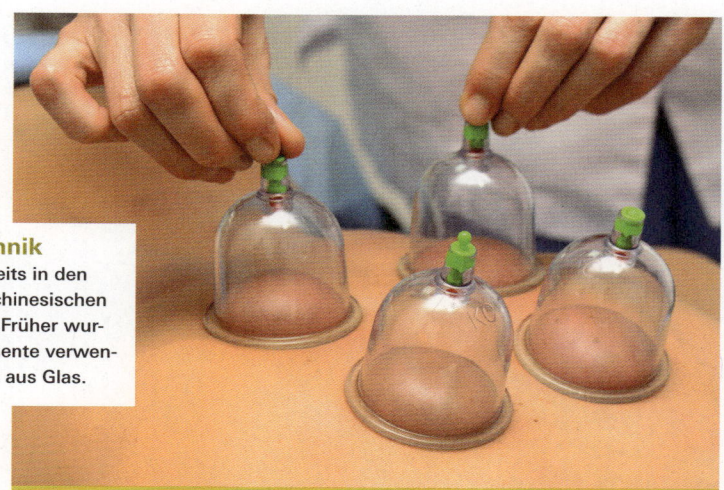

Eine sehr alte Technik

Das Schröpfen wird bereits in den
ältesten indischen und chinesischen
Medizintexten erwähnt. Früher wurden dazu Bambus-Segmente verwendet, heute Schröpfköpfe aus Glas.

oder auch der Akupunktur (s.o.). Beim
Schröpfen könnte auch – ähnlich wie bei
den eigentlichen Wärmeanwendungen – die
Erwärmung der Haut eine Rolle spielen. Der
Sog fördert zusätzlich die Hautdurchblu-
tung. Blutegel geben zudem, wenn sie sich
einmal an der Haut festgebissen haben, biologisch aktive Substanzen ins Gewebe und
ins Blut ab, denen unter anderem ent-
krampfende und entzündungshemmende
Eigenschaften zugeschrieben werden. Ob
das eigentliche Absaugen von Körperflüs-
sigkeiten durch Schröpfköpfe oder Blutegel
eine nennenswerte Rolle bei der Schmerzlinderung spielt, ist bisher ungeklärt.

Schröpfen

Schröpfbehandlungen werden heute überwiegend von Heilpraktikern durchgeführt.
Sie verwenden dazu in der Regel bauchige
Glasgefäße. Das Schröpfglas wird zunächst
von innen erhitzt, etwa indem man es über
eine Flamme hält oder einen alkoholge-
tränkten Wattebausch darin anzündet. Der
warme Schröpfkopf wird dann auf die be-
feuchtete Haut aufgesetzt. Durch das Ab-

kühlen der heißen Luft im Glas entsteht ein
Unterdruck. Dadurch wird die Haut kräftig
angesaugt. Die Behandlung dauert 10 bis
15 Minuten. Schröpfköpfe können auch für
eine Saugmassage verwendet werden. Das
heißt, man schiebt das angesaugte Schröpfglas auf der eingeölten Haut hin und her.
Beim blutigen Schröpfen wird die Haut vor
dem Aufsetzen des Schröpfkopfs angeritzt.
Durch den Sog fließen etwa 50 Milliliter
Blut in das Schröpfgefäß. Erste Hinweise auf
eine Wirksamkeit der Methode bei Rückenschmerzen bedürfen der Überprüfung in
weiteren Studien.

Schröpfen kann schmerzhaft sein und
unschöne, aber in aller Regel vorübergehen-
de Blutergüsse hinterlassen. Bei falscher
Handhabung kann es Verbrennungen der
Haut nach sich ziehen. Für das blutige
Schröpfen gelten ähnliche Vorsichtsmaß-
nahmen und Warnhinweise wie für den
Aderlass (s.u.).

Aderlass

Aus organmedizinischer Sicht gibt es nur
wenige Erkrankungen, bei denen ein Ader-

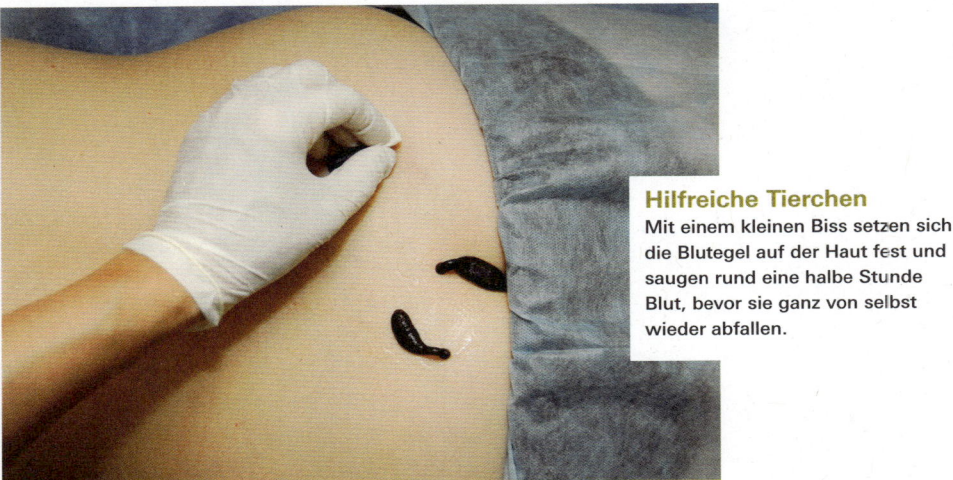

Hilfreiche Tierchen
Mit einem kleinen Biss setzen sich die Blutegel auf der Haut fest und saugen rund eine halbe Stunde Blut, bevor sie ganz von selbst wieder abfallen.

lass angezeigt ist. Rückenschmerzen zählen nicht dazu. Beim medizinisch korrekt durchgeführten Aderlass wird das Blut über eine Kanüle aus der Armvene entnommen und in der Regel über einen Plastikschlauch in ein Gefäß geleitet. Um den Flüssigkeitsverlust auszugleichen, erhält der Patient gleichzeitig eine Infusion. Beim alternativmedizinischen Aderlass wird in aller Regel weit weniger als ein halber Liter Blut entnommen, was aus Sicht der Organmedizin unbedenklich ist. Wirksamkeitsnachweise in der Behandlung von Rückenschmerzen fehlen bislang. Es liegt nahe, den Aderlass durch reguläres Blutspenden zu ersetzen, das wird aber nicht von allen Alternativmedizinern als vollwertiger Ersatz angesehen.

Das Einführen einer Kanüle durch die Haut in ein Blutgefäß ist immer mit einem gewissen Infektionsrisiko verbunden. Zu den möglichen Komplikationen zählen Gefäßentzündungen und in sehr seltenen Fällen eine lebensbedrohliche Blutvergiftung (Sepsis). Einem Aderlass sollte unbedingt eine ärztliche Untersuchung einschließlich Bluttests und Blutdruckmessung vorausge-

hen. Tunlichst abzuraten ist unter anderem Menschen mit zu niedrigem Blutdruck, Kollapsneigung, gestörter Blutgerinnung oder Immunfunktion.

Blutegel

Die Blutegeltherapie zählt zu den althergebrachten Behandlungsverfahren, die in der konventionellen Medizin anerkannt sind, z. B. zur Förderung der Durchblutung nach Hauttransplantationen. Die Blutegeltherapie wird derzeit in einer klinischen Studie auf ihre Wirksamkeit bei Rückenschmerzen untersucht (Stand: Mai 2015).

Die Blutegel werden auf das schmerzende Areal aufgesetzt und beißen sich in der Haut fest. Das klingt fies, wird aber von erfahrenen „Wirten" als wenig schmerzhaft beschrieben, vergleichbar mit einem Mückenstich. Die glitschigen Würmer saugen sich etwa 20 bis 40 Minuten lang mit Blut voll und fallen dann von selbst ab. Aufgrund der gerinnungshemmenden Substanzen, die das Tier ins Gewebe abgibt, kommt es zu der erwünschten Nachblutung von etwa 10 bis 12, selten bis zu 24 Stunden Dauer.

Bei korrekter Indikationsstellung und Handhabung ist die Behandlung mit Blutegeln relativ nebenwirkungs- und risikoarm. Das setzt allerdings die Beachtung einer ganzen Reihe von Warnhinweisen und Gegenanzeigen voraus. Von einer Selbstbehandlung ist abzuraten. Als mögliche Komplikationen der Blutegelbehandlung sind unter anderem Wundinfektionen, lang anhaltende Nachblutungen und allergische Reaktionen bekannt. Um die Übertragung von Erregern zu verhindern, müssen Blutegel, die für medizinische Zwecke vorgesehen sind, unter kontrollierten Bedingungen gezüchtet werden und dürfen nur einmal verwendet werden. Nicht geeignet ist die Blutegeltherapie unter anderem für Menschen mit Blutgerinnungsstörungen, Magengeschwüren, Immunschwäche und bekannten Allergien. Auch bei Kindern unter 14 Jahren und Schwangeren wird davon abgeraten. Wer sich stark vor den Würmern ekelt, sollte sich nicht zu einer solchen Behandlung überreden lassen.

Behandlung mit Stoßwellen

Presslufthammer auf dem Rücken gefällig? Viele schwören darauf, aber es kann wehtun und die Wirksamkeit ist nicht belegt.

Stoßwellen sind elektrisch oder mechanisch erzeugte Druckwellen. Wenn sie eine ausreichend hohe Energie aufweisen, kann man mit ihnen von außen – im Fachjargon „extrakorporal" – beispielsweise Nierensteine zertrümmern. Das Hervorrufen der Stoßwelle in einem Generator beruht auf ähnlichen physikalischen Prinzipien wie der Knall, den ein Ultraschall-Flugzeug beim Durchbrechen der Schallmauer hervorruft.

Bei funktionellen Rückenschmerzen setzen manche Ärzte niedrig-energetische Stoßwellen zur Behandlung von Muskelverhärtungen – Triggerpunkten – ein. Die Behandlung erfolgt im Liegen und dauert etwa 15 bis 20 Minuten. Das Gerät ähnelt einem Ultraschallgerät, auch hier wird die Behandlungseinheit auf die Haut aufgesetzt, auf die vorher ein spezielles Gel aufgetragen wurde. Die Behandlungseinheit gibt 5–10 Stoßwellen pro Sekunde ab; erschrecken Sie nicht: Das klingt wie ein Presslufthammer in Kleinformat. Die Triggerpunktbehandlung mit Stoßwellen kann, vor allem zu Beginn, schmerzhaft sein.

Keine Kostenübernahme

Es gibt Hinweise darauf, dass Stoßwellen im Behandlungsgebiet die Durchblutung verbessern, die Ausschüttung bestimmter Entzündungsfaktoren hemmen, muskuläre Verspannungen auflösen und dadurch zu einer Schmerzlinderung beitragen. Zur Stoßwellenbehandlung funktioneller Rückenschmerzen gibt es bislang keine aussagekräftigen klinischen Studien. Wegen des fehlenden Wirksamkeitsnachweises werden die Kosten für eine Stoßwellentherapie von Rückenschmerzen derzeit nicht von den gesetzlichen Krankenversicherungen erstattet (Stand: Mai 2015).

Risiken und Warnhinweise

Das Verfahren ist sehr risikoarm. Es kann mit vorübergehenden Hautreizungen oder Blutergüssen einhergehen. Sehr selten und bei falscher Handhabung traten Verletzungen des Lungengewebes auf. Menschen mit Herzschrittmacher oder mit Infektionen im Behandlungsgebiet, Schwangere, Kinder und Jugendliche sollten nicht mit Stoßwellen behandelt werden.

Elektro- und Magnettherapien

Wenn Sie die Sicherheitshinweise und Gegenanzeigen beachten, können Sie es auch mit Strom oder dynamischen Magnetfeldern versuchen. Leihen Sie sich am besten ein Gerät.

Seit ihrer Entdeckung werden Magnetismus und Elektrizität auch zur Schmerzbehandlung eingesetzt. Was dabei genau wirkt, ist unklar. Möglicherweise sind ähnliche Mechanismen im Spiel wie bei anderen Formen der Reizbehandlung, etwa mit Temperaturreizen. Viele der gängigen Erklärungsmodelle beruhen – vereinfacht gesagt – auf der Annahme, dass durch die elektrische Reizung bestimmter Nervenfasern das Zusammenspiel hemmender und aktivierender Nervenzellen auf Rückenmarksebene in einen anderen Zustand versetzt und dadurch die Weiterleitung von Schmerzreizen ans Gehirn gedämpft wird. Allerdings ist für keines der hier besprochenen Verfahren zweifelsfrei bewiesen, dass es über solche direkten Effekte von Elektrizität oder Magnetfeldern auf das Nervensystem schmerzlindernd wirkt und nicht an erster Stelle über psychologische. Letztere nämlich sind in der Behandlung funktioneller

Rückenschmerzen hoch wirksam. So trägt es beispielsweise sehr zum Erfolg einer Therapie bei, wenn der Schmerzgeplagte ihr eine hohe Wirksamkeit zutraut. Wenn – wie bei den meisten Elektro- und Magnettherapien – technische Apparaturen im Spiel sind, ist diese Wirksamkeitserwartung besonders hoch. Das ist wohl auch der Grund dafür, dass neben wissenschaftlich plausiblen Ansätzen wie TENS (siehe rechts) nach wie vor auch unseriöse, pseudowissenschaftlich verbrämte Techniken wie die Bioresonanztherapie (nicht zu verwechseln mit der wissenschaftlich fundierten Methode des Biofeedback, siehe „Verhaltenstherapie ...", S. 82) weit verbreitet sind. Im Folgenden finden Sie eine Auswahl von Verfahren, die auf einem biologisch plausiblen Konzept beruhen und für die in Studien zumindest Hinweise auf schmerztherapeutische Wirksamkeit gefunden wurden.

Diathermie- und Hochfrequenz

Diathermie- und Hochfrequenzbehandlungen beruhen zwar auf elektromagnetischen Wechselfeldern, wirken aber vor allem über Wärmebildung. Sie sind deshalb unter „Wärmeanwendung" (S. 125) aufgeführt.

Elektrotherapie

Elektrotherapie wird auch als Reizstrombehandlung bezeichnet. Folgende Verfahren sind dabei in der Behandlung funktioneller Rückenschmerzen von Bedeutung:

▶ **Gleichstrom-Verfahren**
▶ **Galvanisation**
▶ **Trockengalvanisation:** Beschichtete Gummielektroden werden so angebracht, dass der Strom durch die schmerzende Körperregion fließt..
▶ **Hydrogalvanische Verfahren:** Bäder, bei denen der Strom durch das Badewasser geleitet wird. Dessen elektrische Leitfähigkeit verstärkt die Wirkung des Stroms auf den Körper. Das Stangerbad ist ein hydrogalvanisches Vollbad.
▶ **Iontophorese:** Der Strom wird verwendet, um Medikamente, z. B. Lokalanästhetika oder NSAR, tiefer in die Haut zu transportieren. Das Anwendungsspektrum deckt sich weitgehend mit dem äußerlich aufgetragener Schmerzmittel.
▶ **Niederfrequenzstrom-Verfahren:** Diese beruhen auf einer Aktivierung von Nervenfasern durch gepulste Ströme. Der Niederfrequenzbereich liegt zwischen 2 und 150 Hz, das heißt, pro Sekunde werden 2–150 schwache Stromstöße über Hautelektroden verabreicht.
▶ **Diadynamische Ströme:** Gleichgerichtete Wechselspannung erzeugt Niederfrequenzströme mit zusätzlichen Komponenten der Galvanisierung.
▶ **Transkutane elektrische Nervenstimulation (TENS):** Wechselströme, die bidirektional schwingen, das heißt Plus und Minus der Elektroden kehren sich in schnellem Wechsel um. Es gibt tragbare, batteriebetriebene Geräte.

- **Invasive Elektrostimulationsverfahren:** Dabei werden die Elektroden durch die Haut direkt an einen Nerv oder an die äußere Haut des Rückenmarks geführt.

→ **Vorsicht bei Billigangeboten!**

Elektrotherapiegeräte zur Eigenbehandlung, beispielsweise z. B. mit TENS, werden teilweise zu Spottpreisen im Internet gehandelt. Hier ist Vorsicht geboten, weil man nicht alle Geräte als sicher einstufen kann. Hitzeschäden etwa können nur zuverlässig vermieden werden, wenn diese Geräte bestimmten physikalischen Anforderungen entsprechen und sie korrekt angewandt werden. Lassen Sie sich also lieber von Ihrem Arzt oder Physiotherapeuten ein Gerät empfehlen und dessen Handhabung in Ruhe erklären. Viele Schmerzpraxen und -kliniken sowie Sanitätshäuser bieten Leihgeräte an. Als Dauerbehandlung ist TENS bei funktionellen Rückenschmerzen ohnehin nicht geeignet; auch das spricht für ein Leihgerät.

Magnettherapie
Man kann magnettherapeutische Verfahren grob einteilen in statische und dynamische Verfahren.

- **statische Verfahren:** Dabei werden Dauermagnete in die Nähe des Körpers gebracht. Zu diesen Verfahren zählen u. a. Magnetarmbänder und Matratzen mit eingearbeiteten Magneten. In Doppelblindstudien zeigte sich kein Vorteil gegenüber einer Scheinbehandlung.
- **dynamische Verfahren:** Diese Verfahren beruhen auf bewegten oder pulsierenden Magnetfeldern, entweder aus bewegten Dauermagneten oder aus Elektromagneten.
- **Großgeräte:** Mit solchen Geräten können in einer Klinik oder Arztpraxis unter anderem auch verschiedene Abschnitte des Rückens behandelt werden.
- **Magnetfeldmatten:** Sie ähneln einer selbstaufblasbaren Campingmatte und sind mit einem Steuergerät sowie einem Netzkabel versehen. Im Inneren befindet sich eine Stromspule, mit der magnetische Wechselfelder erzeugt werden. Damit kann man sich selbst behandeln, auf dem Boden oder auch im Bett. Es gibt auch Betten mit fest eingebauten Magnetfeldgeneratoren.

Einige Studien zeigten die Überlegenheit dynamischer Magnettherapieverfahren gegenüber einer Scheinbehandlung bei Rückenschmerzen. Insgesamt ist die Studienlage aber widersprüchlich. Weitere Forschung ist notwendig, um verlässliche Aussagen über die Wirksamkeit zu machen. Von der Anschaffung teurer Magnetfeldmatten

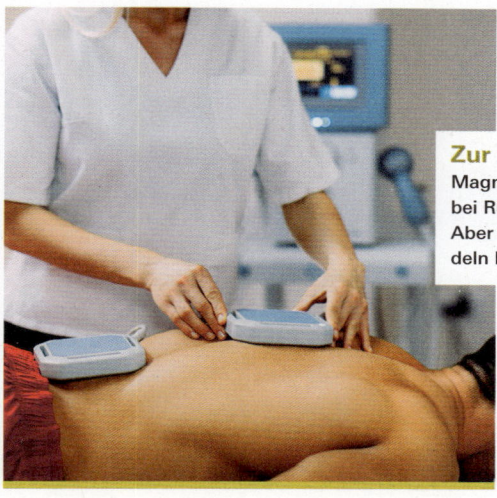

oder -betten raten wir grundsätzlich ab, da die Magnetfeldtherapie wie alle anderen passiven Behandlungsmethoden bei funktionellen Rückenschmerzen allenfalls zur kurzfristigen Schmerzlinderung, nicht aber als Dauerbehandlung eingesetzt werden sollen.

Risiken und Warnhinweise

Bei korrekter Anwendung sind die hier aufgeführten Verfahren nebenwirkungs- und risikoarm. Schmerzen treten bei richtiger Anwendung nicht auf. Bei den meisten Elektrotherapieverfahren ist allenfalls ein leichtes Kribbeln oder Elektrisieren zu spüren. Um Hautverätzungen zu vermeiden, werden bei Gleichstrombehandlungen dicke Viskoseschwämme zwischen Elektrode und Haut platziert. Bei fast allen Stromformen kann es bei falscher Anwendung, etwa bei unzureichender Auflagefläche der Elektrode, zu einer zu hohen Stromdichte kommen. Das ist schmerzhaft und kann im Extremfall, wenn die Behandlung nicht gleich abgebrochen wird, zu Hitzeschäden führen. Bei Empfindungsstörungen im behandelten Bereich, bei Menschen mit Demenz und bei Kindern sollte keine Elektrotherapie angewandt werden. Bei metallischen Prothesen, etwa des Hüftgelenks, ist von bestimmten Formen der Magnet- oder Elektrotherapie abzuraten. Für Herzschrittmacherträger sind viele dieser Verfahren mit einem erheblichen Risiko verbunden und sollten daher unterlassen werden.

Zahlt die Krankenkasse?

Die Kosten für ärztlich verordnete elektrotherapeutische Verfahren im Rahmen der ambulanten oder stationären Behandlung von Rückenschmerzen aufgrund von Muskelverspannungen werden in der Regel von von den gesetzlichen Krankenkassen übernommen. Für die Eigenbehandlung mit TENS gibt es meist einen Pauschalbetrag, der zumindest einen Teil der Behandlungskosten abdeckt.

Die Kosten für Magnettherapien bei funktionellen Rückenschmerzen werden von den gesetzlichen Kassen in der Regel nicht erstattet. Bei privaten Versicherungen sind die Regelungen sehr unterschiedlich.

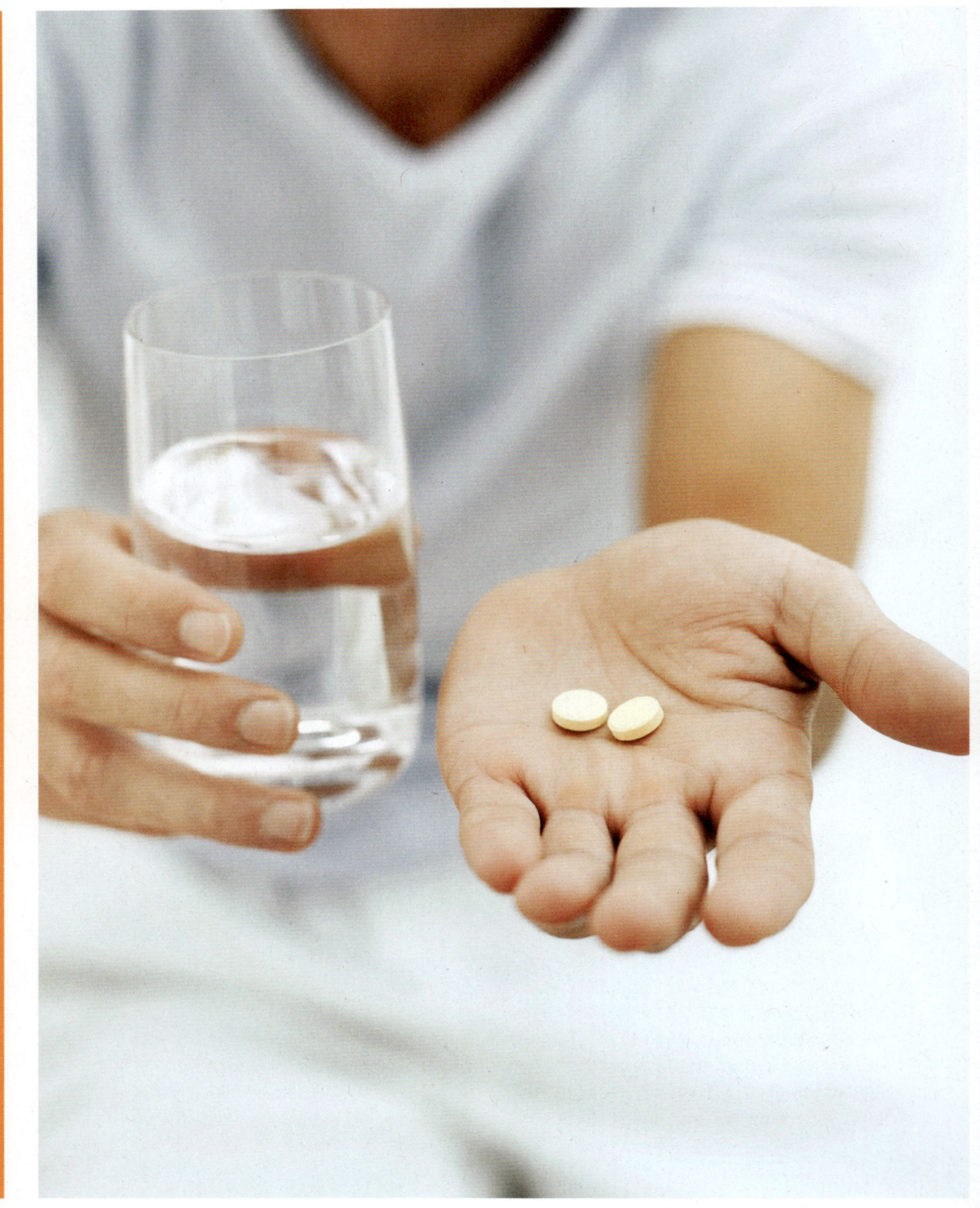

Medikamente

Medikamente können helfen, schnell wieder die gewohnten Aktivitäten aufzunehmen. Sie ersetzen aber nie das aktive Üben. Finden Sie den goldenen Mittelweg.

Schmerzmittel sind mit Abstand die am häufigsten verordnete Behandlung bei funktionellen Rückenschmerzen. Leider werden sie häufig genug entgegen jeder Vernunft als einzige Behandlung eingesetzt und oft viel länger als notwendig. Das heißt nicht, dass Schmerzmittel an sich schlecht wären. Wenn man sie mit Augenmaß verwendet und passend kombiniert, können sie helfen, so bald wie möglich wieder die gewohnten beruflichen und privaten Aktivitäten aufzunehmen. Und auch hier: So viel wie nötig, um Bewegung zu er-

möglichen, so wenig und so kurz wie möglich, um das Risiko für Nebenwirkungen gering zu halten.

Medikamentöse wie nichtmedikamentöse schmerzhemmende Verfahren können aktive Maßnahmen wie Bewegung und Entspannungsübungen niemals ersetzen. Wer sich ausschließlich darauf verlässt, die Schmerzen zu unterdrücken, erhöht damit sein Risiko für chronische Rückenschmerzen. Er versäumt damit die enorm wichtige und psychisch stabilisierende Erfahrung, dass er durch eigenes Zutun sein Wohlbefinden entscheidend verbessern kann – Psychologen sprechen dabei von der Erfahrung von Selbstwirksamkeit. Auf den folgenden Seiten haben wir die wichtigsten Fakten zu den Medikamenten aufgeführt, einschließlich der häufigsten Nebenwirkungen, Gegenanzeigen und Wechselwirkungen. Ausführlichere Informationen finden Sie auf www.test.de/medikamente. Dort steht u. a., bei welchen Nebenwirkungen Sie getrost deren Verlauf abwarten können und wann Sie die Notrufnummer 112 wählen sollten.

→ Tipps zur Einnahme

Damit Schmerzmittel ihre volle Wirkung entfalten können, ist es wichtig, diese nach einem festen Zeitplan einzunehmen. Dadurch sinkt das Risiko für die Entstehung einer Medikamentenabhängigkeit, das vor allem mit stark wirksamen Mitteln (Opioiden) besteht. Denn wenn starke Schmerzmittel „planlos" eingenommen werden, kann schnell die psychische Wirkung der Arzneimittel in den Vordergrund rücken, die zum Missbrauch verleitet und schließlich zur Sucht führen kann. Daher ist es günstiger, ein länger wirksames Schmerzmittel in ausreichender Dosierung einzunehmen, als eine zusätzliche Dosis, weil die Schmerzlinderung nicht stark genug ist oder nicht lange genug anhält. Machen Sie nach Absprache mit Ihrem Arzt nach ein paar Tagen einen Auslassversuch, um zu prüfen, ob Sie das Medikament noch brauchen.

Nichtsteroidale Antirheumatika

NSAR haben schmerzlindernde, entzündungshemmende und/ oder fiebersenkende Eigenschaften.

In der Behandlung funktioneller Rückenschmerzen ist vor allem die schmerzlindernde Komponente wichtig. Nichtsteroidale Antirheumatika (NSAR) sind die mit Abstand am häufigsten eingenommenen Schmerzmittel. Der Begriff nichtsteroidal beruht auf chemischen Eigenschaften und grenzt diese Medikamentengruppe von den Steroiden ab, genauer gesagt von den Kortikosteroiden (siehe „Was wird gespritzt?", S. 163). Abhängig von der Dosierung sind die meisten NSAR rezeptfrei erhältlich und breit angelegte Werbekampagnen tragen mit dazu bei, dass diese Medikamente in deutschen Hausapotheken quasi allgegenwärtig sind. Das sollte nicht darüber hinwegtäuschen, dass NSAR mit Nebenwirkungen und Risiken behaftet und für die meisten Arzneimittelkomplikationen in Deutschland verantwortlich sind.

Klassische NSAR

Arzneimittelexperten kritisieren, dass NSAR von vielen Ärzten sehr großzügig verordnet werden, ohne nebenwirkungsärmere – medikamentöse und nichtmedikamentöse – Alternativen ausgeschöpft zu haben.

▶ **Wirkstoffe:** Ibuprofen, Diclofenac und Naproxen sind die NSAR, für die die Wirksamkeit in der Behandlung funktioneller Rückenschmerzen am besten belegt ist. Das älteste NSAR ist die Azetylsalizylsäure; sie ist seit 1899 unter dem Warenzeichen Aspirin® im Handel.

▶ **Wie wirken sie?** NSAR hemmen zwei körpereigene Enzyme, die Cyclooxygenase (COX) 1 und 2. Dadurch wird die Produktion bestimmter Prostaglandine gedrosselt. Prostaglandine sind Gewebehormone, die im Körper unterschiedliche Aufgaben erfüllen. Über die Hemmung der Prostaglandinbildung werden die erwünschten entzündungshemmenden, fiebersenkenden und schmerzlindernden Effekte der NSAR vermittelt. Diese Wirkungen sind aber auch Ursache für die bekannten unerwünschten Wirkungen („Nebenwirkungen").

▶ **Wirkdauer:** Ibuprofen und Diclofenac zählen zu den kurz wirksamen NSAR, das heißt ihre Wirkung hält etwa vier Stunden lang an. Die Wirkdauer von Naproxen liegt etwa bei acht bis zwölf Stunden. Durch die Verwendung retardierter Zubereitungen (Retardpräparate, bei denen der Wirkstoff verzögert aufgelöst wird und die Mittel daher länger wirken) kann die Wirkdauer von NSAR verlängert und damit das Einnahmeschema vereinfacht werden.

▶ **Empfehlung:** Bei funktionellen Rückenschmerzen sollten NSAR nur in der niedrigsten wirksamen Dosierung und so kurz wie möglich eingesetzt werden.

▶ **Für wen nicht oder nur bedingt geeignet?** Bei Menschen mit Herz- Kreislauf-Erkrankungen, eingeschränkter Blutgerinnungsfähigkeit, Nieren- und Leberfunktionsstörungen oder Magen-Darm-Erkrankungen sollte auf eine Behandlung mit klassischen NSAR ganz verzichtet werden oder diese nur kurzfristig und niedrig dosiert erfolgen.

▶ **Nebenwirkungen:** NSAR sind wahrscheinlich die häufigste Ursache für Medikamenten-Folgeerkrankungen. Da das Risiko für Nebenwirkungen mit der Dauer der Einnahme steigt, sollte diese auf max. vier Wochen begrenzt werden. Nur im Rahmen einer ärztlichen Behandlung mit entsprechenden Kontrollen (u. a. der Leber und der Nieren) können diese Mittel auch über längere Zeiträume eingenommen werden.

Im Magen-Darm-Trakt kann es durch die Einnahme von NSAR zur Bildung von Schleimhautgeschwüren und teilweise lebensbedrohlichen Blutungen oder Durchbrüchen der Magen- oder Darmwand kommen. Blutungen – aus Geschwüren oder anderen krankhaften Veränderungen der Magen- oder Darmwand oder der darin verlaufenden Blutgefäße – bilden die häufigste schwerwiegende Komplikation bei der Einnahme von NSAR. Der Entstehung von Magen- und Zwölffingerdarmgeschwüren kann bei Patienten mit erhöhtem Risiko durch die zusätzliche Einnahme eines Schleimhautschutzmittels, in der Regel eines Protonenpumpenhemmers, vorgebeugt werden. Im Hinblick auf das erhöhte Blutungsrisiko unter NSAR gilt: Durch deren Kombination mit Protonenpumpenhemmern kann das Risiko für Magen-, aber nicht für Darmblutungen gesenkt werden.

NSAR hemmen die Blutgerinnung. Das erhöht das Risiko für lebensbedrohliche Blutungen, nicht nur im Magen-Darm-Bereich, sondern auch in anderen Organen, z. B. im Gehirn. Besondere Vorsicht ist geboten bei Menschen mit Blutgerinnungsstörungen und in Kombination mit Gerinnungshemmern. Bei operativen Eingriffen – auch bei Zahnbehand-

lungen – muss mit einer verstärkten Blutungsneigung gerechnet werden. Die meisten NSAR erhöhen bei längerer Einnahme das Risiko für schwerwiegende Gefäßereignisse wie Herzinfarkte und Schlaganfälle. Neueren Erkenntnissen zufolge scheint das Risiko für Verengungen der Herzkranzgefäße, die mit einem erhöhten Herzinfarktrisiko einhergehen, unter Diclofenac deutlich höher zu sein als unter Ibuprofen oder Naproxen. Auch Herzrhythmusstörungen, Nierenschäden und seltener Leberschäden können durch die längerfristige Einnahme begünstigt werden.

Bei Menschen mit entsprechender Neigung können NSAR allergische Reaktionen auslösen, mit Hautausschlägen oder Asthmaanfällen bis hin zu lebensbedrohlichen Schockzuständen.

→ **Individuelle Auswahl**

Die einzelnen NSAR unterscheiden sich kaum in ihrer schmerztherapeutischen Wirkpotenz, sehr wohl aber hinsichtlich Art und Häufigkeit der Nebenwirkungen. Bei manchen steht das Risiko für Magen-Darm-Komplikationen an erster Stelle, andere haben ein niedrigeres Magen-Darm-Risiko, aber dafür ein höheres Risiko für Komplikationen der Blutgefäße, Nieren oder aber Leber. Im Vergleich zu anderen NSAR hat Ibuprofen ein niedrigeres Risiko für Blutungen und Magen-Darm-Komplikationen und ist in vielen Fällen das am besten geeignete kurz wirksame klassische NSAR. In der Gesamtabwägung von Nutzen und Risiken schneidet es auch etwas besser ab als Azetylsalizylsäure oder Parazetamol. Das heißt aber nicht, dass es völlig ohne Risiko ist. Besprechen Sie mit Ihrem Arzt, welches Mittel sich für Sie persönlich am besten eignet. Das ist besonders wichtig für ältere Menschen und bei Begleiterkrankungen, die das Nebenwirkungsrisiko erhöhen.

▶ **Wechselwirkungen:** Die Liste der Medikamente, die in Kombination mit einem NSAR zu ungünstigen Effekten führen können oder diese verstärken, ist lang und je nach NSAR-Typ etwas unterschiedlich. U. a. bei folgenden Gruppen können teilweise schwerwiegende Wechselwirkungen auftreten: andere NSAR einschließlich Coxibe und Azetylsalizylsäure (z. B. Aspirin®), Antibabypille, Antibiotika, Medikamente gegen Pilzerkrankungen, Immunsuppressiva, Blutgerinnungshemmer wie Phenprocoumon (z. B. Marcumar®), Warfarin (Coumadin®), Dabigatran (Pradaxa®), Apixaban (Eliquis®), Rivaroxaban (Xarelto®), Clopidogrel (z. B. Plavix®, Iscover®, DuoPlavin®), Ticlopidin und andere, kortisonartige Arzneien (Glukokortikosteroide), Herz-Kreislauf-Medikamente (z. B. ACE-Hemmer), Blutdruck- und Nierenmedikamente (z. B. Diuretika). Die Kombination mit morphinartigen Schmerzmitteln ist meist gut geeignet und kann bei starken Schmerzen deren Wirkung unterstützen.

Coxibe (COX-2-Hemmer)

Coxibe sind eine neuere NSAR-Form, basieren aber auf einem ähnlichen Wirkprinzip wie klassische NSAR. Die Unterschiede betreffen vor allem das Nebenwirkungsspektrum und Sicherheitsprofil. Die zum Zeitpunkt der Entwicklung dieser Medikamente gehegte Hoffnung, sie seien grundsätzlich Magen-Darm-freundlicher als klassische NSAR, hat sich nicht in vollem Umfang bewahrheitet. Auch das Gesamtrisiko für schwerwiegende Nebenwirkungen ist bei Coxiben nicht niedriger als bei klassischen NSAR.

▶ **Wirkstoffe:** Zur Schmerzbehandlung sind zurzeit (Stand: 10/2015) Celecoxib, Etoricoxib und Parecoxib zugelassen.

▶ **Wie wirken sie?** Die Drosselung der Prostaglandinbildung wird bei Coxiben überwiegend über eine Hemmung der Cyclooxygenase 2 (COX-2) vermittelt. Daher nennt man die Coxibe auch COX-2-Hemmer. Sie wirken vergleichbar stark schmerzstillend wie klassische NSAR.

▶ **Empfehlung:** Bei funktionellen Rückenschmerzen kommen Coxibe nur in begründeten Ausnahmefällen in Frage. Die einzige Rückenerkrankung, auf die sich die Zulassung erstreckt, ist der Morbus Bechterew, eine chronisch entzündliche Wirbelsäulenerkrankung. Coxibe bedürfen der ärztlichen Verordnung.

▶ **Für wen nicht oder nur bedingt geeignet?** Das Risiko- und Nebenwirkungsprofil der Coxibe und die sich daraus ergebenden Anwendungsbeschränkungen sind mit denen bei klassischen NSAR vergleichbar. Dabei zählen Coxibe eher zu den magen- und darmverträglicheren NSAR. Bei einem hohen Risiko für Magen-Darm-Blutungen, etwa bei einer Magenblutung in der Vorgeschichte, sollte man aber möglichst auf ein Nicht-NSAR ausweichen. Nur wenn das nicht möglich ist, und nur in Kombination mit einem Protonenpumpenhemmer, ist die Gabe eines klassischen NSAR wie Ibuprofen oder eines Coxibs vertretbar.

▶ **Nebenwirkungen:** Bezüglich Herz-, Kreislauf- und Nierennebenwirkungen sind Coxibe mit konventionellen NSAR vergleichbar. Besonders zu Beginn der Behandlung können sich der Blutdruck erhöhen und Wasseransammlungen (Ödeme) in den Beinen auftreten. Dann muss der Arzt kurzfristig entscheiden, ob das Medikament abgesetzt werden soll. Blutdruckmessungen alle drei Tage sind ratsam. Das Nebenwirkungsrisiko steigt mit der Dosierung und der Dauer der Behandlung. Von einer Dauerbehandlung ist abzuraten.

▶ **Wechselwirkungen:** Bei Coxiben sind ähnliche Wechselwirkungen mit anderen Medikamenten möglich wie bei klassischen NSAR. Werden Coxibe beispielsweise mit – auch niedrig dosierter – Azetylsalizylsäure kombiniert, dann geht das mit einem erhöhten Risiko für Magen-Darm-Komplikationen einher.

Parazetamol

▶ **Wie wirkt es?** Zur schmerzstillenden Wirkung von Parazetamol scheinen mehrere Wirkmechanismen beizutragen. Dazu zählen neben der Hemmung von COX-2 (s. o.) auch Effekte auf das Cannabinoidsystem – nach Marihuana-Inhaltsstoffen und ähnlichen körpereigenen Substanzen benannt – und auf das Serotoninsystem. Serotonin ist ein Botenstoff im zentralen Nervensystem. Parazetamol wirkt weniger entzündungshemmend als NSAR. Parazetamol scheint in der Behandlung funktioneller Rückenschmerzen wirksam zu sein; das ist aber bislang nicht zweifelsfrei belegt.

▶ **Empfehlung:** Leichte bis mittelschwere funktionelle Rückenschmerzen kann man probeweise mit Parazetamol behandeln. Die Einnahme sollte nur für kurze Zeit und in möglichst niedriger Dosis erfolgen. Liegt ein erhöhtes Risiko für Magen-, Darm- oder Blutungsnebenwirkungen vor, kann Parazetamol als verträglichere Alternative zu klassischen NSAR einschließlich Azetylsalizylsäure eingesetzt werden.

▶ **Für wen nicht oder nur bedingt geeignet?** Bei starken oder chronischen Rückenschmerzen ist Parazetamol meist nicht als alleinige medikamentöse Therapie ausreichend wirksam. Studien zeigen, dass der Wirkstoff nicht besser hilft als ein Scheinmittel (Plazebo). Andere Wirkstoffe sind daher vorzuziehen. Menschen mit Leber- und Nierenfunktionsstörungen, Mangelernährung und mangelnder Flüssigkeitsversorgung des Körpers sollten Parazetamol nicht einnehmen. Menschen mit erhöhtem Alkoholkonsum sollten grundsätzlich kein Parazetamol einnehmen, weil ihre Leber möglicherweise schon in ihrer Funktion eingeschränkt ist und damit anfälliger für Schädigungen durch Parazetamol.

▶ **Nebenwirkungen:** Im therapeutischen Dosisbereich sind schwerwiegende Nebenwirkungen selten. Allerdings ist der Abstand zwischen therapeutisch wirksamer Dosis und schädlicher Überdosis geringer als bei vielen anderen Mitteln. Parazetamol ist die häufigste Ursache für Arzneimittelvergiftungen – versehentliche oder aus Selbsttötungsabsicht. Parazetamol kann – insbesondere in hohen Dosierungen – die Leber und seltener auch die Niere nachhaltig schädigen. Das Risiko für schwere Nierenschäden ist wahrscheinlich bei der Einnahme von Kombinationspräparaten höher als bei Einnahme der Einzelsubstanz.

▶ **Wechselwirkungen:** Einige Mittel können die Leber für schädigende Wirkungen von Parazetamol empfindlicher machen, z. B. das Narkosemittel Phenobarbital oder die Epilepsiemedikamente Phenytoin und Carbamazepin. Auch mit NSAR einschließlich Azetylsalizylsäure oder mit Glukokortikoiden sollte Parazetamol nicht kombiniert werden, weil es das Risiko für Nebenwirkungen erhöhen kann.

→ **Riskante Kombination**

Arzneimittel, die mehrere Wirkstoffe enthalten, wie Azetylsalizylsäure und Parazetamol sowie koffeinhaltige Kombinationen, zählen zu den meistverkauften rezeptfreien Schmerzmitteln. Sie sind nur wenig geeignet. Was die Wirksamkeit betrifft, sind sie im Vergleich mit Einzelwirkstoffen in der entsprechenden Dosierung kaum oder gar nicht überlegen; das Risiko für Nebenwirkungen ist jedoch höher, weil jeder Kombinationspartner andere Nebenwirkungen auslösen kann. Der Zusatz von Koffein begünstigt auch, dass man sich an die Einnahme von Schmerzmitteln schnell gewöhnt und dann mehr davon einnimmt als notwendig und sinnvoll. Vertretbar – wenn auch unnötig – ist der Zusatz von Vitaminen. Dann kann die Darreichungsform das entscheidende Kriterium sein: Ob mit oder ohne Vitamin – meist ist eine „Trinkbrause" (aufgelöste Brausetablette oder Pulver) verträglicher und schneller wirksam als eine Tablette.

Metamizol

▶ **Wie wirkt es?** Metamizol wirkt stark schmerzlindernd und fiebersenkend, jedoch im Gegensatz zu den NSAR kaum entzündungshemmend. Zur Behandlung funktioneller Rückenschmerzen mit Metamizol gibt es bislang keine aussagekräftigen Studien.

▶ **Empfehlung:** Weil unter Metamizol schwere und teilweise sogar lebensbedrohliche Nebenwirkungen (s. u.) auftreten können, ist Metamizol nur eingeschränkt zu empfehlen. Es kommt nur dann infrage, wenn Sie NSAR nicht vertragen oder diese aufgrund von Begleiterkrankungen zu risikoreich wären. Im übrigen ist Metamizol nur zugelassen zur Behandlung von starken Schmerzen, die durch andere Mittel nicht ausreichend verringert werden können. Liegt eine Allergie gegen Metamizol vor, dann sollte es selbstverständlich nicht

angewandt werden, aber auch bei Allergien gegen andere Medikamente ist Vorsicht geboten. Bei eingeschränkter Leber- oder Nierenfunktion muss die Dosis vom Arzt angepasst werden.

▶ **Nebenwirkungen:** Unter der Behandlung mit Metamizol können Übelkeit oder Magenbeschwerden auftreten. Seltener sind Müdigkeit und Konzentrationsstörungen. Der fiebersenkende Effekt kann mit starkem Schwitzen einhergehen. Selten kann es auch zu schwerwiegenden Nebenwirkungen kommen. Dazu zählen schwere allergische Reaktionen mit Atemnot oder lebensbedrohlichen Schockzuständen und schwerwiegende Hauterkrankungen. Auch lebensbedrohliche Blutbildveränderungen (Agranulozytose) können auftreten. Sie erfordern das sofortige Absetzen des Medikaments. Fieber, Halsschmerzen und Schüttelfrost können Frühzeichen einer Blutbildveränderung sein. Oft bleibt sie aber für den Patienten völlig unbemerkt und dann kann es gefährlich werden. Wichtig sind daher regelmäßige Blutbildkontrollen, besonders in den ersten Wochen der Behandlung.

▶ **Wechselwirkungen:** Metamizol kann die Wirkung von Ciclosporin beeinträchtigen, das ist ein Immunsuppressivum, das nach Organverpflanzungen eingenommen wird, um eine Organabstoßung zu verhindern.

Opioide

Wegen ihres hohen Abhängigkeitspotenzials sind Opioide bei funktionellen Rückenschmerzen nicht die erste Wahl.

▶ **Morphin** und andere schmerzlindernde Bestandteile des Schlafmohns bezeichnet man als Opiate. Diese und eine ganze Reihe chemisch ähnlicher Substanzen werden unter dem Begriff Opioide zusammengefasst. Sie kommen nur nach einer sorgfältigen Risikoabwägung infrage. Es stehen Tabletten, Kapseln oder Pflaster zur Anwendung zur Verfügung.

▶ **Wirkstoffe**
schwach wirksam: Dihydrocodein, Tilidin/Naloxon, Tramadol
stark wirksam: Buprenorphin, Fentanyl, Hydromorphon, Morphin, Oxycodon, Pethidin, Tapentadol

▶ **Wie wirken sie?** Vom Ort der Schmerzentstehung über Nerven und Rückenmark bis in bestimmte Gehirnzentren – an praktisch allen wichtigen Schmerz-Schaltstellen des Nervensystems befinden sich Opiatrezeptoren. Das sind Andockstellen für Endorphine, eine Art körpereigener Morphine, die als biologische Antwort auf Schmerzen ausgeschüttet werden, Schmerzen lindern und ihnen vorbeugen.
Die Wirksamkeit von Opioiden in der Behandlung funktioneller Rückenschmerzen ist bislang nur unzureichend belegt. Die Studien, die eine Wirksamkeit nachweisen, wurden überwiegend bei Patienten mit chronischen funktionellen Rückenschmerzen durchgeführt, das heißt mit Schmerzen, die bereits seit mehr als drei Monaten andauerten.

▶ **Empfehlung:** Opioide sind in erster Linie zur Behandlung starker Schmerzen geeignet. Nur wenn die Behandlung mit einem entzündungshemmenden und fiebersenkenden Schmerzmittel (s. o.) nicht ausreichend wirkt oder zu risikoreich wäre, etwa wegen bestimmter Begleiterkrankungen oder -medikamenten, kommen zur Behandlung funktioneller Rückenschmerzen auch Opioide infrage. Voraussetzung ist jedoch eine sorgfältige Risikoabwägung. Dabei ist zu bedenken, dass die Einnahme von Opioiden bei Menschen, deren Schmerzzustände nicht auf eine körperliche Ursache zurückgeführt werden können, und bei Schmerzen, für deren Entstehung oder Aufrechterhaltung psychische oder psychosomatische Faktoren eine zentrale Rolle spielen – beides ist bei funktionellen Rückenschmerzen regelmäßig der Fall – oft unwirksam ist und mit einem höheren Risiko für eine Medikamentenabhängigkeit einhergeht. Jede Opioidverordnung erfordert eine eingehende Untersuchung durch eine körpermedizinisch versierte und immer auch durch eine psychotherapeutisch oder psychosomatisch kompetente Person. In der Behandlung funktioneller Rückenschmerzen kommt man mit einem schwach wirksamen Opioid oder mit einer sehr niedrigen Dosierung eines stark wirksamen Opioids in aller Regel gut aus. Die Kombination mit Opioiden kann dazu dienen, die NSAR-Dosierung niedrig zu halten, was bei diesen Medikamenten erheblich dazu beiträgt, das Nebenwirkungs- und Komplikationsrisiko zu senken. Eine gute und über längere Zeit stabile Wirkung ist bei den Patienten mit chronischen Rückenschmerzen zu erwarten, die bereits zu Beginn der Opioidtherapie eine deutliche Schmerzlinderung und wenig Nebenwirkungen erleben. Viele brechen die Opioidtherapie aber wieder ab, meistens wegen Nebenwirkungen.

→ Suchtrisiko senken!

Um das Risiko für eine Medikamentenabhängigkeit zu vermindern, sollten nur Opioide in retardierter Form verwendet werden. Diese haben einen langsamen Wirkeintritt und eine längere Wirkdauer. Nehmen Sie Ihre Schmerzmittel immer nach einem festen Plan zu bestimmten Uhrzeiten. Sollte die Wirkung schon Stunden vor der nächsten Einnahme deutlich abfallen, ist eine Dosisanpassung erforderlich. Erhöhen Sie die Dosis nicht ohne Rücksprache mit Ihrem Arzt.

▸ **Für wen nicht oder nur bedingt geeignet?** Bei Schmerzen, die ausschließlich unter Belastung auftreten, sind Opioide ungeeignet. Auch für Menschen mit psychischen Erkrankungen wie Depressionen, Angststörungen oder einer Suchterkrankung sind Opioide wegen der Suchtgefahr nicht geeignet.

▸ **Verträglichkeit und Sicherheit:** Vor allem wenn sie falsch angewandt werden, bergen Opioide ein hohes Risiko, eine Suchterkrankung auszulösen. Bei sorgfältiger Indikationsstellung und Beachtung einiger Vorsichtsmaßnahmen sind Opioide jedoch sehr gut verträgliche Mittel. Anders als die meisten Nicht-Opioid-Schmerzmittel haben Opioide keine organschädigenden Eigenschaften. Die Verträglichkeit der verschiedenen Mittel kann etwas variieren.

▸ **Häufige Nebenwirkungen:** Übelkeit und Erbrechen, vor allem in den ersten 1–2 Wochen der Behandlung, Darmträgheit, Verstopfung, Schwierigkeiten beim Wasserlassen, Müdigkeit, Benommenheit, Verlangsamung von Denken und

Handeln, Schlafstörungen (obwohl Opioide bei den meisten Schmerzpatienten eher schlaffördernd wirken) und Albträume, Beeinträchtigung der Stimmungslage, Niedergeschlagenheit

▶ **Folgende Nebenwirkungen sind seltener oder ihre Häufigkeit ist ungeklärt:** Juckreiz, hormonelle Störungen, Ausbleiben der Menstruation, Milchfluss bei nicht stillenden Frauen, Störungen sexueller Funktionen, wie Impotenz, Verlust des sexuellen Verlangens, Asthma, Schmerzüberempfindlichkeit

▶ **In Einzelfällen traten auf:** lebensbedrohliche Atemlähmungen vor allem unter falsch dosierten Opioidpflastern, Ödeme (Wasseransammlungen im Gewebe), Symptome einer Psychose, wie Stimmenhören, Wahngedanken, Muskelzuckungen, Gelenkschmerzen

▶ **Wechselwirkungen:** Die Kombination mehrerer Opioide ist meist unsinnig und kann die Gesamtwirkung abschwächen. Wirkung oder Nebenwirkungen von Opioiden – inkl. der Atemlähmung – können u. a. durch folgende Mittel verstärkt oder verlängert werden oder zu einer zu raschen Freisetzung des Wirkstoffs bei retardierten Präparaten führen: Beruhigungsmittel, Schlafmittel, manche Medikamente gegen psychische Erkrankungen und gegen Parkinsonkrankheit, manche Mittel gegen Allergien, manche Mittel gegen Sodbrennen, Ritonavir (bei HIV-Infektion), Mittel gegen Pilzinfektionen, manche Mittel gegen Bluthochdruck, Alkoholika.

Muskelrelaxanzien

Muskelrelaxanzien können zur Schmerzlinderung bei funktionellen Rückenschmerzen beitragen.

Es gibt kein Muskelrelaxanz, das wir Ihnen vorbehaltlos empfehlen können, und meistens kommt man auch ganz gut ohne sie aus. Verspannungen der Rückenmuskulatur tragen erheblich dazu bei, dass funktionelle Rückenschmerzen entstehen, sich verstärken und lang anhalten. Ein großer Teil der in diesem Buch empfohlenen nichtmedikamentösen Maßnahmen – wie lockere Bewegung, Entspannungsverfahren, physikalische Therapie – sind nicht zuletzt deswegen so wirksam, weil sie zur Entspannung und Lockerung der Muskulatur beitragen. Schöpft man das Potenzial dieser Verfahren aus, dann braucht man in aller Regel keine Medikamente zur Muskelentspannung (Muskelrelaxanzien). Auch zur Schmerzlinderung können wir diese Medikamente bei funktionellen Rückenschmerzen nur sehr eingeschränkt empfehlen. Es ist nämlich für keines eine Wirksamkeitsüberlegenheit gegenüber der alleinigen Behandlung mit gängigen Schmerzmitteln wie NSAR nachgewiesen.

Bei einigen Erkrankungen kann die Einnahme bestimmter Muskelrelaxanzien den Krankheitsverlauf ungünstig beeinflussen oder sogar riskant sein. Hier eine Auswahl:

- Herz-Kreislauf-Erkrankungen
- Anfallsleiden (Epilepsie)
- Leber- oder Nierenfunktionsstörungen
- Engstellen oder Blockaden im Magen-Darm-Trakt
- Glaukom (grüner Star)
- bestimmte Nerven- und Muskelerkrankungen
- Atemwegserkrankungen wie Asthma oder Schlafapnoe

Nur wenn die schmerzlindernde Wirkung der Mittel vom entzündungshemmenden und fiebersenkenden Typ nicht ausreicht oder diese nicht infrage kommen, kann man – nach sorgfältiger Risikoabwägung – die kurzfristige Einnahme von Muskelrelaxanzien in Betracht ziehen. Um das Risiko für Nebenwirkungen und das bei manchen Substanzen bestehende Abhängigkeitsrisiko möglichst gering zu halten, sollten Sie solche Medikamente nicht länger als zwei Wochen einnehmen.

Eine unter Umständen risikoreiche Wirkungsverstärkung kann bei praktisch allen Muskelrelaxanzien unter anderem in Kombination mit Substanzen aus folgenden Gruppen auftreten: Schlaf- und Beruhigungsmittel, Opioide (s. o.), Appetitzügler, Alkohol, andere Muskelrelaxanzien

→ Arbeitssicherheit beachten

Muskelrelaxanzien können müde und schläfrig machen oder Schwindel und Benommenheit verursachen. Beachten Sie, dass dadurch die Verkehrstüchtigkeit und die Sicherheit am Arbeitsplatz – etwa bei der Bedienung gefährlicher Maschinen – eingeschränkt sein kann. Besprechen Sie diesen Punkt vor der ersten Einnahme mit Ihrem Arzt.

Die für die kurzfristige Behandlung funktioneller Rückenschmerzen bedingt infrage kommenden Mittel wirken an verschiedenen Stellen des zentralen Nervensystems, senken dadurch die Muskelspannung und wirken – teilweise unabhängig davon – auch schmerzlindernd. Im Folgenden werden die Besonderheiten bedingt geeigneter Einzelwirkstoffe beschrieben. Keine der Substanzen können wir Ihnen ohne Vorbehalt empfehlen, weil entweder ihre Wirksamkeit fraglich oder sie mit einem hohen Risiko für teilweise schwere Nebenwirkungen oder Medikamentenabhängigkeit behaftet ist.

Methocarbamol

Die Wirksamkeit von Methocarbamol in der Schmerzbehandlung ist nur unzureichend belegt. Als Vorteil von Methocarbamol gegenüber anderen Muskelrelaxanzien erscheint, dass Müdigkeit und Schläfrigkeit nicht zu ihren typischen Nebenwirkungen gehören. Die Sicherheit im Straßenverkehr und am Arbeitsplatz kann aber auch unter Methocarbamol eingeschränkt sein – durch Schwindel oder Benommenheit. Nebenwirkungen von Methocarbamol sind insgesamt selten.

Mögliche Nebenwirkungen: Kopfschmerzen, Fieber, allergische Reaktionen, Schwindel, Bindehautentzündung mit Nasenschleimhautschwellung.

Das Risiko für eine Medikamentenabhängigkeit scheint bei Methocarbamol niedrig zu sein. Allerdings gibt es dazu bislang kaum aussagekräftige Studien.

Orphenadrin

Die Wirksamkeit von Orphenadrin in der Behandlung von Rückenschmerzen ist nur unzureichend belegt.

Unter Orphenadrin kommt es häufig zu folgenden Nebenwirkungen: Müdigkeit, Schwindel, Übelkeit und Erbrechen, Sehstörungen

Unter anderem mit folgenden Medikamenten sind Wechselwirkungen beschrieben: Amantadin, ein Mittel gegen Grippe und Parkinson (Schüttellähmung), weitere Mittel gegen Parkinson, Chinidin, ein Mittel gegen Herzrhythmusstörungen, bestimmte Mittel zur Behandlung von Depressionen (Antidepressiva).

Orphenadrin kann euphorisierend wirken und bei längerfristiger Einnahme abhängig machen.

Tizanidin

Die Wirksamkeit von Tizanidin ist nur für Muskelspasmen im Rahmen schwerer Erkrankungen des Nervensystems ausreichend belegt. Hinweise, dass Tizanidin auch bei funktionellen Rückenschmerzen von Nutzen sein könnte, bedürfen der Überprüfung in geeigneten Studien.

Häufige Nebenwirkungen unter Tizanidin: Schläfrigkeit, Schwindel, Herzrhythmusstörungen, Blutdruckabfälle, Mundtrockenheit, Müdigkeit.

Bei Kombination mit bestimmten Medikamenten kann sich der Blutspiegel von Tizanidin erhöhen. Daraus kann eine gefährliche Überdosierung erfolgen. Das trifft in extremem Maß auf das Antidepressivum Fluvoxamin sowie auf das Antibiotikum Ciprofloxacin zu. Auch mit bestimmten Blutdruckmitteln und ausschwemmenden Mitteln (Diuretika) können gefährliche Wechselwirkungen auftreten, sowohl während als auch beim plötzlichen Absetzen der

Behandlung. Tizanidin sollte nie abrupt abgesetzt, sondern die Dosis vor dem Beenden der Therapie langsam reduziert werden, um lebensbedrohliche Effekte wie Blutdruckkrisen oder Herzrhythmusstörungen zu vermeiden.

Pridinol

In der Behandlung schmerzhafter Muskelverspannungen ist Pridinol kaum untersucht. Es scheint aber ein gut verträgliches Medikament zu sein. Selten können unter Pridinol Nebenwirkungen auftreten wie Mundtrockenheit, Sprech- und Schluckstörungen, Müdigkeit, Kreislaufbeschwerden, Schwierigkeiten beim Wasserlassen

Bestimmte Antidepressiva und andere Mittel zur Behandlung psychischer Erkrankungen können die Nebenwirkungen von Pridinol verstärken.

Flupirtin

Flupirtin ist ein Schmerzmittel mit muskelentspannender Wirkung. Hinweise auf einen Nutzen in der Behandlung funktioneller Rückenschmerzen sind vorläufig. Unter der Behandlung mit Flupirtin kam es immer wieder zu schweren Leberschäden. Wir raten daher von der Einnahme dieses Medikaments zur Behandlung von Rückenschmerzen ab.

Diazepam

Diazepam gehört zur Arzneimittelgruppe der Benzodiazepine. Das sind Medikamente, die unter anderem als Beruhigungs-, Schlaf- und Narkosemittel eingesetzt werden und auch muskelrelaxierend wirken. Für das kürzer wirksame Tetrazepam, ebenfalls ein Benzodiazepin, ist zwar die Wirksamkeit bei funktionellen Rückenschmerzen belegt, die Substanz wurde jedoch wegen schwerer Hautreaktionen 2013 vom Markt genommen. Dass die häufig verordnete Schwestersubstanz Diazepam bei funktionellen Rückenschmerzen vergleichbar gut wirkt, kann – mangels geeigneter Studien – nur aufgrund des gleichen Wirkmechanismus vermutet werden.

Die längerfristige Einnahme von Benzodiazepinen ist mit einem hohen Risiko für eine Medikamentenabhängigkeit verbunden. Bei funktionellen Rückenschmerzen sollte Diazepam nur bei fehlenden Alternativen und höchstens zwei Wochen lang eingenommen werden.

Unter der Einnahme von Diazepam fühlen sich viele Menschen müde, abgeschlagen und unkonzentriert. Die Verkehrs- und Arbeitssicherheit kann eingeschränkt sein. Beispiele für Nebenwirkungen, die unter Diazepam gelegentlich auftreten können: schwere Leberschäden mit Gelbsucht, Harnverhaltung, Stimmritzenkrampf mit Atemnot, Brustschmerzen, Herzrhythmusstörungen, Appetitzunahme, verminderte sexuelle Lust, vermehrter Speichelfluss, Menstruationsstörungen, Zittern, Herzversagen, Einnässen und Einkoten, Sturzgefahr, Reboundeffekt – die Beschwerden, die sich unter Diazepam bessern, wie Schlaflosigkeit, Angst, Unruhe, verstärken sich nach Absetzen des Medikaments.

Neben den in der Einführung zu Muskelrelaxanzien erwähnten Medikamenten können unter anderem folgende nicht oder nur unter Vorbehalt mit Diazepam kombiniert werden: Antidepressiva und andere Mittel gegen psychische Erkrankungen (Psychopharmaka), innerlich eingenommene Antihistaminika (gegen Allergien), Cimetidin oder Omeprazol (Magenmittel).

Heilpflanzen

Heilpflanzen sind eine meist gut verträgliche Alternative zu herkömmlichen Schmerzmitteln.

Für die meisten Pflanzen fehlt zwar bislang ein verlässlicher Wirksamkeitsnachweis, ein Tee aus einheimischen Kräutern kann aber in der Regel nicht schaden. Die Liste der Heilpflanzen, die seit vielen hundert Jahren gegen Schmerzen des Bewegungssystems eingesetzt werden, ist lang. Hier nur eine Auswahl:

- Arnika
- Beinwell
- Birke
- Brennnessel (auch als gekochtes Gemüse)
- Eisenkraut
- Eschenrinde
- Gänsefingerkraut
- Gewöhnliche Braunelle
- Goldrute
- Hagebutte
- Holunder
- Indischer Weihrauch
- Ingwerwurzel
- Johanniskraut
- Kamille
- Katzenkrallenwurzel
- Kiefernrinde
- Königskerze
- Lavendel
- Löwenzahn
- Mädesüß
- Maishaare
- Majoran
- Mandschurische Waldrebe
- Minze
- Muskatnuss
- Nelke
- Oregano
- Pappelrinde und -blätter

- ▸ Ringelblumen
- ▸ Rosmarin
- ▸ Salbei
- ▸ Schlangengurke
- ▸ spanischer Pfeffer (Capsicum annuum)
- ▸ Sternanis
- ▸ Stiefmütterchen
- ▸ Teufelskrallenwurzel
- ▸ Wacholder
- ▸ Weidenrinde
- ▸ Zitterpappel

Wir beschränken uns hier auf die Beschreibung einiger weniger Pflanzenarzneien, bei denen die bisherige klinische Forschung einen Nutzen in der Behandlung funktioneller Rückenschmerzen zumindest nahelegt. Das heißt nicht, dass die vielen anderen Pflanzen oder Kombinationen derselben, die in der traditionellen Kräuterheilkunde gegen Schmerzen des Bewegungssystems eingesetzt werden, unwirksam sind. Was Sie an einheimischen Kräutern auf dem legalen Weg beziehen, um sich daraus einen Tee zu bereiten, ist in aller Regel so risiko- und nebenwirkungsarm, dass Sie getrost selbst probieren können, ob es Ihnen hilft.

Weidenrinde (Salix alba)

Weidenrinde wirkt schmerzlindernd, entzündungshemmend und fiebersenkend. Eine Reihe von Inhaltsstoffen scheinen an diesen Wirkungen beteiligt zu sein; teilweise sind sie mit der Azetylsalizylsäure chemisch verwandt, wie das Salizin und andere Salizylate. Der Wirksamkeitsnachweis aus klinischen Studien erstreckt sich bislang nur auf Weidenrinden-Fertigpräparate mit einem definierten Salizin-Gehalt und nicht auf weidenrindenhaltige Tees.

- ▸ **Für wen nicht oder nur bedingt geeignet?** Weidenrindepräparate sollten nicht von Menschen eingenommen werden, die eine Allergie gegen Salizylate, also beispielsweise gegen Aspirin®, haben. Auch wer unter einer bestimmten Atemwegerkrankung, wie Asthma oder spastischer Bronchitis, leidet, sollte Weidenrindepräparate meiden. Wenn Sie in der Vergangenheit ein Magen- oder Darmgeschwür hatten oder die Funktion Ihrer Niere eingeschränkt ist, sollten Sie vorher Rücksprache mit Ihrem Arzt halten. Ähnliche Einschränkungen gelten übrigens auch für andere salizylathaltige Heilpflanzen wie Mädesüß und Zitterpappel.
- ▸ **Nebenwirkungen:** Gelegentlich können Magen-Darm-Beschwerden wie Übelkeit oder Magenschmerzen auftreten. Dann sollten Sie das Mittel nicht mehr einnehmen. Auch bei Hautreaktionen, wie Juckreiz oder Ausschlägen, sollten Sie das Mittel absetzen.
- ▸ **Wechselwirkungen:** Weidenrinde kann die Wirkung von blutgerinnungshemmenden und blutzuckersenkenden Mitteln verstärken. Die Wirkung von harntreibenden Mitteln (Diuretika, u.a. bei Bluthochdruck), kann abgeschwächt

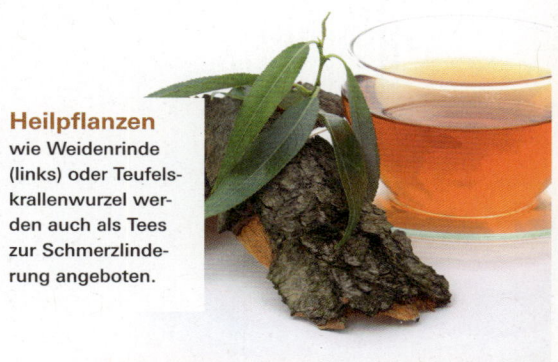
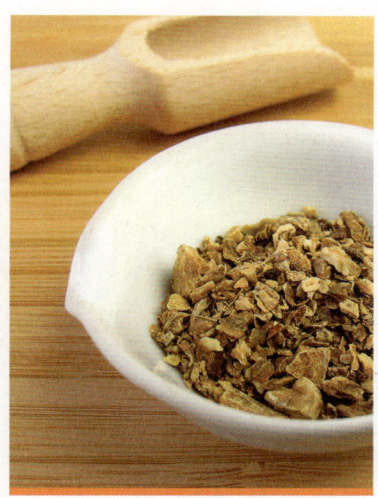

Heilpflanzen wie Weidenrinde (links) oder Teufelskrallenwurzel werden auch als Tees zur Schmerzlinderung angeboten.

werden. Bei Kombination der Weidenrinde mit kortisonähnlichen Medikamenten oder alkoholischen Getränken steigt das Risiko für Geschwüre und Blutungen im Magen-Darm-Trakt.

Teufelskrallenwurzel

Die Teufelskralle, Harpagophytum procumbens, ist in den Savannen der Kalahari, also im südlichen Afrika, heimisch. Die Pflanzenwurzel wird in der dortigen Volksmedizin verwendet – unter anderem als Schmerzmittel. Wissenschaftler bestätigen, dass sie entzündungshemmende und schmerzstillende Wirkstoffe enthält. In deutschen Apotheken wird Teufelskrallenwurzel sowohl in roher, getrockneter Form zur Teezubereitung als auch in Tabletten- oder Kapselform angeboten. Bei funktionellen Rückenschmerzen scheinen Teufelskrallenpräparate, mit denen eine Tagesdosis des Wirkstoffs Harpagosid zwischen 50 und 100 mg erreicht werden kann, wirksam zu sein. Das bedarf aber der Überprüfung in weiteren Studien.

▶ **Für wen nicht oder nur bedingt geeignet?** Wenn Sie unter einem Magen- oder Zwölffingerdarmgeschwür leiden, sollten Sie kein Harpagophytum-Präparat einnehmen. Menschen mit Gallensteinen sollten vorher den Rat ihres Arztes einholen.

▶ **Nebenwirkungen:** Selten können unter der Einnahme Übelkeit, Erbrechen, Durchfall, Kopfschmerzen und Schwindel auftreten. Auch schwere allergische Reaktionen sind in seltenen Fällen möglich.

▶ **Wechselwirkungen:** Es sind keine Wechselwirkungen mit anderen Medikamenten bekannt.

Phytodolor®

Dieses Mittel enthält alkoholische Frischpflanzenauszüge aus Eschenrinde, Zitterpappelrinde und -blättern sowie Echtem Goldrutenkraut. Wie die Weidenrinde (s. o.) enthält auch die Zitterpappelrinde Salizin, das im Körper zur schmerzlindernden und entzündungshemmenden Salizylsäure umgewandelt wird. Echtes Goldrutenkraut und Eschenrinde enthalten weitere Substanzen, die über verschiedene Wirkmechanismen Schmerzen und Entzündungsprozesse hemmen sollen. In klinischen Studien erwies sich Phytodolor® als wirksam in der Behandlung von Schmerzen in verschiedenen Teilen des Bewegungssystems. Die Wirksamkeit bei funktionellen Rückenschmerzen bedarf der Überprüfung in weiteren Studien.

▶ **Für wen nicht oder nur bedingt geeignet?** Menschen mit Atemwegerkrankungen, Anfallsleiden, Magen-Darm-Geschwüren, Leber- oder Nierenfunktionsstörungen sollten Phytodolor® nicht ohne vorherige Rücksprache mit ihrem Arzt einnehmen. Wegen des Alkoholgehalts der Tropfen sind diese nicht für Schwangere und Menschen mit Suchterkrankungen geeignet.

▶ **Nebenwirkungen:** Unter der Einnahme von Phytodolor® kann es zu Übelkeit, Durchfall und allergischen Reaktionen kommen.

▶ **Wechselwirkungen:** Der in dem Medikament enthaltene Alkohol kann die Wirkung von vielen Medikamenten verstärken, etwa von Schlaf- und Beruhigungsmitteln, Psychopharmaka, anderen Schmerzmitteln und einigen Medikamenten gegen Bluthochdruck.

Medikamente zur äußerlichen Anwendung

Ob Salben, Gele, Pflaster gegen Rückenschmerzen wirken, ist bei den meisten Medikamenten unklar.

In der Regel sind äußerlich angewandte Mittel aber sehr gut verträglich und einem Behandlungsversuch steht nichts im Wege. Arzneimittel zur äußerlichen Anwendung stehen in Form von Salben, Cremes, Gelen, Ölen, alkoholischen Zubereitungen zum Einreiben, Badezusätzen oder Arzneipflastern zur Verfügung. Bei dieser Art der Anwendung gelangt nur ein sehr geringer Teil der Wirkstoffe in den Blutkreislauf. Dadurch vermeidet man zwar viele teils schwerwiegende Nebenwirkungen, die bei der inneren Anwendung zum Problem werden könnten, andererseits ist für kein

Arzneimittel zweifelsfrei bewiesen, dass die Wirkstoffe bei äußerlicher Anwendung tief genug unter die Haut einziehen, um dort wirksam Rückenschmerzen lindern zu können. Die Eindringtiefe kann mithilfe der Iontophorese (siehe „Elektrotherapie", S. 137) zwar etwas verbessert werden, ob das aber die Wirksamkeit der Schmerzmittel bei funktionellen Rückenschmerzen erhöht, ist unklar.

Auch über Kälte oder Wärme (siehe „Wärme ...", S. 125) vermittelte schmerzlindernde Effekte scheinen eine Rolle zu spielen: Manche äußerlich aufgetragenen Mittel wirken hauptsächlich durchblutungsfördernd und wärmend, andere kühlend.

Salizylathaltige Kombinationen

Die Salizylsäure ist ein Inhaltsstoff der Weidenrinde (siehe „Weidenrinde", S. 156). Das berühmteste chemisch mit der Salizylsäure verwandte Schmerzmittel ist die Azetylsalizylsäure (Aspirin®). Andere chemische Varianten und die Salizylsäure selbst kommen auch in Salben vor, die zur Behandlung von Schmerzen des Bewegungssystems eingesetzt werden. Deren Wirkung ist fraglich.

Nebenwirkungen: Häufig kommt es zu örtlichen Hautreaktionen wie Ausschlägen, Brennen, Juckreiz oder allergischen Reaktionen. Im Zuge großflächiger Behandlungen über längere Zeiträume sind bei salizylathaltigen Präparaten Vergiftungserscheinungen und im Extremfall eine Schädigung der Niere möglich.

Pflanzliche Wirkstoffe und Kombinationen

Für die äußerliche Anwendung steht eine große Zahl pflanzlicher Präparate zur Verfügung, die frei verkäuflich sind und denen schmerzlindernde Wirkungen zugeschrieben werden. Für keines dieser Präparate ist die Wirksamkeit mit hoher wissenschaftlicher Beweiskraft belegt. Äußerlich angewandte Pflanzenpräparate sind bei sorgfältiger Handhabung in aller Regel gut verträglich und der Verwendung als unterstützendes Hausmittel steht dann kaum etwas entgegen. Hier nur wenige Beispiele für äußerlich anzuwendende Pflanzenarzneien, die teilweise auf eine lange Tradition in der Volksheilkunde zurückblicken und bei denen mit den heute etablierten Forschungsmethoden vorläufige Hinweise auf schmerztherapeutische Wirkungen gefunden wurden:

▶ **Beinwell (Symphytum officinale):** Die äußerliche Anwendung dieser Heilpflanze scheint bei funktionellen Rückenschmerzen schmerzlindernd zu wirken, so das vorläufige Ergebnis aus klinischen Studien.

▶ **Arnika-Präparate** zeigten in Studien eine mit NSAR vergleichbare Wirksamkeit auf Schmerzen des Bewegungssystems. Ob das auch für die Behandlung funktioneller Rückenschmerzen gilt, ist unklar. Die häufigsten Nebenwirkungen betreffen das behandelte Hautareal, etwa allergische Hautausschläge.

▶ **Ätherische Öle**, etwa Pfefferminzöl oder Eukalyptusöl, wirken kühlend und durchblutungsfördernd. Das kann als schmerzlindernd empfunden werden. Möglicherweise trägt auch der Geruch dieser Öle zu einer wohltuenden und entspannenden Gesamtwirkung bei.

▶ **Franzbranntwein:** Menthol ist auch in manchen Franzbranntwein-Präparaten enthalten und verstärkt dessen kühlende Wirkung. Manche Menschen mit Rückenschmerzen erfahren durch solche alkoholischen Einreibungen eine Schmerzlinderung. Menschen mit sehr trockener oder spröder Haut sind sie nicht zu empfehlen.

▶ **Tigerbalsam** ist eine Salbe mit ätherischen Ölen, unter anderem auch Pfefferminzöl und Menthol. Die Rezeptur stammt aus Burma und ist weltweit als Fertigpräparat frei verkäuflich. Der weißen Variante werden eher kühlende, der roten eher wärmende Effekte zugeschrieben. Zu den möglichen, wenn auch nicht wissenschaftlich gesicherten Anwendungsgebieten zählen auch Rückenschmerzen.

Reizende und wärmende Mittel

Diese äußerlich angewandten Mittel wirken in der Regel durchblutungsfördernd und erwärmend. Sie können über reflektorische Mechanismen im Nervensystem eine Schmerzlinderung bewirken. Möglicherweise wirken sie dabei ähnlich wie andere Reiz-behandlungen, etwa wie eine Reflexzonenmassage oder die Elektrotherapie. Ob damit ein nennenswerter Nutzen in der Behandlung von Rückenschmerzen erreicht werden kann, ist bei vielen dieser Verfahren ungewiss.

→ Vorsicht, hautreizende Mittel

Bei Menschen mit besonders empfindlicher Haut, Hauterkrankungen wie Kontaktallergien, Schuppenflechte, offenen Hautverletzungen oder nach einer Strahlentherapie der behandelten Körperregion scheiden hautreizende Verfahren aus. Jeglicher Kontakt von hautreizenden Medikamenten – einschließlich Pflastern – mit den Schleimhäuten und den Augen ist tunlichst zu vermeiden. Der Behandelnde sollte beim Auftragen der Salben oder Cremes flüssigkeitsdichte Handschuhe tragen. Suchen Sie nach versehentlichem Augenkontakt sofort einen Augenarzt auf. Wärmebehandlungen, etwa durch Bestrahlungen, Heizkissen oder Wärmflaschen, sollten nicht mit hautreizenden Cremes oder Pflastern zusammen angewandt werden, da sie deren Wirkung und Nebenwirkungen unkontrolliert verstärken und zu einer unerwünschten Aufnahme der Wirkstoffe ins Blut führen können.

Capsaicin

Capsaicin ist ein Stoff, der in Paprika- und Chilischoten vorkommt und der beim Essen das typisch scharfe – je nach Menge und Gewöhnung – Geschmacks- bis Schmerzerlebnis hervorruft. Kommt die Haut mit größeren Mengen Capsaicin in Berührung, dann macht das bestimmte Nervenenden empfindlicher, genauer gesagt die Enden der C-Fasern, die für den Empfang und die Weiterleitung von Schmerz- und Hitzereizen zuständig sind. Dementsprechend treten in den mit Capsaicin behandelten Hautarealen zunächst heftige, brennende Schmerzen und eine Schmerzüberempfindlichkeit auf. Nach einer vier bis sechs Wochen dauernden, drei- bis viermal täglichen Anwendung fangen die C-Fasern endlich an zu schwächeln und versagen daraufhin vorübergehend ihren Dienst: Der eigentliche schmerztherapeutische Effekt tritt ein, das heißt die Schmerzempfindlichkeit in der behandelten Körperregion lässt nach und damit auch die Rückenschmerzen. Bei niedrigeren Dosierungen, etwa bei einem capsaicinhaltigen Wärmepflaster überwiegt der wärmende, durchblutungsfördernde gegenüber dem beschriebenen schmerzfaserstimulierenden Effekt. Capsaicin steht in verschiedenen Dosierungen als Creme, Gel oder Arzneipflaster zur Verfügung. Studien, die allerdings methodische Schwächen aufweisen, zeigten, dass Capsaicinsalben und -pflaster in verschiedenen Dosierungen chronische funktionelle Rückenschmerzen lindern kön-

nen. Zu funktionellen Rückenschmerzen, die seit weniger als drei Monaten bestehen, gibt es bislang keinen überzeugenden Wirksamkeitsnachweis. Einem Behandlungsversuch mit dieser relativ nebenwirkungsarmen Methode steht aber nichts im Weg. Wie bei allen Pflasteranwendungen sind lokale Hautirritationen und allergische Reaktionen möglich. Der Kontakt von Augen und Schleimhäuten mit der stark reizenden Substanz sollte tunlichst vermieden werden.

Rezeptfreie Wärmepflaster

Man kann rezeptfrei erhältliche Wärmepflaster in zwei Kategorien einteilen: Zum einen gibt es Pflaster, die durch einen chemischen Prozess Wärme produzieren und an die Haut abgeben. Das ist also eine von vielen verschiedenen Techniken der Wärmebehandlung. Zum anderen gibt es Arzneipflaster, Salben und Cremes, die in der Haut eine – je nach Dosis – leichte oder stärkere Hautreizung mit Durchblutungssteigerung und damit letztlich auch Erwärmung bewirken. Diese Heilmittel enthalten als Wirkstoff entweder Capsaicin (s.o.), den ebenfalls capsaicinhaltigen Cayennepfeffer oder das synthetische, capsaicinähnliche Novinamid. Ob sie Rückenschmerzen genauso wirksam lindern wie „echte" Wärmeanwendungen, etwa heiße Rolle oder Fangopackungen, ist unklar. Ein Vorteil der Pflaster ist deren einfache Handhabung, was etwa für geschwächte oder bettlägerige Kranke von Vorteil sein kann.

Spritzen und Katheter

Schnell eine Spritze? Klingt harmlos, ist aber von fraglichem Nutzen und nicht ohne Risiko. Bei funktionellen Rückenschmerzen raten wir in aller Regel von solchen invasiven Verfahren ab.

Medikamente kann man auf verschiedenen Wegen in den Körper einbringen. Es gibt auch eine Vielzahl von Darreichungsformen, die Ärzte über eine Hohlnadel oder einen dünnen Schlauch (Katheter) in den Körper führen können. Dabei unterscheidet man Techniken, bei denen der Arzneistoff in einen großen Muskel oder in die Blutbahn gespritzt wird und sich dann im gesamten Körper verteilt (systemisch), von solchen, die das Medikament – etwa ein lokales Betäubungsmittel – gezielt an die Stellen führen, an denen es wirken soll (lokal), wie Bänder, kleine Muskeln, an oder in Gelenke der Wirbelsäule, in die Nähe des Rückenmarks oder bestimmter Nervenwurzeln. Keine dieser invasiven Anwendungen ist bei funktionellen Rückenschmerzen zu empfehlen, denn ihre Wirksamkeit für dieses Anwendungsgebiet wurde nie überzeugend belegt. Außerdem gehen sie mit einem – wenn auch meist niedrigen – Risiko für Komplikationen und Nebenwirkungen einher. Nur in den selteneren Fällen, in denen die Ursache der Rückenschmerzen zweifelsfrei auf einen lokal eingrenzbaren Krankheitsprozess zurückzuführen ist – etwa bei einem Wurzelkompressionssyndrom (siehe „Nerven ...", S. 19) –, kommen auch invasive Techniken infrage.

→ Nebenwirkungen und Risiken

Bei allen invasiven Verfahren besteht ein gewisses Risiko für Infektionen bis hin zur lebensbedrohlichen Sepsis (Blutvergiftung). Deswegen sind sterile Handschuhe, Desinfektion, sterile Abdeckung und Mundschutz Pflicht. Die Injektion oder Einleitung (Instillation) von Lokalanästhetika oder anderen Medikamenten ist mit dem Risiko von Arzneimittelnebenwirkungen, wie allergischen Reaktionen bis hin zu lebensbedrohlichen Kreislaufkomplikationen, verbunden. Das ist einer von vielen Gründen, warum solche Eingriffe nur von notfallmedizinisch erfahrenen Ärzten durchgeführt werden sollten. Bei falscher Anwendung kann es zu Nervenausfällen wie Lähmungen oder Empfindungsstörungen kommen. Wegen möglicher Blutungskomplikationen sollten insbesondere die rückenmarksnahen Verfahren nicht bei Menschen mit Blutgerinnungsstörungen oder bei Einnahme von Gerinnungshemmern durchgeführt werden. Nicht zuletzt gehen viele invasive Verfahren an der Wirbelsäule mit einer erheblichen Strahlenbelastung einher, da sie nur unter fortlaufender Röntgenkontrolle sicher anwendbar sind.

Was wird gespritzt?

Für die invasive Schmerztherapie werden folgende Mittel am häufigsten verwendet:

▶ **Lokalanästhetika:** Mittel zur örtlichen Betäubung. Der häufigste Vertreter dieser Gruppe ist Lidocain. Lokalanästhetika wirken direkt auf die Nervenzellen und hemmen deren Bereitschaft, Erregungsimpulse (Aktionspotenziale) weiterzuleiten. Sehr wahrscheinlich haben Sie bereits Spritzen mit Lidocain oder einem anderen Lokalanästhetikum erhalten. Sie erinnern sich nicht? Dann haben Sie wahrscheinlich die Spritze beim Zahnarzt nicht mitbedacht. Wird ein Lokalanästhetikum in die Nähe eines bestimmten Nervs oder Nervenastes gespritzt und dessen Versorgungsgebiet damit schmerzfrei gemacht, dann spricht man von einer Leitungsanästhesie. Bei korrekter Anwendung sind die gängigen Lokalanästhetika in der Regel gut verträglich. Unter der Behandlung kann es zu einem leichten Blutdruckanstieg kommen. Andere mögliche Nebenwirkungen sind unter anderem lokale Hautreizungen und allergische Reaktionen. Schwerwiegende Nebenwirkungen wie allergisch bedingte Atemnot oder Kreislaufschock sind selten.

▶ **Kortikosteroide:** Mediziner bezeichnen sie auch als Glukokortikosteroide oder Glukokortikoide, der Volksmund nennt sie pauschal Kortison, aber das ist nicht ganz korrekt. Richtig ist, dass diese Medikamente chemisch mit dem Nebennierenrindenhormon Kortison verwandt sind, sich aber auch erheblich davon unterscheiden. Vor allem sind Kortikosteroide sehr viel besser verträglich als eine vergleichbar wirksame Dosis Kortison. Kortikosteroide wirken entzündungshemmend und schmerzlindernd. Die am häufigsten in der invasiven Therapie von Rückenerkrankungen verwendeten Wirkstoffe sind Betamethason, Dexamethason und Triamcinolon. Diese werden in der Regel als Kristallsuspension gespritzt, das heißt, in Form winziger Kristalle, die sich erst nach und nach auflösen. Dadurch kommt es zu einer verzögerten Freisetzung und die Wirkung kann damit bis zu sechs Wochen lang anhalten. Bei korrekter Handhabung sind kurzfristig und lokal begrenzt angewandte Kortikoide sehr nebenwirkungsarme Medikamente. Selten kann es zu einem Absterben von Gewebe und der Bildung einer Eiterhöhle (Abszess) im Bereich der An-

164

wendung kommen. Vermutlich ist das bei allen invasiven Verfahren bestehende Infektionsrisiko bei der Anwendung von Kortikosteroiden höher als bei anderen Medikamenten. Grund dafür sind die hemmenden Eigenschaften von Kortikosteroiden auf das Immunsystem und damit auch auf die Infektabwehr.

▶ **Opioide** wie Morphin: Die Nebenwirkungen, die bei der Einnahme von Opioiden auftreten können, sind auch bei invasiven Anwendungstechniken möglich. Wie hoch das Nebenwirkungs- und Abhängigkeitsrisiko ist, hängt davon ab, wie viel von dem Mittel ins Gehirn oder in die Blutbahn gelangt. Bei Spritzen oder Instillationen in den Rückenmarksraum werden sehr viel niedrigere Dosierungen benötigt als bei der systemischen Anwendung. Da der Wirkstoff dabei aber direkt ins Nervenwasser (Liquor cerebrospinalis) verabreicht wird, in das Gehirn und Rückenmark eingebettet sind, besteht ein erhebliches Risiko für eine Opioidabhängigkeit.

▶ **Botulinumtoxin**, genauer Clostridium botulinum Toxin Typ A (z. B. BOTOX®): Mit diesem Mittel kann man nicht nur Gesichtsfalten kosmetisch aufpeppen, sondern auch einzelne Muskeln vom Hartspann befreien. Spritzt man Botulinumtoxin in den betroffenen Muskel, wird eine gezielte Muskellähmung hervorgerufen, die etwa zehn Wochen anhält. Botulinumoxin kommt u. a. in ver-

dorbenen Fleisch- und Wurstkonserven vor und kann schwere Lebensmittelvergiftungen verursachen. Die Anwendung in der Hand eines Arztes gilt als relativ risikoarm, da nur geringe Mengen der Substanz eingesetzt werden und diese bei sachgerechter Handhabung nicht in die Blutbahn gelangt.

▶ **NSAR** sollten nicht in Muskeln oder die Blutbahn gespritzt werden, u. a. weil damit ein höheres Risiko für schwere allergische Reaktionen bis hin zum lebensbedrohlichen Kreislaufschock einhergeht als bei der oralen Zufuhr. Insgesamt gilt: NSAR-Tabletten wirken nicht schlechter als die Spritzen, das Infektionsrisiko wird aber vermieden.

Gängige invasive Verfahren

Unter Weichteilinjektionen fallen folgende fünf Verfahren:

1. **Triggerpunktbehandlung:** Dabei werden Lokalanästhetika oder Kortikosteroide in Triggerpunkte gespritzt, um eine reflektorische Schmerzlinderung zu bewirken.

2. **Intramuskuläre Injektionen:** Spritzen eines Medikaments, beispielsweise von Botulinumtoxin, in einen Muskel.

3. **Intradiskale Injektionen:** Kortikoide, Glyzerin oder andere Medikamente werden in eine oder mehrere Bandscheiben gespritzt.

4. **Proliferationstherapie** (Sklerosierungstherapie, Prolotherapie): Medika-

mente wie hochprozentige Traubenzuckerlösung oder Glyzerin werden in Bänder der Wirbelsäule und der Beckenrückseite sowie in die Gelenkkapseln der Wirbelgelenke gespritzt. Damit, so die unter Fachleuten umstrittene Vorstellung, soll in diesen Bändern ein Heilungsprozess angeregt werden.

(5) Neuraltherapie nach Huneke: Die Neuraltherapie beruht auf zwei therapeutischen Hauptprinzipien, der Segment- und der Störfeldtherapie. Bei der Segmenttherapie werden Lokalanästhetika in bestimmte Hautareale gespritzt. Es heißt auch, man quaddelt, weil sich dabei kleine Erhebungen der Hautoberfläche – Quaddeln – bilden. Man behandelt dabei die Hautzonen (Head-Zonen), die über Rückenmarksreflexe mit den schmerzenden Teilen der Wirbelsäule gekoppelt sind. Dieser Teil der neuraltherapeutischen Theorie lässt sich mit dem heutigen Wissen über Aufbau und Funktion des Nervensystems durchaus in Einklang bringen. Ganz anders die Vorstellung von Störfeldern. Durch die Injektion von Lokalanästhetika in bestimmte Stellen der Haut oder anderer Weichteile sollen diese ausgeglichen werden, etwa Narben oder nervtote Zähne. Solche Störfelder können nach dem Verständnis der Neuraltherapeuten Beschwerden an einer anderen Stelle des Körpers verursachen. Dieses Konzept ist unter Schmerztherapeuten umstritten. Vor allem die tiefen Injektionen mit langen Nadeln – etwa in den Hals oder den Unterleib – gehen zudem mit einem erheblichen Risiko einher, das angesichts des fehlenden Wirksamkeitsnachweises nicht zu rechtfertigen ist.

▶ **Gelenkinjektionen:** Zur Behandlung schmerzhaft entzündeter Wirbel- oder Ileosakralgelenke werden dabei in der Regel Kortikosteroide gespritzt, oft in Kombination mit einem Lokalanästhetikum oder Hyaluronsäure, einem biochemischen Hauptbestandteil der Gelenkflüssigkeit.

▶ **Nervenblockaden:** Ein Lokalanästhetikum wird in die unmittelbare Nähe eines Nervs, einer Nervenwurzel oder eines Nervenknotens (Ganglion) gebracht. Das Prinzip entspricht dem der Leitungsanästhesie.

▶ **Behandlung in Rückenmarksnähe:** Das Lokalanästhetikum kann in Form von Einzelinjektionen oder kontinuierlich über einen Katheter verabreicht werden. Dies geschieht entweder epidural, das heißt in den Zwischenraum zwischen innerer und äußerer Rückenmarksumhüllung (Dura mater) oder im Ausnahmefall intrathekal (spinal), d. h. in den mit Nervenwasser gefüllten Raum, in dem sich Rückenmark und Gehirn befinden. Neben Lokalanästhetika werden dafür Clonidin, Opioide oder Kortikosteroide verwendet.

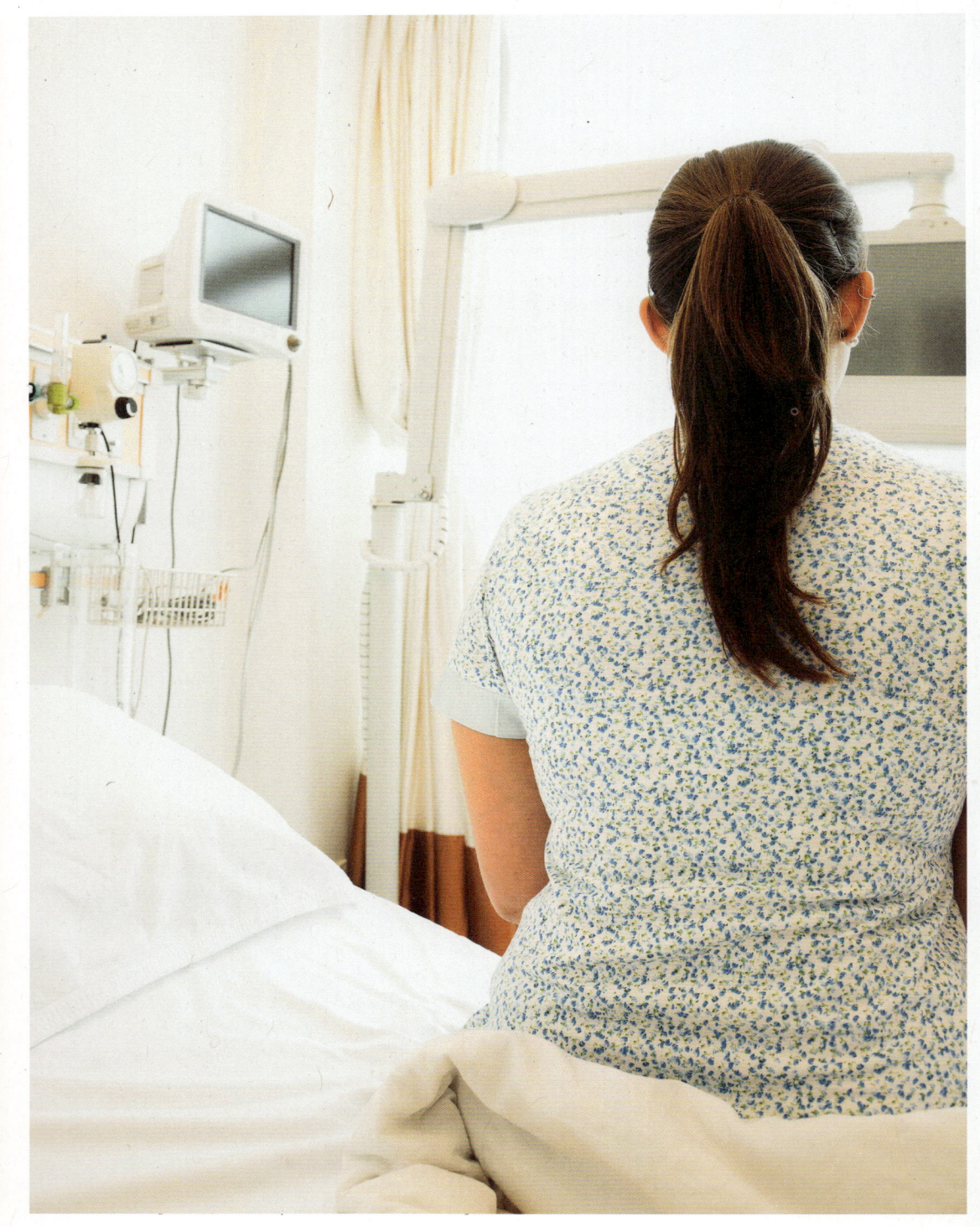

Invasive Behandlung

Operationen und andere Eingriffe, die mit Verletzungen von Körpergewebe einhergehen, scheinen bei funktionellen Rückenschmerzen mehr zu schaden als zu nutzen. Trotzdem zählen sie – allen Leitlinien zum Trotz – zu den am häufigsten angewandten Therapiemethoden.

Der medizinische Begriff invasiv ist von dem lateinischen Verb invadere – hineingehen, eindringen – abgeleitet. Als invasiv werden therapeutische oder diagnostische Verfahren bezeichnet, bei denen der Arzt entweder Instrumente durch die Haut (perkutan) in den Körper einführt, oder das Körperinnere durch einen Hautschnitt zugänglich macht (Operation). Dementsprechend umfassen invasive Verfahren eine große Bandbreite: von sehr kleinen Eingriffen, streng genommen gehört bereits das Setzen einer einzigen Akupunkturnadel dazu, bis hin zu ausgedehnten Operationen an der Wirbelsäule.

Zur Behandlung funktioneller Rückenschmerzen sind invasive Verfahren ungeeignet. Das ist auch der Tenor in Leitlinien, die von internationalen Experten auf der Grundlage aller Studien, die jemals zu diesem Thema veröffentlicht wurden, verfasst wurden. Dafür gibt es mehrere Gründe:

▶ **Fehlender Wirksamkeitsnachweis:** Für keine invasive Behandlung wurde bisher nachgewiesen, dass sie bei funktionellen Rückenschmerzen besser wirkt als nichtinvasive Maßnahmen oder eine Scheinbehandlung. Um Letzteres nachzuweisen, wären plazebokontrollierte Studien notwendig, das heißt der Vergleich mit einem Schein-Eingriff, beispielsweise einer Operation, bei der unter Narkose nur die Haut mit dem Skalpell eröffnet und dann gleich wieder zugenäht wird. Der Patient und der Arzt, der ihn nach dem Eingriff untersucht, wissen in solchen Studien nicht, ob der Eingriff echt war oder nur ein Scheineingriff. Bei medikamentösen invasiven Verfahren (s. vorhergehendes Kapitel) ist eine Scheinbehandlung einfacher realisierbar, indem man statt dem Medikament eine unwirksame Flüssigkeit, z. B. stark verdünnte Kochsalzlösung, spritzt. Warum ist der Vergleich mit einer Scheinbehandlung so wichtig? Weil der Plazeboeffekt, das heißt die Wirkung, die mit einer Scheinbehandlung einhergeht, bei invasiven Eingriffen und in der Schmerzbehandlung besonders groß ist. Warum das so ist und wie es überhaupt zu einem Plazeboeffekt kommt, ist bislang nur teilweise verstanden. Plazeboforscher gehen davon aus, dass dabei die Heilungserwartung, die der Patient der Behandlung, dem Arzt oder dem Krankenhaus gegenüber hegt, eine wichtige Rolle spielt. Zusätzlich wirken komplexe, überwiegend unbewusste psychologische Effekte und der gesamte Kontext der Behandlung – die persönliche Ausstrahlung des Arztes, Erfahrungen des Betroffenen mit früheren Behandlungen, die menschliche Atmosphäre in der Klinik bis hin zu Gerüchen und Farben: All das beeinflusst die Wirkung einer Behandlung.

▶ **Nebenwirkungs- und Komplikationsrisiko:** Da invasive Verfahren mit Verletzungen von Körpergewebe einhergehen, besteht bei ihnen immer auch ein gewisses Risiko, unter anderem für Blutungen, Nervenverletzungen, Wundinfektionen und die Ausbreitung von Krankheitskeimen im Körper. Auch wenn der Arzt alle Vorsichtsmaßnahmen zur Vermeidung von Komplikationen beachtet, sind sie auch bei kleinen Eingriffen wie Spritzen nie zu hundert Prozent vermeidbar. So senken gründliche Desinfektion, sterile Handschuhe und Mundschutz zwar das Risiko für Infektionen – vollständig vermeiden lassen sie sich damit aber nicht. Zu den häufigeren Nebenwirkungen invasiver Eingriffe zählen übrigens auch verstärkte und anhaltende Schmerzen – der Schuss ging dann nach hinten los. Dass die Schmerzen nach einem invasiven Eingriff wiederkehren, kommt häufig vor. Oft ist das nur eine Frage der Zeit.

▶ **Chronifizierungsrisiko:** Vermutlich tragen invasive Eingriffe, vor allem wenn sie wiederholt angewandt werden, bei funktionellen Rückenschmerzen zur

Schmerzchronifizierung bei, das heißt, sie erhöhen das Risiko, dass die Schmerzen länger anhalten als drei Monate. Besonders hoch ist das Chronifizierungsrisiko, wenn man ausschließlich auf invasive und andere passive Behandlungen baut. Damit werden schmerzpsychologisch wichtige Selbstwirksamkeitserfahrungen verpasst, die man etwa beim Sport oder bei Entspannungsübungen machen könnte.

Ungeachtet der vielen Argumente, die dagegen sprechen, gehören invasive Eingriffe bei funktionellen Rückenschmerzen nach wie vor zu den am häufigsten angewandten Behandlungsverfahren.

Perkutane Eingriffe ohne Medikamente

Mit speziellen Sonden können Ärzte bestimmte Nerven ansteuern, elektrisch stimulieren oder gezielt abtöten.

Die Wirksamkeit solcher Verfahren bei Rückenschmerzen ist mangels geeigneter Studien ungeklärt. Sicher ist, dass die Wirkungen mit der Zeit wieder verschwinden. Perkutan heißt durch die Haut. Man teilt perkutane Eingriffe ein in medikamentöse und nichtmedikamentöse Verfahren. Über die perkutane Anwendung von Medikamenten – etwa über Spritzen oder Katheter – haben Sie bereits im vorhergehenden Kapitel gelesen. Bei den nichtmedikamentösen perkutanen Verfahren werden Sonden, das sind kabelartige biegsame Instrumente, über eine Hohlnadel und unter Röntgenkontrolle an die Zielregion im Körperinneren geführt. An der Spitze trägt die Sonde eine Funktionseinheit, mit der man Gewebe auf engem Raum unter Strom setzen, erhitzen oder einfrieren kann. Im Folgenden werden die gängigsten nichtmedikamentösen perkutanen Verfahren kurz beschrieben:

▶ **Thermoläsion** in der Bandscheibe, auch Intra-Diskale Elektrothermale Therapie (IDET): Der Arzt führt eine Sonde von schräg hinten in die Bandscheibe oder – bei einer Variante – zwei Sonden mit ihren Spitzen an die Bandscheibe heran. Über die Funktionseinheit wird im hinteren Teil der Bandscheibe Gewebe erhitzt und die darin liegenden freien Nervenenden zerstört. Damit soll eine Linderung von Schmerzen erreicht werden, die aus der Bandscheibe herrühren. Weder bei funktionellen Rückenschmerzen noch bei Schmerzen, die nachweislich aus der Bandscheibe herrühren, ist die Wirksamkeit dieser invasiven Methode belegt.

▶ **Facetten-Denervierung**, auch Radiofrequenzläsion: Dabei werden Nervenäste, die aus zwei benachbarten Rückenmarkssegmenten entspringen und in der Nähe des Wirbelgelenks (Facettengelenk) oder des Ileosakralgelenks verlaufen, mit einer elektrischen Sonde erhitzt und dadurch zerstört. Studien zu diesem Verfahren erbrachten widersprüchliche Ergebnisse. Manche Ärzte lehnen dieses Verfahren deswegen grundsätzlich ab. Andere fordern als Mindestvoraussetzung, dass eine Schmerzreduktion um mindestens 80 Prozent in zwei medikamentösen Testblockaden der betreffenden Nervenäste erreicht werden konnte.

▶ **Neurostimulation**: Bei der Rückenmarkstimulation (engl. spinal cord stimulation = SCS) werden weiche Elektroden eingepflanzt, die im Epiduralraum, das heißt zwischen innerer und äußerer Rückenmarksumhüllung, enden und dort elektrische Impulse an einen bestimmten Rückenmarksabschnitt abgeben. Bei der peripheren Nervenstimulation enden die Elektroden unter der Hülle eines Nervs (Epineurium). Über eine Operation werden die Elektroden an Ort und Stelle gebracht. Dabei wird auch ein kleiner Impulsgeber in der Regel unter die Bauchdecke verpflanzt. Der Impulsgeber enthält eine Stromquelle und eine Steuerungseinheit und ähnelt in manchen Fällen einem Herzschrittmacher. Wenn die Elektrode richtig platziert ist, dann empfindet der Patient in der Körperregion, die mit dem stimulierten Nerven oder Rückenmarksabschnitt in Verbindung steht, Fehlempfindungen (Parästhesien) wie Kribbeln oder Elektrisieren. Warum das zur Linderung bestimmter Schmerzzustände beitragen kann, ist weitgehend ungeklärt. Möglicherweise sind dabei ähnliche Wirkmechanismen im Spiel wie bei nichtinvasiven Formen der Elektrotherapie (siehe „Elektrotherapie", S. 136). Ein Wirksamkeitsnachweis bei Rückenschmerzen fehlt. Bei funktionellen Rückenschmerzen kommen solche Verfahren nicht infrage, sondern allenfalls bei chronischen starken Nervenschmerzen (siehe „Nerven ...", S. 19), die auf andere Behandlungen – gegebenenfalls einschließlich Operationen – nicht ansprechen und nur im Rahmen einer multimodalen Schmerztherapie (siehe „Multimodale ...", S. 97). Der Eingriff darf nur durchgeführt werden, wenn vorherige Testreizungen erfolgreich waren.

Operationen

Wirbelsäulenoperationen werden häufig vorgenommen, sind aber oft nicht wirklich notwendig.

Solche Operationen an der Wirbelsäule kommen nur dann infrage, wenn die Nervenwurzeln oder das Rückenmark in ernsthafte Bedrängnis geraten sind, und selbst dann sind sie nichtoperativen Verfahren nicht immer überlegen.

Wirbelsäulenoperationen zählen zu den häufigsten Operationen überhaupt. In Deutschland wird viel häufiger an Bandscheiben und Wirbeln operiert als in den meisten anderen europäischen Ländern. Nur bei einem geringen Teil der Operierten ist ein solcher Eingriff wirklich notwendig, etwa wenn eine Wurzelkompression (siehe „Nerven in Bedrängnis", S. 19) vorliegt und diese mit nichtoperativen Maßnahmen nicht ausreichend behandelbar ist.

Ein Großteil aller durchgeführten Wirbelsäulenoperationen wird aber, obwohl sie dazu völlig ungeeignet sind, zur Behandlung funktioneller Rückenschmerzen eingesetzt. Krankenkassendaten zufolge scheinen Wirbelsäulenoperationen sogar in den vergangenen Jahren noch zuzunehmen, um mehr als ein Viertel allein in den Jahren 2005 bis 2010. Die Zahl der Segmentversteifungen (Spondylodesen, s. u.) hat sich in den Jahren 2005 bis 2013 vervierfacht und die künstlichen Bandscheiben sind auf dem Vormarsch, obwohl sie in Studien bislang nicht besser abschnitten als intensive konservative Therapie.

Die Operationshäufigkeit zeigt erhebliche regionale Unterschiede: In manchen Landkreisen wird fast sechsmal so häufig an der Wirbelsäule operiert wie in anderen. Weder die regionalen Unterschiede noch die hohe Gesamtzahl an Wirbelsäulenoperationen lassen sich medizinisch oder demografisch erklären. Vermutlich sind wirtschaftliche Faktoren des Rätsels Lösung. Operationen werden nämlich im Vergleich zu nichtinvasiven Behandlungen sehr viel besser vergütet. Möglicherweise spielt auch die eingeschränkte Verfügbarkeit von Behandlungsalternativen in ländlichen Regionen eine gewisse Rolle.

Das Recht auf eine zweite Meinung

Ihr Arzt hat Ihnen eine Operation empfohlen und Sie sind sich nicht sicher, ob das wirklich gut begründet ist? Lassen Sie sich von ihm noch einmal genau erklären, warum er die Operation für notwendig hält, wie hoch er die Chancen auf einen längerfristigen Behandlungserfolg einschätzt und wie hoch das Komplikationsrisiko ist.

Manchmal hilft es, an die Aufrichtigkeit des behandelnden Arztes zu appellieren, etwa mit der persönlichen Frage: „Wenn es in diesem Fall um einen Ihrer nächsten Angehörigen ginge, würden Sie den Eingriff dann auch empfehlen?" Wenn er daraufhin erst mal ins Grübeln gerät, spricht das zumindest dafür, die Entscheidung noch einmal zu überdenken.

Lesen Sie noch einmal ab Seite 27, welche Untersuchungen wirklich notwendig und sinnvoll sind, um zur richtigen Diagnose und damit zur passenden Behandlung zu finden und woran Sie einen Arzt erkennen, der sich mit der Behandlung von Rückenerkrankungen auskennt. Wenn Sie sich dann immer noch unsicher fühlen, dann empfehlen wir Ihnen, einen weiteren Arzt zurate zu ziehen. Die Krankenkassen unterstützen grundsätzlich das Einholen einer Zweitmeinung. Viele gesetzliche und private Krankenkassen haben eine eigene Zweitmeinungs-Hotline, das heißt, Sie erreichen über eine kostenlose Service-Telefonnummer einen Berater, der Sie bei Bedarf an einen ausgewiesenen Experten weitervermittelt.

Übrigens haben Sie als Patient das Recht, sich Kopien sämtlicher Untersuchungsbefunde einschließlich Bildmaterial – etwa aus Kernspin- oder Röntgenuntersuchungen – und Ihrer kompletten Krankenakte zeitnah vom behandelnden Arzt aushändigen zu lassen. Viele Krankenhäuser und Arztpraxen haben diese Unterlagen in digitalisierter Form gespeichert und können sie Ihnen auf einen Datenträger kopieren.

→ Einverständnis mit der OP ist jederzeit widerrufbar

Sie können auch eine bereits unterschriebene Einverständniserklärung zu jedem beliebigen Zeitpunkt vor dem Eingriff ohne die Angabe von Gründen noch einmal widerrufen. Damit werden Sie zwar keine Begeisterungsstürme ernten, vor allem, wenn Sie das kurz vor dem Eingriff tun und damit den Operationsplan durcheinanderbringen. Sie sind aber immer dazu berechtigt.

Wirbelsäulenoperationen im Überblick

1 Bandscheibendekompression: Im Jahr 2013 wurden in Deutschland mehr als 155 000 operative Bandscheibendekompressionen durchgeführt. Damit ist dieser Eingriff die mit Abstand häufigste Wirbelsäulenoperation hierzulande. Der operative Zugang zur Lendenwirbelsäule erfolgt entweder vom Rücken aus oder aber seitlich über einen Schnitt in die Flanke des Patienten. Auch zur Brust- und Halswirbelsäule gibt es unterschiedliche Zugangswege von vorne, seitlich oder hinten.

Wirbelsäulenoperationen

Die häufigsten operativen Eingriffe an
Wirbeln, Bandscheiben und Bändern.

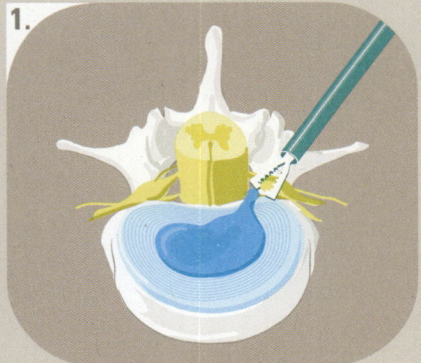

Bandscheibendekompression

Dabei trägt der Operateur überschüssiges Bandscheibengewebe mit einer kleinen scharfen Zange ab und
entlastet damit die betroffene Nervenwurzel. Das
geschieht entweder im **1.1. offenen Standardverfahren oder endoskopisch** (Schlüssellochoperation).

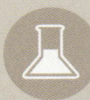

1.2. Chemonukleolyse

Statt sie chirurgisch abzutragen,
spritzt der Arzt ein gewebelösendes
Enzym in die Bandscheibe und verkleinert sie dadurch.

1.3. Lasernukleotomie

Bandscheibengewebe wird über
eine Lasersonde erhitzt und dadurch zum Schrumpfen gebracht.

1.4. Nukleoplastie

Eine Variante der Thermoläsion.
Als Hitzequelle dient hier eine
elektrische Sonde.

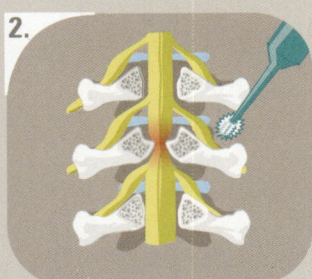

Resektion von Knochen und Bändern

Wenn diese auf Nervenstrukturen
drücken, etwa bei einer Verengung
des Rückenmarkskanals, dann kann
deren operative Entfernung angezeigt sein.

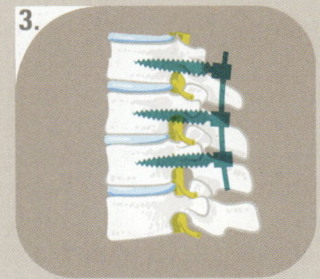

Segmentversteifung (Spondylodese)

Dabei werden zwei oder mehr benachbarte Segmente mithilfe von
Schrauben, Metallstangen oder
-platten miteinander verbunden.

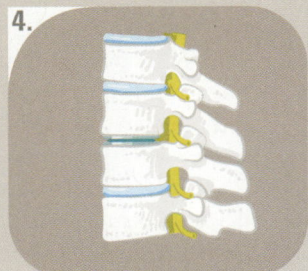

Bandscheibenprothese

Eine sehr junge, bei Wirbelsäulenchirurgen zunehmend beliebte
Technologie, bei der die beschädigte Bandscheibe durch eine künstliche ersetzt wird.

Offenes Standardverfahren: Bei dieser Methode trägt der Operateur überschüssiges Bandscheibengewebe mit einer kleinen scharfen Zange ab und entlastet damit die betroffene Nervenwurzel. Der Einsatz eines Operationsmikroskops, das an einem Kranarm über dem Operationsfeld schwebt, ist dabei heute Standard. Deswegen nennt man den Eingriff auch mikrochirurgisch. Mikrochirurgische Eingriffe erbringen aber keine besseren Ergebnisse als konventionelle Bandscheibenoperationen.

Endoskopische Nukleotomie, ein minimalinvasives Verfahren, umgangssprachlich auch „Schlüssellochchirurgie": Das Prinzip ist dasselbe wie beim offenen Verfahren, nur dass über mehrere stabförmige Instrumente operiert wird. Eines davon enthält eine Lichtquelle und eine Lupe, über die der Operateur den Ort des Geschehens im Auge behält.

Chemonukleolyse: Statt sie chirurgisch abzutragen, spritzt der Arzt ein gewebelösendes Enzym in die Bandscheibe und verkleinert sie dadurch. Ihre Bedeutung hat stark nachgelassen.

Lasernukleotomie: Bandscheibengewebe wird über eine Lasersonde erhitzt und dadurch zum Schrumpfen gebracht.

Nukleoplastie: Eine Variante der Thermoläsion (siehe „Thermoläsion", S. 169).

Als Hitzequelle dient hier eine elektrische Sonde.

② Resektion von Knochen und Bändern: Wenn Knochen und Bänder auf Nervenstrukturen drücken, etwa bei einer Verengung des Rückenmarkskanals, dann kann deren operative Entfernung angezeigt sein. Je nach örtlicher Ausdehnung der Operation ist zur Erhaltung der Stabilität eine Segmentversteifung im betroffenen Wirbelsäulenabschnitt notwendig.

③ Segmentversteifung (Spondylodese), auch Fusion genannt: Dabei werden zwei oder mehr benachbarte Segmente mithilfe von Schrauben, Metallstangen oder -platten fest miteinander verbunden. Das ist mit unterschiedlichen Operationszugängen und sowohl als offene Operation als auch in minimalinvasiver Technik möglich. Eine Segmentversteifung ist nur dann sinnvoll, wenn die Stabilität eines Wirbelsäulenabschnitts erheblich beeinträchtigt ist, etwa aufgrund einer angeborenen Gleitwirbelbildung oder aufgrund von Knochenbrüchen, wenn dadurch Nervenwurzeln oder Rückenmark in Bedrängnis geraten. Bei funktionellen Rückenschmerzen überwiegt der potenzielle Schaden dieser Methode den zu erwartenden Nutzen. Ein grundsätzliches Problem bei der Segmentversteifung scheint darin zu bestehen, dass zwar die behandelten Segmente stabilisiert, die daran angrenzenden jedoch einer stärkeren Belastung und vermutlich auch einem höheren Verschleiß ausgesetzt sind als zuvor. Seit einigen Jahren sind flexible Stabilisierungssysteme mit einer Art künstlicher Wirbelgelenke in Verwendung. Ob diese den bisherigen starren Systemen überlegen sind, ist noch unklar. In jedem Fall erfordert eine Segmentversteifung eine vorherige sorgfältige Analyse der dynamischen Kräfteverhältnisse im „Wirbelsäulenmobile" (siehe „Komplexes Mobile", S. 17).

❹ **Bandscheibenprothese:** Eine sehr junge, bei Wirbelsäulenchirurgen zunehmend beliebte Technologie, bei der die beschädigte Bandscheibe durch eine künstliche ersetzt wird. Der operative Zugang erfolgt von vorne über eine Bauchoperation. Verschiedene Bandscheiben-Modelle sind mittlerweile auf dem Markt. Man unterscheidet Teil- und Totalendoprothesen. Als Baumaterial für das im Wirbelkörper verankerte Grundgerüst dient eine Metalllegierung, je nach Modell mit zusätzlichen Kunststoff- oder Kunstfaseranteilen. Hinweise, dass die Einpflanzung einer künstlichen Bandscheibe vergleichbar gut zur Stabilisierung umschriebener Wirbelsäulenabschnitte geeignet ist, wie die Segmentversteifung, bedürfen noch der Überprüfung.

Der Klassiker

Klassisch oder Schlüsselloch? Als die minimalinvasive Chirurgie in den 1980er Jahren nach anfänglich erheblichen Widerständen der Chirurgengilde ihren weltweiten Siegeszug antrat, waren die Erwartungen groß: Neben den unbestritten kosmetisch günstigen kleineren Hautschnitten versprach man sich von den neuen Operationstechniken weniger Schmerzen nach der OP, weniger Komplikationen und kürzere Krankenhausaufenthalte. Diese Versprechen wurden nur zu einem geringen Teil eingelöst, die Unterschiede zu den offenen Verfahren sind bei den Wirbelsäuleneingriffen unterm Strich so klein, dass sie statistisch gerade noch messbar sind, und manch einer zweifelt an deren Relevanz. Wegen der eingeschränkten Sicht „durchs Schlüsselloch" stellen minimalinvasive Operationstechniken zudem besonders hohe Ansprüche an das Können und die Erfahrung des Operateurs. Die Vision der 1980er Jahre, die minimalinvasive Chirurgie würde die herkömmlichen Techniken bald vollständig ablösen, hat sich jedenfalls nicht bewahrheitet.

Odyssee durch die Operationssäle

Die folgende Odyssee eines Rückenschmerzgeplagten zeigt, wie die Fixierung mancher Ärzte auf organische Schmerzursachen und Operationen zur Chronifizierung beitragen kann.

→ **Mit Rückenschmerzen** bin ich vertraut. Schon seit mindestens sechs Jahren habe ich immer wieder wochenlang so starke Schmerzen im unteren Rücken, dass ich manchmal kaum gerade sitzen konnte; eine Herausforderung bei meinem Job in der Stadtverwaltung. Vor ein paar Wochen ging es wieder los, und so, wie ich es schon befürchtet hatte, leide ich mittlerweile ununterbrochen unter Schmerzen. Der Arzt hat im MRT einen Bandscheibenvorfall festgestellt und mich mal wieder krankgeschrieben. Ich soll jetzt dreimal Kortison in die Nähe einer Nervenwurzel gespritzt bekommen.

Ein Jahr später: Operation Nr. 1

Die Kortisonspritzen hatten nur anfangs geholfen. Jetzt ist längst wieder alles wie zuvor. Seit einem Jahr habe ich nun diese Schmerzen. Morgen lasse ich mich an der Bandscheibe operieren – eine Nukleotomie. Der Arzt sagte mir, dass das mikrochirurgisch durchgeführt wird. Das beruhigt mich sehr, denn ein kleiner Eingriff kann ja nicht so schlimm sein.

Drei Monate darauf: Operation Nr. 2

Es ist deprimierend: Nachdem die Schmerzen nach der Operation langsam abgeklungen waren, haben sie bald darauf wieder zugenommen. Ich habe das Gefühl, mir geht es nun schlechter als vor dem Eingriff. Der Arzt sagt, es sei wohl zu wenig Bandscheibengewebe entfernt worden. Nun steht eine weitere, ausgedehntere Operation an.

Sechs weitere Monate später: Operation Nr. 3

Nach der zweiten Operation hatte ich zunächst deutlich weniger starke Schmerzen; statt Werten zwischen sieben und acht auf der Schmerzskala lagen sie nur zwischen drei und fünf. Jetzt sitzt mir aber wieder dieser heftige, drückende Schmerz im unteren Rücken. Ich bin enttäuscht und deprimiert. Der Orthopäde sagt, seit der letzten Operation sei es zu einer Instabilität gekommen. Durch die Entfernung von Bandscheibengewebe hätten sich an der Stelle die Wirbel zu stark aneinander angenähert. Nun soll eine Versteifung dieser beiden Wirbel über den operativen Zugang von hinten Besserung schaffen. Hört das denn nie auf? Bis jetzt ist gar nichts besser geworden.

Noch einmal sechs Monate später: Operation Nr. 4

Die dritte Operation hat überhaupt nichts gebracht. Ich fange an zu verzweifeln. Auf Empfehlung einer Kollegin bin ich schließlich in eine andere Klinik gegangen. Ich bin erschüttert: Auch die wollen mich noch mal operieren – noch mal eine Wirbelversteifung! Der Zugang nur von hinten sei veraltet. Man wisse heute, dass er nicht ausreichend ist. Mit dem Operationszugang von schräg vorne hätte man bessere Chancen, das Problem in den Griff zu bekommen. Wieso wusste der Arzt das nicht? War er nicht kompetent? Oder will das Krankenhaus an mir verdienen?

Ein Jahr darauf: Schmerzen wie zuvor

Nach meiner vierten Operation waren die Schmerzen wenigstens erträglicher – um die vier Punkte auf der Schmerzskala. Nun sind sie aber wieder bei acht Punkten. Ich weiß nicht, wie lange ich das noch ertrage.

Ein weiteres Jahr später: Erste Kursänderung

Ich gehe nun zweimal die Woche walken, habe meinen Schreibtisch, meinen Computerbildschirm und meinen Schreibtischstuhl im Büro an meine Körpergröße angepasst, mir eine neue Matratze und Laufschuhe gekauft. Außerdem lasse ich mich regelmäßig beim Osteopathen behandeln. Die Schmerzen sind mittlerweile deutlich besser geworden: Vier bis fünf auf der Schmerzskala – ohne eine weitere Operation! Wenn ich aber nicht alle ein, zwei Wochen zum Osteopathen gehe, werden sie gleich wieder schlimmer. Schmerzmedikamente nehme ich nun schon seit Jahren. Gewöhnliche Schmerzmittel wirken bei mir schon lange nicht mehr. Ich brauche mittlerweile Morphin – wegen meiner Magenprobleme in Form von Morphinpflastern.

Weil ich mit meinen chronischen Rückenschmerzen nicht mehr lange sitzen kann und an meinem Arbeitsplatz so oft ausfalle, habe ich nun die Frühverrentung beantragt. Die Arbeit macht mir sowieso keinen Spaß – dieses sinnlose, stupide Füllen von Aktenordnern und dann noch der ständige Stress mit den Antragstellern. Die haben immer was zu meckern und es kann ihnen nie schnell genug gehen. Keiner weiß meine Arbeit zu schätzen, auch von meinen Vorgesetzten habe ich nie Anerkennung erfahren; die scheinen mich kaum wahrzunehmen.

Die Schmerzen und die vielen letztlich erfolglosen Operationen haben mich enttäuscht und zermürbt. Ich fühle mich oft niedergeschlagen, hoffnungs- und perspektivlos. Ich gehe mittlerweile kaum mehr aus dem Haus, wegen der Schmerzen, aber auch weil ich die Freude an fast allem

Vor- und Nachteile am Arbeitsplatz

Nehmen Sie sich doch die Zeit, einmal in Ruhe darüber nachzudenken, welche Vor- und Nachteile Ihre derzeitige Jobsituation mit sich bringt, und schreiben Sie diese in zwei Listen nebeneinander.

Dabei können Sie die folgenden Fragen als Anregung nehmen:

☐ Welche Aspekte Ihrer Tätigkeit erfüllen Ihr Bedürfnis, etwas Sinnvolles zu tun, und welche nicht?

☐ Was macht Ihnen an Ihrer Arbeit Spaß, welche Tätigkeiten führen Sie gern aus und welche erleben Sie als notwendiges Übel?

☐ Was hilft Ihnen, Ihre Fähigkeiten und Kompetenz wahrzunehmen, und was hindert Sie daran?

☐ Bei welchen Tätigkeiten haben Sie Entscheidungs- und Gestaltungsspielraum und wo fehlt Ihnen dieser?

☐ In welchen Situationen haben Sie bereits Anerkennung erfahren – direkt, etwa durch Lob, oder indirekt, beispielsweise durch eine Gehaltserhöhung?

☐ Erleben Sie Ihren Job als sicher, etwa weil Sie auf Lebenszeit verbeamtet sind oder weil Sie die Loyalität Ihres Arbeitgebers spüren?

☐ Erleben Sie den Kontakt mit Kollegen und Kunden als Bereicherung?

☐ Welche Kollegen und Vorgesetzten tun Ihnen gut, welche würden Sie am liebsten meiden?

Vielleicht sind Ihnen nun mehr Vorteile Ihrer derzeitigen Arbeitssituation aufgefallen, als Sie vorher bedachten. Möglicherweise können Sie an Ihrem Arbeitsplatz deutlich mehr Zufriedenheit erfahren, indem Sie einfach das Beste aus Ihrer jetzigen Situation machen.

Oft genügen dafür bereits kleine Kurskorrekturen, etwa der Wechsel in eine andere Abteilung Ihres Betriebs, eine anderweitige Veränderung oder Erweiterung Ihres Aufgabenbereichs oder auch einfach, für mehr Pausen und Erholung zu sorgen.

verloren habe. Wegen dieser psychologischen Folgen der Schmerzen habe ich nun einen Termin bei einer psychologischen Schmerztherapeutin gemacht.

Kommentar

Leider sind solche Rückenschmerzkarrieren kein Einzelfall. Von Anfang der Behandlung an waren die Ärzte eindimensional auf vermeintlich körperliche Ursachen der Schmerzen fixiert, haben gespritzt und operiert, wo es gar nicht angezeigt war. Bei einem Bandscheibenvorfall, der keine echten Nervenschmerzen (siehe „Nerven in Bedrängnis", S. 19) nach sich zieht, bei dem die Rückenschmerzen sogar immer auf den unteren Rücken beschränkt bleiben, ist es fraglich, ob er überhaupt die Ursache für die Schmerzen ist.

Es wurde also von Anfang an die richtige Diagnose verpasst – nämlich funktionelle Rückenschmerzen. Dem entsprechend wurde auch verpasst, dem Mann seine Ängste zu nehmen, die den Teufelskreis aus Anspannung, Schmerzen und sinnlosen Behandlungen befeuerten. Statt einer Operation nach der anderen wären Entspannungstechniken angezeigt gewesen, statt der Eskalation von Medikamenten muskelentspannende und schmerzreduzierende Techniken, statt großzügigen Krankschreibungen und sozialem Rückzug hätte der Mann jemanden gebraucht, der ihm die Angst vor Bewegung nimmt und ihn dazu ermutigt, seine gewohnten Alltagsaktivitä-

ten von Anfang an aufrechtzuerhalten – eventuell kurzfristig unterstützt durch medikamentöse und nichtmedikamentöse Schmerzlinderung.

An seinem Arbeitsplatz war er chronisch unzufrieden, fühlte sich unter Dauerstress, vermisste Anerkennung, Sinnerfüllung und Gestaltungsspielraum. All das sind Risikofaktoren für Burnout und Schmerzchronifizierung. Einen nachhaltigen Therapieerfolg kann man in einer solchen Lage nur erreichen, wenn man die Arbeitsplatzsituation des Betroffenen berücksichtigt und dessen grundlegenden Bedürfnissen annähert. Das kann durch eine Veränderung des Aufgabenbereichs innerhalb der derzeitigen Arbeitsstelle geschehen – etwa nach Beratung mit Personalrat und Vorgesetzten – oder auch durch einen Stellen- oder Berufswechsel.

Nun wird der Patient als Erstes eine professionell begleitete Entwöhnung vom Morphin benötigen, flankiert von psychotherapeutischen, stressreduzierenden und aktivierenden Maßnahmen. Auch die regelmäßigen passiven Behandlungen beim Osteopathen sollten er so rasch wie möglich durch aktives Üben ersetzen.

Wenn er daraufhin wieder neuen Mut schöpft und sein Leben aktiv in die Hand nimmt, ist in puncto Frühverrentung glücklicherweise noch lange nicht das letzte Wort gesprochen.

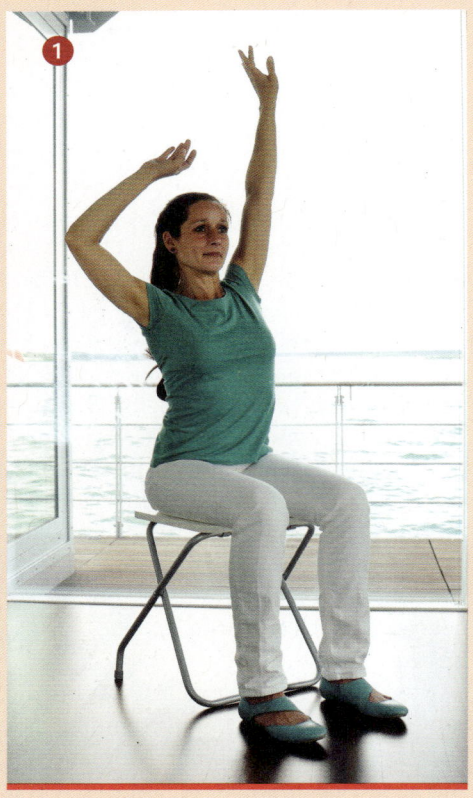

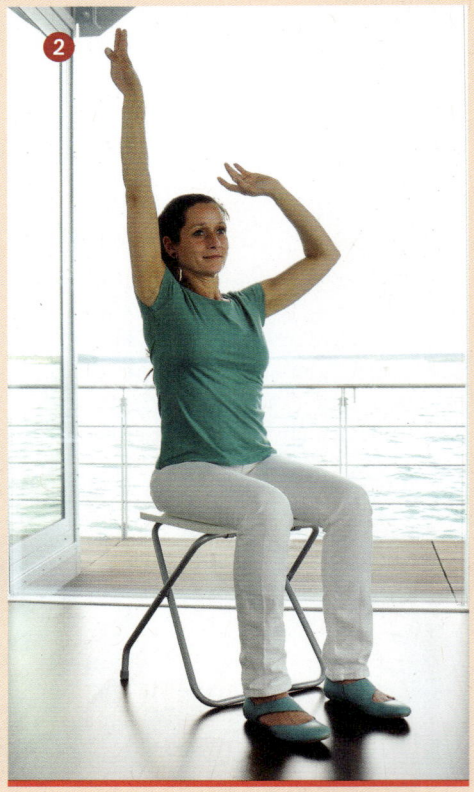

Lockerungsprogramm für zwischendurch

Die folgenden Übungen eignen sich für kleine Lockerungspausen im Arbeitstag (siehe auch die Übungen auf den Seiten 100-111):

Übung 1: Die Schultern dehnen

Sie sitzen aufrecht auf einem stabilen Stuhl, die Arme hängen locker zu den Seiten. Die Beine sind leicht geöffnet und stehen fest auf dem Boden.

Ziehen Sie Ihren Bauchnabel ein, atmen Sie aus und strecken Sie Ihre Arme abwechselnd einige Male so weit nach oben, bis Sie eine angenehme Dehnung in den Schultern und in den Seiten spüren.

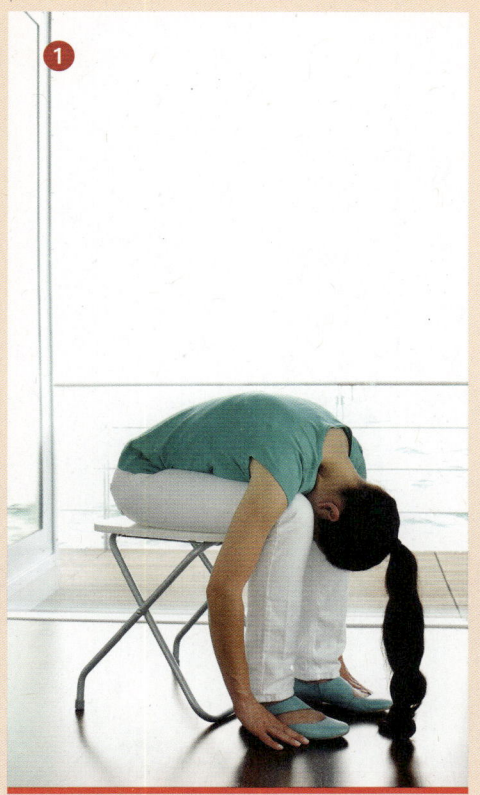

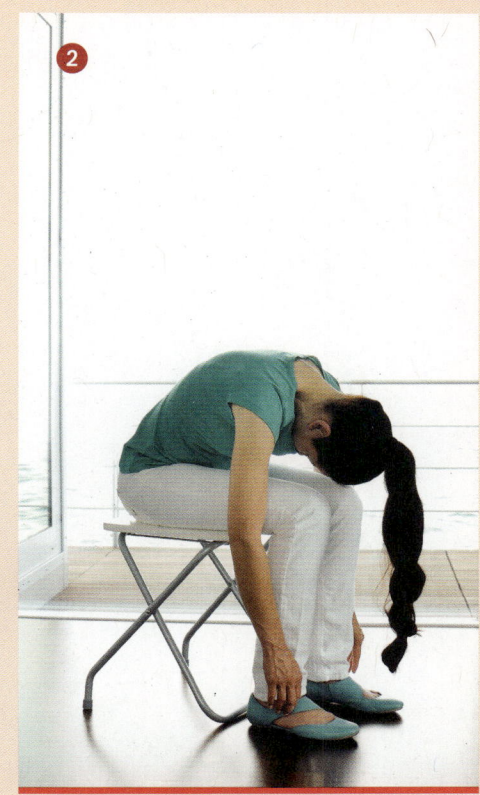

Übung 2: Den Oberkörper entspannen

▸ Aus dem aufrechten Sitzen beugen Sie sich nach vorn und legen Ihren Oberkörper auf den Schenkeln ab. Der Kopf liegt zwischen den Knien, die Arme hängen entspannt an den Beinseiten herab.
▸ Atmen Sie in dieser Position etwa sechsmal tief und gleichmäßig durch.
▸ Ziehen Sie dann Ihren Bauchnabel ein und richten Sie Ihren Oberkörper beim

Ausatmen Wirbel für Wirbel von unten (Lendenwirbelsäule) bis nach oben (Halswirbelsäule) langsam auf.

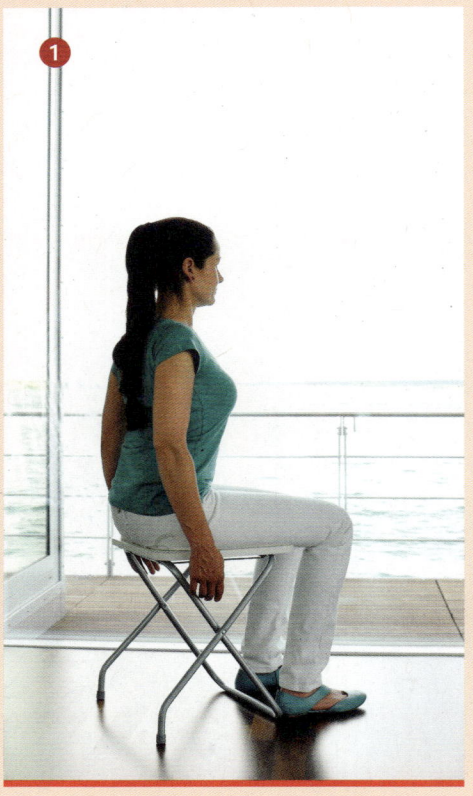

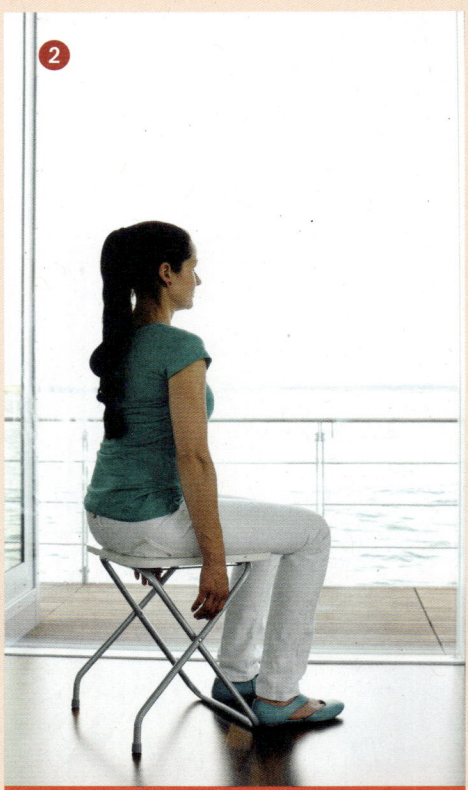

Übung 3: Die Schultern kreisen

Wichtig: Achten Sie darauf, dass sich bei den Rückwärtsbewegungen die Schulterblätter zueinander bewegen.

▶ Sie sitzen mit locker herabhängenden Armen aufrecht auf dem Stuhl.

▶ Heben Sie nun beide Schultern an, führen Sie sie nach hinten, unten und wieder nach vorn. Machen Sie insgesamt acht langsame, große Kreisbewegungen.

▶ Danach lassen Sie die Schultern achtmal nach vorn kreisen.

Übung 4: Die Nackenmuskeln kräftigen

▶ Sie sitzen aufrecht auf dem Stuhl und verschränken die Hände hinter dem Kopf, ohne die Schultern hochzuziehen.

▶ Spannen Sie die Bauchmuskeln an, atmen Sie langsam aus und drücken Sie den Kopf nach hinten gegen die Hände, die durch Gegendruck verhindern, dass sich der Kopf bewegt.

▶ Die Spannung fünf Sekunden halten und beim Einatmen wieder lösen.

▶ Dreimal wiederholen.

▶ Nun die Finger beider Hände an die Stirn legen, ausatmen und den Kopf gegen den Widerstand der Hände nach vorn drücken. Wieder bewegt sich der Kopf dabei nicht nach vorn, nur die Halsmuskeln spannen sich.

▶ Spannung fünf Sekunden halten, einatmen und wieder lösen.

▶ Dreimal wiederholen.

▶ Legen Sie nun die rechte Hand mit der Handfläche an Ihre rechte Kopfseite, atmen Sie aus und drücken Sie den Kopf gegen den Widerstand der Hand nach rechts.

▶ Spannung fünf Sekunden halten, einatmen und wieder lösen.

▶ Dreimal wiederholen.

▶ Mit der linken Kopfseite fortfahren, ebenfalls dreimal wiederholen.

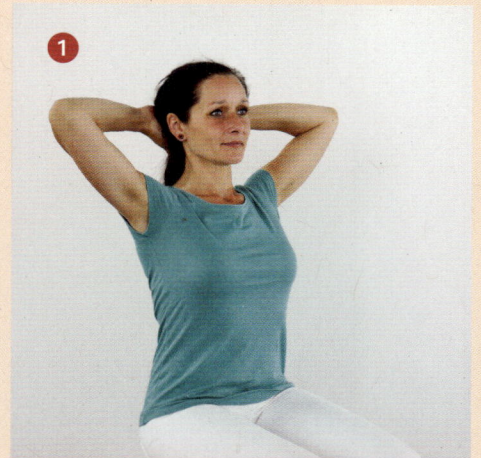

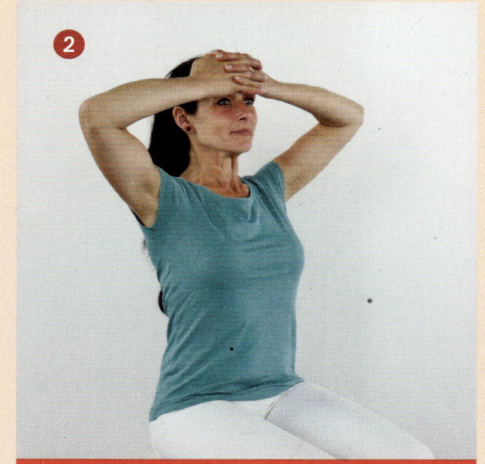

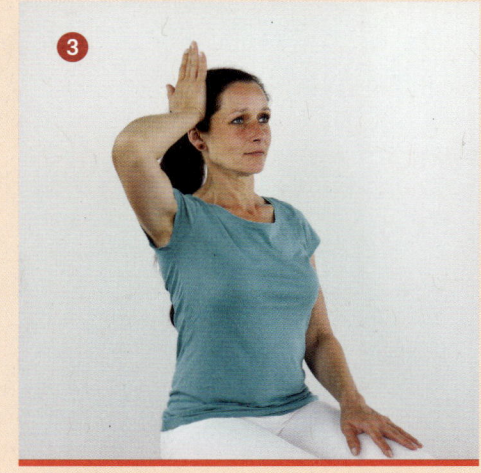

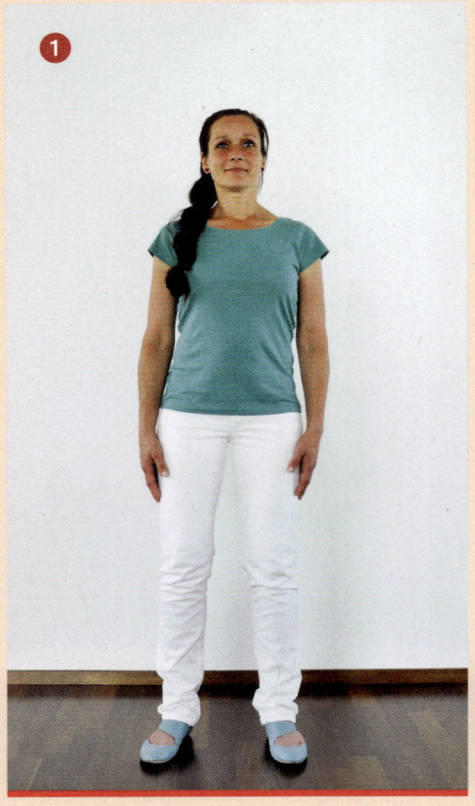

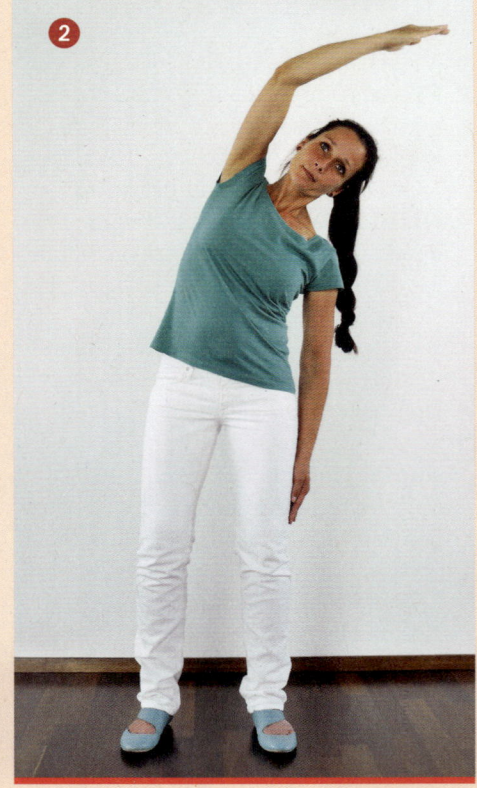

Übung 5: Die Rumpfmuskeln zur Seite dehnen

Wichtig: Becken und Unterkörper bleiben bei dieser Übung stabil und bewegen sich nicht mit.

▶ Sie stehen aufrecht mit etwas mehr als hüftbreit geöffneten Beinen, die Hände liegen locker an den Oberschenkelseiten.

▶ Mit dem Einatmen heben Sie den rechten Arm waagerecht zur Seite und dann hoch über den Kopf.

▶ Mit dem Ausatmen ziehen Sie den Nabel ein und ziehen den leicht gebeugten rechten Arm nach links. Mit der Seitneigung wandert Ihre linke Hand am linken Oberschenkel hinunter. Die Hüften bleiben gerade.

▶ Dehnung einige Sekunden halten, dann langsam wieder zurückneigen.

▶ Dreimal wiederholen, dann dreimal zur rechten Seite dehnen.

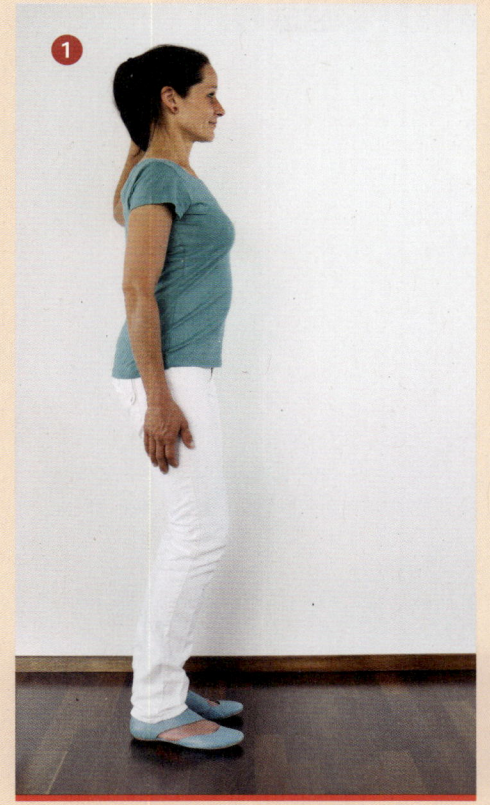 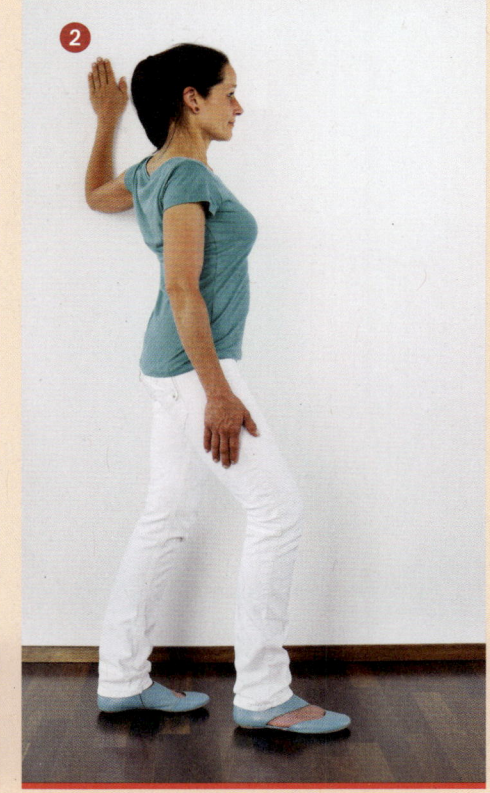

Übung 6: Die Brustmuskeln dehnen

Stellen Sie sich mit der linken Körperseite an eine Wand oder geschlossene Tür. Die Beine sind geschlossen. Ihr linker Unterarm drückt im rechten Winkel, in Schulterhöhe und etwas hinter Ihrem Rücken, zusammen mit den Handflächen an die Wand.

▶ Ziehen Sie beim Ausatmen den Nabel ein und setzen Sie das rechte Bein so weit vor, bis Sie eine deutliche Dehnung in der Brust und im Oberarm spüren. Dabei bleibt der Oberkörper stabil, das rechte Bein ist etwas gebeugt, das linke Bein gestreckt. Beide Füße stehen auf dem Boden.

▶ Dehnung einige Sekunden halten, dreimal wiederholen.

▶ Danach rechte Seite dehnen.

Hilfe

Adressen

1 Adressen
Eine kleine Auswahl an Adressen für Beratung, Behandlung und Training

2 Fachbegriffe erklärt
Stolpern Sie beim Arzt über manchen Begriff, im Beipackzettel Ihres Medikamentes oder wollen etwas nachlesen?

3 Stichwortverzeichnis
Schneller Zugriff auf die vielfältigen Aspekte des Themas Rückenschmerzen in diesem Ratgeber

Konföderation der deutschen Rückenschulen
Tel.: 05 11/350 27 30
E-Mail: info@kddr.de
www.kddr.de

Volkshochschulen
www.vhs.de

Dt. Verband für Physiotherapie e. V.
Tel.: 0221/98 10 27 0
E-Mail: info@physio-deutschland.org
www.physio-deutschland.de

BV selbstst. Physiotherapeuten e. V.
Tel.: 0234/97 74 50
E-Mail: ifk@ifk.de
www.ifk.de

MBSR-Verband e. V.
Tel.: 030/79 70 11 04
E-Mail kontakt@mbsr-verband.org
www.mbsr-verband.org

Achtsamkeitsbas. Schmerztherapie
Tel.: 04131/247 23 55
E-Mail dr.peter.tamme@t-online.de
www.abst-web.de

Kneipp-Bund e. V.
Tel.: 08247/300 21 02
E-Mail: info@kneippbund.de
www.kneippbund.de

Deutscher Heilbäderverband e. V.
Tel.: 030/24 63 692 0
E-Mail: info@dhv-berlin.de
www.deutscher-heilbaederverband.de

Deutsche Gesellschaft für Manuelle Medizin e. V.
Tel.: 067 42/8 00 10
E-Mail: post@dgmm.de
www.dgmm.de

Unabhängige Patientenberatung
Beratungstelefon zu allgemeinen Fragen:
0800 0 11 77 22
www.patientenberatung.de

Weiße Liste – Arzt- und Krankenhaussuche
www.weisse-liste.de

Deutsche Rentenversicherung Bund
Servicetelefon: 0800 1000 480 70
www.deutsche-rentenversicherung.de

Fachbegriffe erklärt

akut: Plötzlich auftretend, schnell verlaufend. Als akute Rückenschmerzen werden laut internationaler Übereinkunft Schmerzen bezeichnet, die seit weniger als 6 Wochen bestehen. Länger dauernde Schmerzen heißen subakut oder chronisch.

Anamnese: Befragung des Patienten zu Symptomen und zur Krankengeschichte.

Bandscheibenvorfall: Häufige Verschleißerscheinung der Bandscheiben, geht oft unbemerkt vonstatten, bedarf nur selten einer Behandlung. In max. 3 von 100 Fällen kommt es durch den Bandscheibenvorfall zu einer Irritation der Nervenwurzel und zu echten radikulären Schmerzen.

Chronifizierung: Wenn aus dem akuten Gesundheitsproblem ein chronisches wird.

chronisch: In Bezug auf Rückenschmerzen spricht man von chronischem Verlauf, wenn diese länger als 12 Wochen anhalten.

Diagnose: Genaue Bezeichnung der vorliegenden Krankheit.

Diagnostik: Ermittlung der Diagnose, in der Regel aufgrund von Anamnese, körperlicher Untersuchung und ggf. apparativen Zusatzuntersuchungen.

Hexenschuss: s. Lumbago

Ischialgie: Schmerzen aufgrund einer Reizung oder Schädigung des Ischiasnervs, etwa durch einen Bandscheibenvorfall. Oft wird fälschlicherweise als Ischialgie oder Lumboischialgie bezeichnet, was eigentlich pseudoradikuläre Schmerzen im Rahmen einer Lumbago sind.

Katheter: Schlauch zum Verabreichen flüssiger Arzneimittel ins Körperinnere.

Lumbago: Plötzlich einschießende Kreuzschmerzen, oft mit pseudoradikulärer Ausstrahlung übers Gesäß in den Oberschenkel.

Lumboischialgie: Lumbago plus Ischialgie.

multimodal: Auf viele Verfahren gestützt. Multimodale Therapie meint die Kombination verschiedener Behandlungsverfahren. Der Schwerpunkt liegt auf aktiven Verfahren wie Bewegung und Psychotherapie.

perkutan: Durch die Haut. Bei perkutanen Eingriffen werden Instrumente durch die durchstochene Haut an die zu behandelnde Zielregion geschoben.

Physiotherapie: Umfasst aktive und passive Bewegungsübungen, physikalische und manuelle Therapieverfahren.

pseudoradikulär: Scheinbar radikulär sind Schmerzen, die ähnliche Symptome verursachen wie echte Wurzelschmerzen, die aber aus anderen Regionen des Rückens herrühren, etwa der Muskulatur, den Bändern oder Zwischenwirbelgelenken.

radikulär: Die Wurzel betreffend. Radikuläre Schmerzen entstehen aufgrund einer Reizung oder Schädigung einer Nervenwurzel.

Sonde: Langes, dünnes Instrument, das der Arzt perkutan oder im Rahmen einer Operation ins Körperinnere einführen kann. Spezielle Sonden für nichtmedikamentöse perkutane Eingriffe haben an der Spitze eine Funktionseinheit, mit der z. B. Laserstrahlen, Hitze oder Kälte an die Zielregion gebracht werden.

Rückenschmerzen, funktionelle: Die mit Abstand häufigste Art von Rückenschmerzen. Wie diese entstehen, ist noch nicht vollständig geklärt. Man geht von einem Ungleichgewicht im komplexen Gefüge von Rückenmuskeln und Wirbelsäule aus. Diese Art von Rückenschmerzen haben gemein, dass dabei kein nennenswerter körperlicher Schaden vorliegt, der die Schmerzen erklären würde.

Rückenschmerzen, unspezifische: s. Rückenschmerzen, funktionelle

Schmerzschwelle: Eine Reizung von Schmerzrezeptoren – z. B. durch Hitze – wird nicht unbedingt als schmerzhaft empfunden. Je stärkere Reize benötigt werden, um eine Schmerzempfindung auszulösen, desto höher ist die Schmerzschwelle. Die Höhe ist bei jedem Menschen anders und unterliegt oft starken Schwankungen. Psychische Anspannung, Entzündungen, Schlafmangel und andere Faktoren können die Schmerzschwelle senken, das heißt empfindlicher machen.

subakut: Nicht mehr akut und noch nicht chronisch. Rückenschmerzen sind subakut, wenn sie mindestens sechs Wochen und bis zu zwölf Wochen lang anhalten.

Symptom: Krankheitszeichen.

Therapie: Krankheitsbehandlung.

Therapie, manuelle: Behandlung durch gezielte Handgriffe, manchmal ruckartig und kraftvoll, manchmal ruhig und sanft.

Stichwortverzeichnis

© 2015 Stiftung Warentest, Berlin

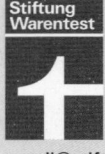

Stiftung Warentest
Lützowplatz 11–13
10785 Berlin
Telefon 0 30/26 31–0
Fax 0 30/26 31–25 25
www.test.de
email@stiftung-warentest.de

USt-IdNr.: DE 1367 25570

Vorstand: Hubertus Primus
Weitere Mitglieder der Geschäftsleitung:
Dr. Holger Brackemann, Daniel Gläser

Programmleitung: Niclas Dewitz

Autor: Dr. Thomas M. Heim
Projektleitung/Lektorat: Christiane Hefendehl
Mitarbeit: Florian Ringwald
Korrektorat: Hartmut Schönfuß
Fachliche Unterstützung: Prof. Dr. Gerd Glaes-
ke, Bremen; Dr. phil. Jutta Richter, Bochum;
Prof. Dr. med. Marcus Schiltenwolf, Heidelberg
Titelentwurf: Josephine Rank, Berlin
Layout: Büro Brendel, Berlin
Grafik, Satz, Bildredaktion: Anne-Katrin Körbi
Bildnachweis: Getty Images/Image source
(Titel); thinkstock (Klappen; Innen: thinkstock
gettyimages: Mark Dadswell (S. 55),
microgen (S.139)
Infografiken/Diagramme: Mario Mensch,
Hamburg

Produktion: Vera Göring
Verlagsherstellung: Rita Brosius (Ltg.),
Susanne Beeh
Litho: tiff.any, Berlin
Druck: BGZ Druckzentrum GmbH, Berlin

ISBN: 978-3-86851-153-6